Mehnert/Standl   Handbuch für Diabetiker

W0197982

Prof. Dr. med. Hellmut Mehnert
Prof. Dr. med. Eberhard Standl

Handbuch für Diabetiker

≡ **TRIAS** THIEME HIPPOKRATES ENKE

Umschlaggestaltung und
Konzeption der Typographie:
B. und H. P. Willberg, Eppstein/Ts.

Umschlagzeichnung und
Textzeichnungen:
Friedrich Hartmann, Stuttgart

Tabellen, Grafiken:
Bernhard Salzer, Waiblingen

Foto S. 53:
Raimund Mayer, Schorndorf

*CIP-Titelaufnahme
der Deutschen Bibliothek*

Mehnert, Hellmut:
Handbuch für Diabetiker /
Hellmut Mehnert ; Eberhard Standl.
– 5. Aufl. – Stuttgart : TRIAS
Thieme Hippokrates Enke, 1991
NE: Standl, Eberhard:

5. neubearbeitete Auflage

© 1975, 1991 Georg Thieme Verlag,
Rüdigerstraße 14,
D-7000 Stuttgart 30
Printed in Germany
Satz und Druck:
Druckhaus Götz KG,
D-7140 Ludwigsburg
(Linotype System 5 [202])

ISBN 3-89373-154-7   1 2 3 4 5 6

Wichtiger Hinweis:

Wie jede Wissenschaft ist die Medizin ständigen Entwicklungen unterworfen. Forschung und klinische Erfahrung erweitern unsere Erkenntnisse, insbesondere was Behandlung und medikamentöse Therapie anbelangt. Soweit in diesem Werk eine Dosierung oder eine Applikation erwähnt wird, darf der Leser zwar darauf vertrauen, daß Autoren, Herausgeber und Verlag große Sorgfalt darauf verwandt haben, daß diese Angabe dem Wissensstand bei Fertigstellung des Werkes entspricht.

Für Angaben über Dosierungsanweisungen und Applikationsformen kann vom Verlag jedoch keine Gewähr übernommen werden. Jeder Benutzer ist angehalten, durch sorgfältige Prüfung der Beipackzettel der verwendeten Präparate und gegebenenfalls nach Konsultation eines Spezialisten festzustellen, ob die dort gegebene Empfehlung für Dosierungen oder die Beachtung von Kontraindikationen gegenüber der Angabe in diesem Buch abweicht. Eine solche Prüfung ist besonders wichtig bei selten verwendeten Präparaten oder solchen, die neu auf den Markt gebracht worden sind. Jede Dosierung oder Applikation erfolgt auf eigene Gefahr des Benutzers. Autoren und Verlag appellieren an jeden Benutzer, ihm etwa auffallende Ungenauigkeiten dem Verlag mitzuteilen.

Geschützte Warennamen (Warenzeichen) werden *nicht* besonders kenntlich gemacht. Aus dem Fehlen eines solchen Hinweises kann also nicht geschlossen werden, daß es sich um einen freien Warennamen handele.
Das Werk, einschließlich aller seiner Teile, ist urheberrechtlich geschützt. Jede Verwertung außerhalb der engen Grenzen des Urheberrechtsgesetzes ist ohne Zustimmung des Verlages unzulässig und strafbar. Das gilt insbesondere für Vervielfältigungen, Übersetzungen, Mikroverfilmungen und die Einspeicherung und Verarbeitung in elektronischen Systemen.

≡ Die Autoren des Buches

Prof. Dr. med. Hellmut Mehnert
Chefarzt der III. Med. Abt. des Städt. Krankenhauses München-
Schwabing und Leiter der Forschergruppe Diabetes (Klinik)
Kölner Platz 1, 8000 München 40

Prof. Dr. med. Eberhard Standl
Leitender Oberarzt der III. Med. Abt. des Städt. Krankenhauses
München-Schwabing und Mitglied der Forschergruppe Diabetes
Kölner Platz 1, 8000 München 40

In Zusammenarbeit mit dem gesamten
»Schwabinger Schulungsteam«:

Dr. med. Barbara Hillebrand
Wiebke Kurzawa, Diabetesberaterin
Mechthild Lörcher, Diabetesberaterin DDG
Maria Loser, Diabetesberaterin DDG
Dr. med. Norbert Lotz
Brigitte von Preysing, Diätassistentin
Hedwig Rauch, Diabetesberaterin DDG
Gerlinde Schauer
Regina Timmler, Diabetesberaterin DDG
Marika Tölle, Dipl.-Oekotrophologin
Dr. med. Helmut Walter

Wen geht dieses Buch an?   21

Der Typ-I-Patient, der Insulin spritzen muß   22

Der Typ-II-Patient ohne Insulinbehandlung   22

Der Typ-II-Patient mit Insulinbehandlung   23

Der Diabetes – eine Volkskrankheit   24

Ursachen und Entstehung des Diabetes   26

Erblich bedingte Stoffwechselkrankheit   26

Typ-II-Diabetes viel stärker erblich   26

Noch kein weiterer Fall bekannt?   26

MODY-Diabetes – eine Sonderform   27

90 Prozent der Typ-II-Diabetiker sind übergewichtig   28

»Resistenter« Muskel   29

Syndrom X und seine Folgen   30

Schlagwort Immunsystem   30

Der Einfluß von Infektionen   33

Leber- und Bauchspeicheldrüsenkrankheiten
als Risikofaktoren   34

Krankheitsbeginn während der Schwangerschaft   35

Überfunktion von Hormondrüsen – eine seltene Ursache   35

Gefährdung durch Medikamente   36

Was ist Diabetes?   37

Absoluter oder relativer Insulinmangel   37

Blutzucker hat jeder Mensch   37

Zucker im Urin, wenn die Nierenschwelle überschritten ist   38

Blutzucker in »Millimol pro Liter«?   39

Insulin senkt den Blutzucker und begünstigt den Aufbau
von Fett 39

Typ-I- und Typ-II-Diabetes 40

Blutzucker nach dem Essen erhöht 41

Orale Glukosebelastung 41

Hinweis durch überschwere Neugeborene 41

Entscheidende Besserung des Diabetes
durch Gewichtsabnahme 42

Remissionsphase nur kurzfristig 42

Die Folgekrankheiten – das zweite Gesicht des Diabetes 43

Hoffnung auf neue Entwicklungen 43

Wunschvorstellung »Blutzuckerfühler« 44

Wie weit ist man mit den Verpflanzungen
von insulinproduzierenden Geweben? 45

Möglichkeiten durch Beeinflussung des Immunsystems? 45

Leib und Seele von Diabetes betroffen 47

Die ersten Tage wie im Trancezustand 47

Abwehrhaltung und Angst 48

Den Diabetes akzeptieren ... 50

Wie macht man das? 50

Wie die Konfrontation mit dem Leben selbst 51

Wann wird es gefährlich? 52

»Fleisch und Bein schmelzen zu Urin zusammen« 52

Diabetisches Koma: Bewußtlosigkeit infolge Austrocknung
und Übersäuerung 54

Koma-Warnsymptome beachten 55

Idealfall nur selten erreichbar   56

Aufschlußreicher HbA$_1$-Wert   56

Vom Nutzen einer guten Diabetesbehandlung   58

Der Anreiz zum Mitmachen   58

Vermeiden von akuten Gefahren und Beschwerden   59

Schutz vor Folgekrankheiten   60

Einsparen von Medikamenten   61

Moderne Diät – kein Hungerregime!   62

Nährstoffe zum Aufbau und Betrieb des Körpers   62

Was sind Kohlenhydrate?   63

Fett und Eiweiß   64

Wieviel braucht der Mensch?   64

Wichtige Ballaststoffe   65

Überschüssige Vorräte aufzehren   66

Öfter, aber weniger essen!   67

Hände weg vom Zucker!   68

Zuckeraustauschstoffe und Süßstoffe – ein Unterschied   69

Andere diätetische Lebensmittel   70

Unerwünschtes und Unnötiges   71

Kostberatung – Kostverordnung   72

Diät ohne Berechnung nicht möglich   73

Einmaleins der Kohlenhydratberechnung   74

Achten auf verstecktes Fett   75

Keine strengen Maßstäbe bei der Eiweißberechnung   75

Küchenwaage und Meßbecher   76

Behandlung mit Tabletten 77

Ein spannendes Kapitel Medizingeschichte 77

Erprobung im Selbstversuch 77

Verschiedene Gruppen von Tabletten 78

Wirkung auf die B-Zellen 79

Wie sollen die Tabletten nicht wirken? 79

Gefahr bei falscher Einnahme 80

Unangenehme Unterzuckerungen 80

Diät nicht zu ersetzen 81

Wann sollen die Tabletten eingenommen werden? 82

»Sekundärversagen« der Tabletten 82

Kombination von Tabletten und Insulin 83

Wiederentdeckte Biguanide 83

Glukosidasehemmer – eine neue Gruppe 84

Das Wundermittel Insulin 86

Dem Tod entronnen 86

Hormonextrakt aus der Bauchspeicheldrüse 88

Blutzuckersenkende Eiweißhormone 89

Eine breite Palette von Insulinen 90

Den Wirkablauf verstehen 101

Dem Diabetiker fehlt »Menscheninsulin« ... 101

40 oder 100 Einheiten pro Milliliter (Kubikzentimeter) 103

Richtig lagern, aber auch mitnehmen 104

Praktische Plastik-Insulinspritzen 105

Gefühl ist durch Automatik nicht zu ersetzen 107

Wie spritzt man Insulin? 107

Spritzen nach Plan 109

Vorübergehende Sehstörung 111

Kaum Probleme mit der Verträglichkeit 111

Unterzuckerung als häufigste Nebenwirkung 112

Der »überspritzte« Diabetiker 112

Niemals gut eingestellt? 113

Insulin, das nicht gespritzt werden muß? 114

Häusliche Selbstkontrolle 115

Selbstkontrolle – warum? 115

Revolutionierende Möglichkeiten 115

»Wenn ich mehr Zeit hätte« 116

Da haben wir's: die Schule, der Beruf, der Streß! 117

Blutzuckerselbstkontrolle: Haemo-Glukotest 20-800,
Haemo-Glukotest 20-800 R, Glucostix 117

Harnzuckerselbstkontrolle: Glukotest, Diabur-Test 5000 118

Einfache Harnzuckerbestimmung 119

Azetonbestimmung im Urin selten notwendig 119

Wann und wie oft testen? 120

Blutzuckerselbstkontrolle im Vormarsch 120

Möglichkeiten der Harnzuckerkontrolle 120

Ein vernünftiges Blutzucker-»Testprogramm« 121

Feststellen von Unterzucker 124

Ohne Dokumentation keine Selbstkontrolle 124

**Konzepte und Beispiele zur Insulinbehandlung
des Typ-I-Diabetikers** 126

Strategien der Insulintherapie 126

Die Insulinpumpe 126

Die intensivierte konventionelle Insulintherapie   127

Die freie Mischung von Normal- und Verzögerungsinsulin
morgens und abends   129

Insulinbehandlung und -anpassung bei Typ-II-Diabetes   142

Kombinationsbehandlung mit Sulfonylharnstoffen
plus Insulin   142

Die alleinige Behandlung mit Insulin   143

Abstimmung mit den Mahlzeiten   145

Ambulant oder stationär?   146

Die Anpassung der Insulindosis   146

Die Verminderung der Insulindosis   147

Die Erhöhung der Insulindosis   148

Anpassungsbeispiele   148

Allgemeines zur Anpassung des Insulins   153

Keine Anpassung, sondern vorbeugende Änderung...   155

Wirkungsablauf entscheidend   155

Ärztliche Kontrolle nicht zu ersetzen   156

Insulinpumpen   157

Was ist und wie funktioniert eine Insulinpumpe?   157

Was ist das Besondere an der Pumpenbehandlung?   158

Ist die Behandlung gefährlich, welche Komplikationen
können auftreten?   159

Was muß ich selbst bei einer Behandlung mit einer
Insulinpumpe tun, was kann ich von der Behandlung
erwarten?   159

Wer kommt für eine Behandlung mit Insulinpumpen
in Frage?   160

Kommt für mich persönlich eine Pumpentherapie in Frage?   161

Was ist in naher oder ferner Zukunft auf diesem Gebiet
an Neuerungen zu erwarten?   161

Wenn der Zucker trotzdem steigt   162

Ursachenforschung betreiben   163

Häufige Ursachen für einen Anstieg bzw. eine
Verschlechterung der Blut- und Harnzuckerwerte   163

Wenn der Zucker zu tief absinkt   165

Blutzucker unter 50 mg%   166

»Anspringen« der Gegenregulation   167

Verwechslung mit einem Betrunkenen   167

Auch tablettenbehandelte Patienten können gefährdet sein   168

Not-BE stets griffbereit   169

Richtlinien für Angehörige   169

Hilfreiche Glukagonspritze   170

Zuckerspritze durch den Notarzt   171

Trimm Dich für den Diabetes!   172

Eine der Säulen der Behandlung   173

Muskelarbeit senkt den Blutzucker   174

Zwei Gesichtspunkte für den Diabetikeralltag   174

»Lauf um Dein Leben«   175

Die Pulsregel   175

Hochleistungssport nicht gerade günstig   175

Stoffwechselmaßnahmen vorher überlegen   176

Ausgleich durch Extra-BE   176

Verringerung der Insulindosis 177

Auch für den Alltag zutreffend 179

Gerüstet sein 180

Gefäßschäden bestimmen das Schicksal 181

Makro- und Mikroangiopathie 181

Arteriosklerose an Herz, Gehirn oder Beinen 181

Risikofaktoren ausschalten 182

Erkennung mit dem Augenspiegel 183

Entzündungen der Nieren erfolgreich zu behandeln 184

Mikroalbuminurie wegweisend 184

Vorbeugen ist wichtiger als Heilen 185

Behandlung mit Lichtstrahlen 186

Entfernung des Glaskörpers 187

Die diabetischen Füße und ihre richtige Pflege 188

Wie sich Durchblutungs- und Nervenstörungen äußern 188

Worauf ist zu achten? 189

Was kann man vorbeugend tun? 190

Fußpflege – wie macht man es richtig? 191

Was kann schädlich sein? 191

Was kann Ihr Arzt vorbeugend untersuchen? 192

Auch Gefäße können trainiert werden 192

Übungen nach Bürger... 193

... und nach Ratschow 193

Nervenstörungen und sonstige Begleiterkrankungen   195

Alle Teile des Nervensystems können betroffen sein   195

Verbesserte Behandlungserfolge   196

Neue Medikamente in Erprobung   196

Die diabetische Nervenerkrankung hat viele Gesichter   196

Harnblase von »außen« ausdrücken   197

Vorübergehende Muskellähmungen   197

Operative Verfahren kaum mehr nötig   198

Häufige Gallensteine   198

Mastfettleber verschwindet durch Gewichtsabnahme   198

Fortschritt durch Einmal-Artikel   199

Anfällig für Hautinfektionen und Juckreiz   199

Gestörte Sehkraft   200

Der kranke Diabetiker   201

Insulin niemals weglassen   201

Fall 1: Nachspritzen bei höheren Blutzuckerwerten   201

Fall 2: Kein Zucker im Urin und normale bis niedrige
Blutzuckerwerte   202

Fall 3: Wenig Zucker im Urin   203

Welche anderen Medikamente beeinflussen den Blutzucker?   203

Verfälschte Harnzuckerergebnisse   204

Wenn man ins Krankenhaus muß   204

Gut eingestellter Diabetes kein Hindernis für Operation   205

Für Typ-II-Diabetiker:
Wissenswertes und Praktisches in Kurzform   206

1. Schulungseinheit   206

2. Schulungseinheit   211

3. Schulungseinheit   218

4. Schulungseinheit   221

5. Schulungseinheit (nur für insulinspritzende Patienten)   224

Das diabetische Kind   227

Diabetes bei Kindern: Häufigkeit, Beginn, Verlauf   227

Meist typischer Insulinmangeldiabetes – Typ-I-Diabetes   227

Ersteinstellung und Schulung in der Klinik   228

Kritische Phase während der Pubertät   229

Verräterischer Durst   229

Berechnung der Kost unumgänglich   230

Instabiler Stoffwechsel   230

Freie Kost ist entschieden abzulehnen   230

Späteres Umdenken nicht zu erwarten   231

Überprüfung durch Gewichts-, Harnzucker- bzw. Blutzuckerkontrollen   231

Gleiche Grundsätze für die Insulinbehandlung   232

Sport nach den Mahlzeiten   233

Normal begabt   233

Sommerferienlager für diabetische Kinder   234

Keine Katastrophe für die Familie   235

Mutter werden trotz Diabetes   236

Risiko bei ungenügender Einstellung – vor allem für das Kind   237

Mißbildungsrate normalisierbar   237

Strenge Anforderungen an die Diabeteseinstellung   237

Die Schwangerschaft planen   238

Auch »Nur«-Schwangerschafts-Diabetes ernst nehmen 238

Der Stoffwechsel ändert sich 239

Steigender Insulinbedarf 240

Überwachung durch Internist und Geburtshelfer 240

Bei »Schwangerschaftsvergiftung« rasch reagieren 241

An Geburtsvorbereitungskurs teilnehmen 241

Überwachung des Kindes mit Ultraschall 241

Tägliche Kontrolle der kindlichen Herzfrequenz 242

Verhalten bei vorzeitigen Wehen 242

Blutzuckerkontrolle auch während der Geburt 242

Nach der Entbindung 243

Insulinbedarf sinkt drastisch 243

Weitere Familienplanung 243

Ehe, Familie, Beruf 244

Der Alltag 244

Mitleid ist nicht gefragt 244

Die gleiche Kost für die ganze Familie 244

Vor einer Ehegründung 245

Diabetesvorsorge auch bei den Nachkommen 246

Information für den nichtdiabetischen Ehepartner 246

Den richtigen Beruf wählen 247

Einschränkungen für insulinspritzende Diabetiker 248

Regelung von Umschulungsmaßnahmen 248

Einstellung in den öffentlichen Dienst 249

Betriebsdienst der Bundesbahn 250

Grad der Behinderung – ein Widerspruch? 251

Vor- und Nachteile abwägen   253

»Hilflosigkeit« für Kinder   253

Verhalten am Arbeitsplatz   254

Vorsorge bei den Kollegen und für die Mahlzeiten   254

Rechtsanspruch nach dem Bundessozialhilfegesetz   255

Berentung in Ausnahmefällen   255

Der Ärger mit dem Führerschein   257

Richtlinien für den diabetischen Führerscheinbewerber   257

Drei Gefahrengruppen für eine Hypoglykämie   258

Gefahrengruppe 1
Mit Diät allein behandelte Diabetiker   258

Gefahrengruppe 2
Mit Diät und Sulfonylharnstoffen behandelte Diabetiker   258

Gefahrengruppe 3
Mit Diät und Insulin behandelte Diabetiker (auch solche mit
Insulinpumpen sowie Patienten mit einer
Kombinationsbehandlung Insulin/Sulfonylharnstoffe)   258

Auflagen für die Stoffwechselkontrolle   258

Kein Eignungstest mehr notwendig   259

Ärztliches Zeugnis erforderlich   259

Keine Meldepflicht bei nachträglichem Diabetes   260

Vorsorge für den »Fall des Falles«   260

Regeln für autofahrende Diabetiker   260

Diabetiker auf Reisen   262

Wissen in die Praxis umsetzen   262

Angebot kompletter Ferienreisen   263

Freude am Essen – auch im Urlaub   263

Essen im Lokal   264

Kummer mit dem Insulin?   264

Kein größeres Risiko bei Impfungen   265

Bei Flugreisen aufpassen   265

Deutscher Diabetiker-Bund und Diabetes-Journal   266

Sollen diabetische Laien sich »organisieren«?   266

Einsatz bei den Behörden   267

Beratung in Rechtsfragen   268

Eine Zeitschrift für Diabetiker   268

Wo findet was statt?   269

Das Geschäft mit dem Diabetes   270

Von wem lassen Sie Ihr Haus bauen?   270

Sind Sie ein Diabetiker oder ein Zuckerkranker?   272

Auf dem Weg zur »bedingten Gesundheit«   272

Wichtige Tabellen   274

Attest für Pumpenträger   285

Vorsorgeprogramm für diabetesbedingte
Gefäßkomplikationen und Folgekrankheiten   285

Vermerke für den Diabetikerausweis   286

Das diabetische Kind – Merkblatt für Erzieher   289

Richtlinien für insulinspritzende Kraftfahrer   291

Fußgymnastik für Diabetiker   292

Sachverzeichnis   295

Zu diesem Buch

Ärztlich fundierter Rat für den Diabetikeralltag scheint noch immer an praktischer Bedeutung zu gewinnen. Bereits weit über 100 000 mal hat »Das Handbuch für Diabetiker« Eingang bei von Diabetes betroffenen Menschen bzw. deren Familien gefunden. Mit seiner 5. Auflage trägt »das Handbuch« dem gewaltigen Entwicklungsschub Rechnung, der sich auf dem Gebiet der medikamentösen und technischen Möglichkeiten für die Diabetesbehandlung unvermindert in den neunziger Jahren dieses Jahrhunderts fortgesetzt hat.

Früher kaum denkbare Freiheiten und Flexibilität in der Diabetesführung sind heute vielfache Realität, weisen gleichzeitig aber dem Diabetiker und seinem behandelnden Arzt besondere Verantwortung zu. Der richtige Umgang mit all den Neuerungen will gelernt sein, andernfalls tragen sie zur »Mündigkeit« des einzelnen Diabetikers wenig bei.

Speziell neu konzipiert für diese Neuauflage wurden die »Strategien der Insulinbehandlung«, ergänzt durch eine Reihe von Beispielen für die sachgemäße Anpassung der Insulindosis. Auch die insulinbehandelten Typ II-Diabetiker, die ja die weit überwiegende Mehrheit aller insulinspritzenden Diabetiker darstellen, kommen nicht zu kurz. Daneben findet sich das neueste über Insulin-Pens und -Pumpen, ebenso wie über die seit Oktober 1990 zur Verfügung stehenden blutzuckersenkenden Tabletten vom Typ der Acarbose. Bei der Ernährung wurde die moderne Entwicklung dahingehend berücksichtigt, daß die Ballaststoffmenge pro BE gesondert ausgewiesen wird. Auf diese Weise läßt sich die »Blutzuckerwirksamkeit« der einzelnen BEs – wichtig für die intensivierte Insulintherapie – besser vergleichen. Die Mikroalbuminurie als neuester Meßwert zur Überwachung der Blutgefäßsituation bei Diabetikern wird ausführlich erklärt, wie überhaupt das gesamte Handbuch auf den aktuellen Stand gebracht wurde.

Im Vergleich zum ersten Erscheinen dieses Ratgeber-Buchs für Diabetiker 1975 hat sich die praktische Diabetesbehandlung tatsächlich revolutioniert. Damals waren – für unsere heutigen Augen ein wenig altertümlich – ein Reagenzglas zur Harnzuckerselbstkontrolle, eine Blutzuckerpipette und ein Harnzuckerteststreifen außen auf dem Umschlag abgebildet worden. Dies war durchaus programmatisch gemeint: die Leser mußten erst noch gewonnen werden, aktiv und mitverantwortlich bei der Überwachung und Einstellung ihres Diabetes mitzuarbeiten. Dagegen ist für den informierten Diabetiker unserer Tage Selbstkontrolle eigentlich selbstverständlich, so einfach sind die entsprechenden Tests in der Zwischenzeit geworden! Die Möglichkeiten der Selbstkontrolle haben ihrerseits die Schulung der Diabetiker wesentlich vorangebracht, der Diabetes ist auch für die Patienten plötzlich greifbar und be-greifbar. Man kann unmittelbar die Einflüsse der Ernährung auf den Diabetes »sehen« oder von körperlicher Aktivität und Sport oder auch einer vom Arzt verordneten Änderung der Tabletten- oder Insulinmenge. Ohne Übertreibung kann man sagen, daß sich durch die Selbstkontrolle zudem ganz neue Behandlungskonzepte für den Diabetes ergeben haben. Viele Diabetiker haben Erfahrung mit der Selbstkontrolle, haben an Schulungen teilgenommen. Andererseits fehlt oftmals das notwendige Gerüst, Regeln zur praktischen Anweisung, die nachgelesen werden können. Alle diese Gesichtspunkte sind im jetzigen Handbuch berücksichtigt. Möglichst normales HbA_1 heißt jetzt das Zauberwort, als Beleg dafür, daß der Diabetes langfristig gut eingestellt ist. Besonderer Raum wird auch den speziellen Bedürfnissen der Diabetiker ohne Insulinbehandlung gewidmet. Diese oft älteren Leser finden das Allerwichtigste für sie nochmals zusammengefaßt in einem eigenen Kapitel: sie können sich mit diesem Wissen dann in die anderen Abschnitte des Ratgebers besser »hineinarbeiten«.

Das Buch setzt kein Wissen voraus, es möchte aber auch bereits geschulte Diabetiker weiterführen. Schließlich gibt es eigentlich über alle denkbaren Sondersituationen Auskunft, von sozialmedizinischen Belangen über Vererbung und Schwangerschaft bis hin zu Problemen bei Reisen, im Urlaub oder bei zusätzlichen Krankheiten. In diesem Sinne kann man den Leser auf Seite 21 dieses Buchs sowohl als »alten Hasen« verstehen, der nur mal »hineinschmökert«, dann aber bald feststellt, wieviel Neues es doch gibt, als auch als »Newcomer«, der möglichst schnell alles über seinen Diabetes wissen will.

Über all den inhaltlichen Neuerungen ist auch äußerlich ein aktuelles und modernes Buch entstanden mit vielen Merksätzen, Hinweisen, Abbildungen, Zeichnungen und Tabellen. Ein gewisser optischer Anreiz soll zum Lesen und Lernen animieren. Unverändert ist das Ziel der Autoren geblieben: Das Buch möge dazu beitragen, den Kontakt zwischen Arzt und Patient zu verstärken, und dem Diabetiker helfen, seinen unentbehrlichen Anteil bei der Behandlung zu leisten.

Besonders aber möchten wir diesmal unserer Freude Ausdruck verleihen, daß mit der Vereinigung Deutschlands nunmehr auch eine weitere dreiviertel Million Menschen mit Diabetes in den Vorzug der heute sehr guten Behandlungsmöglichkeiten für diese Krankheit kommen können.

H. Mehnert
E. Standl

Wen geht dieses Buch an?

Eigentlich will sich dieses Buch an alle Diabetiker wenden. Es setzt weder voraus, daß man bereits ein gewiefter »Diabetes-Experte« ist, noch erschöpft es sich andererseits als reine Anfangslektüre für diejenigen, die eben erst mit ihrem Diabetes konfrontiert worden sind.

Dieser Ratgeber vermittelt Grundwissen über den Diabetes. Ebenso kann er als Nachschlagewerk für besondere Situationen dienen, die im Laufe eines Lebens mit Diabetes auftreten.

Ist es aber berechtigt, »alle Diabetiker« gleichsam in einen Topf zu werfen? Bestehen nicht je nach Lebensalter und Diabetestyp unterschiedliche Probleme? Das trifft zweifellos zu, auch wenn, wie zu zeigen sein wird, viele Gemeinsamkeiten vorhanden sind, die eine einheitliche Betrachtung der Krankheit ermöglichen. Stellen wir aber zunächst drei Fälle vor, wie sie immer wieder aufteten und in denen sich die meisten Leser dieses Buches wiedererkennen können.

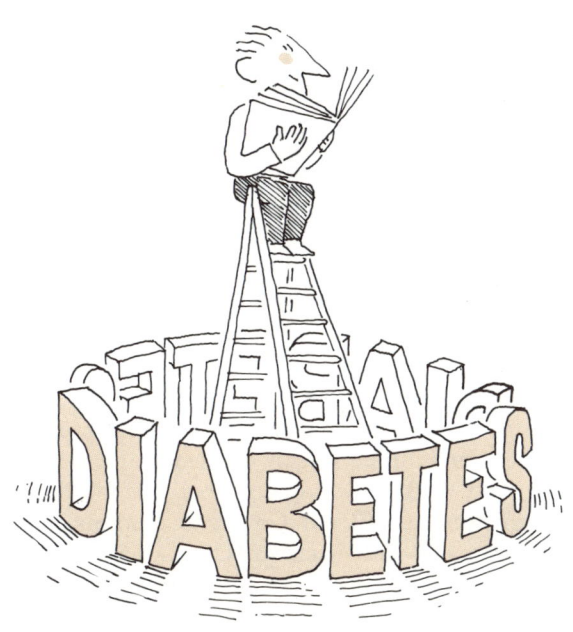

≡ Der Typ-I-Patient, der Insulin spritzen muß

Diese Patienten hat man früher auch als jugendliche Diabetiker bezeichnet. Zwar haben viele dieser Menschen ihren Diabetes im Alter von 10, 15 oder 20 Jahren bekommen, manche auch schon mit 5, andere aber erst mit 40 oder 60 oder im noch höheren Lebensalter. Der Beginn des Diabetes mit starkem Durst, vermehrtem Wasserlassen, auffälliger Gewichtsabnahme, mitunter sogar mit einem diabetischen Koma, ist hier schwerlich zu übersehen. Zur Einstellung dieser eher leicht untergewichtigen Diabetiker auf Insulin war eine sofortige Krankenhausaufnahme notwendig. Meist sind auf die Dauer täglich 3 bis 4 Spritzen Insulin, selten nur 2, für das Erreichen einigermaßen normaler und stabiler Blutzuckerwerte erforderlich, ganz zu schweigen von den Patienten, die erst mit Hilfe von »Insulinpumpen« gut eingestellt werden können. Zur Überprüfung und eventuellen Anpassung der Einstellung sind regelmäßige Selbstkontrollen durch die Patienten – am besten in Form von Blutzuckerselbstmessungen – heutzutage nicht mehr wegzudenken. Unterzuckererscheinungen treten stets dann auf, wenn Mahlzeiten vergessen werden oder die zusätzliche körperliche Arbeit nicht beachtet wird. Die Leute reden von dem »armen Kerl« oder der »armen Frau« mit dem »schweren Diabetes«, der sogar mit Spritzen behandelt werden muß. Natürlich meinen sie, daß eine solche Frau keine Kinder bekommen kann.

≡ Der Typ-II-Patient ohne Insulinbehandlung

Als »milden« Erwachsenen- oder gar Altersdiabetes hat man diese Diabetesform lange bezeichnet. Tatsächlich handelt es sich meist um 50-, 60- oder 70jährige Menschen, deren Diabetes kaum jemals vor dem 40. Lebensjahr begonnen hat. Aber »milde« und damit harmlos braucht dieser Diabetes deshalb keineswegs zu sein, selbst wenn er anfänglich noch nicht einmal Beschwerden machte und man sich fast ärgert, daß der Arzt »zufällig« die Diagnose »Diabetes« gestellt hat. Bei anderen waren zwar Beschwerden wie bei dem ersten Patienten vorhanden, nur zog sich das ganze über mehrere Monate hin (der Durst war im Sommer gar nicht so schlimm, wie gut doch da das Bier schmeckte!). Das Essen jedenfalls hat stets gut »gemundet«. In der Familie waren von jeher alle dick, natürlich auch der Patient. Der Arzt sagt, daß dieser Diabetes eigentlich mit Diät allein behandelt werden könnte. Mit der Gewichtsabnahme gibt es aber Schwierigkeiten. Deswegen sind Tabletten verschrieben worden. Der Arzt tut dies nur widerstrebend und weist auf die Notwendigkeit der alleinigen Behandlung mit Diät hin. Vielfach wollen und wollen die Harnzuckerselbstkontrollen aber einfach nicht negativ werden ...

Der Typ-II-Patient mit Insulinbehandlung

So paradox es klingt: auch bei den eigentlich nicht insulinabhängigen Typ-II-Diabetikern kann eine Insulinbehandlung notwendig werden. Obwohl sich der Patient seit Jahren nicht mehr so recht um ein niedriges Gewicht mühte, schien es plötzlich von selbst zu gehen. Binnen einem halben Jahr war das Körperfett weitgehend dahingeschmolzen. Allerdings war die Harnzuckerausscheidung dabei exzessiv hoch; sogar Azeton wurde im Urin festgestellt. Das genaue Einhalten der Diabetesdiät brachte dann trotz der Höchstdosis der »Zuckertabletten« die Entgleisung nicht mehr zum Stillstand, nachts suchten quälende Nervenschmerzen die Beine heim. Kurzum: auch bei Typ-II-Diabetikern kann der körpereigene Insulinmangel so weit fortschreiten, daß nurmehr eine Behandlung mit Insulin, d. h. Spritzen, die vielen Probleme zu lösen vermag. Im nachhinein bedauern nicht wenige Patienten, daß sie sich nicht schon wesentlich früher auf die Insulinbehandlung eingelassen haben, nachdem sie sich so viel besser fühlen. Meist kommen diese Patienten mit 1−2 Spritzen täglich aus. Nicht selten erweist sich eine Kombination mit »Sulfonylharnstoff-Tabletten« als nützlich.

■ Haben Sie sich wiedererkannt?

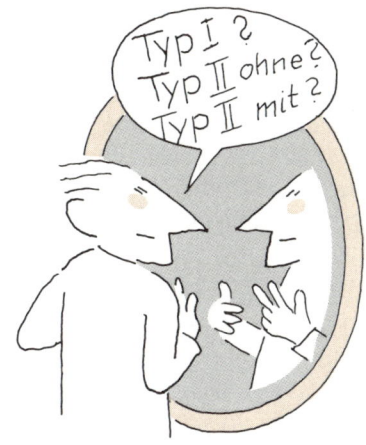

Und drängen sich Ihnen nicht die gleichen Fragen auf wie diesen Patienten? Sie wollen sicher wissen, wie es überhaupt zum Diabetes kommt und warum der Schweregrad so unterschiedlich sein kann. Warum muß ich spritzen, während »die anderen« Tabletten nehmen dürfen oder gar nur eine Diät einhalten? Warum muß bei meinem Kind schon ein Diabetes auftreten, während die Großmutter ihn erst mit 70 Jahren bekommen hat? Was sind das für Gefäßerkrankungen, die der Arzt immer erwähnt, wenn er auf die Wichtigkeit einer »guten Einstellung« hinweist? Was ist überhaupt eine »gute Einstellung«, von der der Arzt spricht, wenn Blut- und Harnzuckerwerte sowie andere Untersuchungen zufriedenstellend ausgefallen sind? Warum wird so viel Wert auf das Körpergewicht gelegt? Ist es richtig, daß Diabetikerinnen heute Kinder bekommen können? Und wie steht es mit der Lebenserwartung diabetischer Kinder und mit der Möglichkeit, daß

Kinder von Diabetikerinnen ebenfalls einen Diabetes bekommen? Ist man als Zuckerkranker nicht ein Mensch zweiter Klasse? Darf man Sport treiben? Welche Berufe sind unerwünscht oder verboten? Und die Probleme mit der Diät und dem Insulin und ...

☰   Der Diabetes – eine Volkskrankheit

Der Diabetes kommt viel häufiger vor, als manche glauben. Mehr als 4 Prozent der Bevölkerung, also von den 78 Millionen der in der heutigen Bundesrepublik nach der Vereinigung Deutschlands lebenden Menschen gewiß 3,2 Millionen, haben sich als Diabetiker mit diesen Problemen zu beschäftigen.

Etwa 160000−200000 Menschen in Deutschland haben einen Typ-I-Diabetes, insgesamt mehr als 650000 Menschen müssen täglich Insulin spritzen.

Noch immer gibt es eine große Zahl unentdeckter Diabetiker, deren Anteil bei etwa 1 Prozent der Bevölkerung liegen dürfte. Bei Reihenuntersuchungen auf Diabetes werden viele bislang unentdeckte Patienten erfaßt und der Behandlung zugeführt (»Zufallsdiabetiker«). Interessant und wichtig ist, daß wohl weitere 10 Prozent, also etwa zusätzlich 8 Millionen deutsche Mitbürger einen »versteckten Diabetes« haben, den die Ärzte »subklinisch« oder »asymptomatisch« nennen oder als »pathologische Glukosetoleranz« bezeichnen. Nicht selten handelt es sich dabei um eine Frühform des Diabetes, die nur mit bestimmten Tests, also z. B. mit einer Zuckerbelastungsprobe (s. S. 41), zu entdecken ist.

»Volkskrankheit Diabetes« – dieser Bezeichnung kann man angesichts der weiten Verbreitung der Erkrankung uneingeschränkt zustimmen. Dennoch gibt es kaum eine Krankheit, die sich bei rechtzeitiger Entdeckung so gut behandeln läßt wie gerade der Diabetes. Voraussetzung ist das Wissen um die Probleme, die sich dabei ergeben.

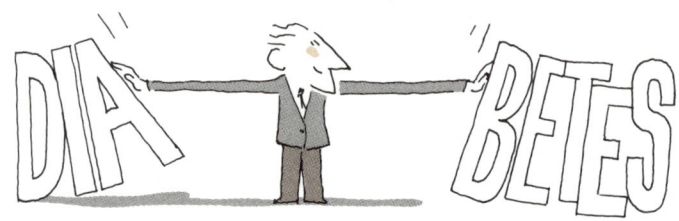

■   **Nicht entmutigen lassen!**

Haben wir nicht alle einmal in der Schule Dinge lernen müssen, von denen wir zunächst glaubten, daß wir sie nie beherrschen würden? So ist es auch mit dem Wissen um den Diabetes. Beim Diabetes handelt es sich um eine Krankheit, deren wichtigste Kriterien und Behandlungsmöglichkeiten der Laie innerhalb kurzer Zeit kennenlernen kann, wenn er sich darum bemüht. Das ›Handbuch für Diabetiker‹ soll ihm hierbei helfen.

Hinweis für Typ-II-Diabetiker:

Die oft besonders geplagten älteren Typ-II-Diabetiker seien darauf hingewiesen, daß das für sie ganz speziell Wissenswerte und Praktisch-Wichtige in Kurzform bzw. in Fragen und Antworten in einem eigenen Kapitel (S. 206) nochmals zusammengefaßt ist. Zum Einstieg könnten diese Leser auch dort beginnen.

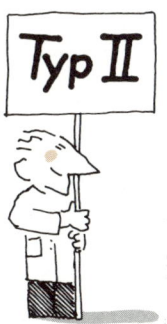

Ursachen und Entstehung des Diabetes

Erblich bedingte Stoffwechselkrankheit

Warum habe gerade ich Diabetes? Unzählige zuckerkranke Menschen hat diese Frage schon bewegt. Die Antwort, daß Diabetes eine erblich vorgegebene Stoffwechselkrankheit ist, befriedigt nur teilweise angesichts der Tatsache, daß sicherlich nicht alle Menschen mit erblichen Veranlagungen auch tatsächlich an einem Diabetes leiden. Für genauere Aussagen hinsichtlich der Erblichkeit müssen Typ-I- und Typ-II-Diabetes gesondert betrachtet werden. Die beiden Formen haben von der Vererbung her gesehen nichts – oder allenfalls nur wenig – miteinander zu tun.

Typ-II-Diabetes viel stärker erblich

Der Typ-II-Diabetes ist viel stärker erblich als der Typ-I-Diabetes. Dies ist besonders ins Auge fallend, wenn man eineiige, d. h. erbgleiche Zwillinge mit Diabetes betrachtet. Handelt es sich um einen Typ-II-Diabetes, dann haben praktisch immer beide Zwillinge auch den Diabetes, wohingegen bei Typ-I-Diabetes nur in jedem 3. Fall auch der »zweite Zwilling« vom Diabetes betroffen ist. Ähnliches gilt auch für die Verwandten ersten Grades, also die Eltern, Geschwister und Kinder eines Diabetikers. Geht man von einem Typ-I-Diabetiker aus, dann beträgt das Risiko nur etwa 3–5 Prozent, daß bei diesen Verwandten wiederum ein Typ-I-Diabetes auftritt. Bei Typ-II-Diabetikern ist immerhin bei einem Drittel der Verwandten ersten Grades ebenfalls mit einem Typ-II-Diabetes zu rechnen. Natürlich gelten für Kinder, die von beiden Eltern erbliche Veranlagungen für Diabetes mitbekommen haben, höhere Risikozahlen. Alle diese Zahlenangaben sollten auch gesehen werden vor dem Hintergrund, daß die Erbforscher heute von einem Diabetesrisiko von insgesamt 10–12 Prozent in Deutschland ausgehen – allerdings unter der fiktiven Voraussetzung, daß alle Menschen 80 Jahre alt werden würden.

Noch kein weiterer Fall bekannt?

Nach diesen Angaben über die Diabeteserblichkeit verwundert es nicht, daß oft bei Ausbruch der Zuckerkrankheit, soweit sich das verfolgen läßt, unter den Blutsverwandten noch kein weiterer Fall von Diabetes bekannt ist. Dies ändert sich allerdings nicht selten im Lauf der nächsten Jahre. Auch muß man bei der Erforschung der familiären Belastung berücksichtigen, daß früher viele der auf S. 22 beschriebenen »Zufallsdiabetiker« nicht entdeckt wurden, oder daß diabetesbelastete Vorfahren verstorben sind, noch ehe sich die Zuckerkrankheit bis zum manifesten Stadium entwickeln konnte.

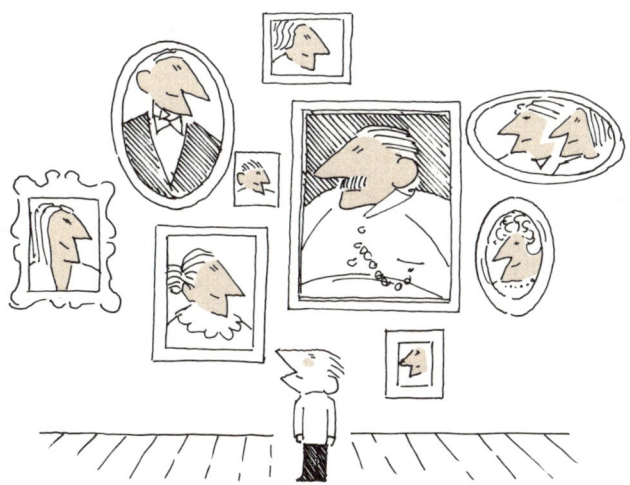

≡ MODY-Diabetes – eine Sonderform

Besonders hervorzuheben ist die starke Erblichkeit des Typ-II-Diabetes, wenn er bereits bei Kindern und Jugendlichen (vor dem 25. Lebensjahr) auftritt. In solchen Familien findet man in einem sehr hohen Prozentsatz die gleiche Diabetesform in der Generation der Eltern und Großeltern, wobei nicht selten trotz des Vorliegens eines eigentlichen nicht insulinabhängigen Diabetes nach einigen Jahren dennoch eine Insulinbehandlung notwendig wird. Für diese insgesamt wohl seltene, in vielen Fällen aber »dominant« erbliche Sonderform von Diabetes hat man im angelsächsischen Sprachraum die Bezeichnung »MODY«-Diabetes (maturity onset diabetes in young people) geprägt.

≡ 90 Prozent der Typ-II-Diabetiker sind übergewichtig

Wie bereits angeklungen, bedeutet die erbliche Veranlagung allein noch nicht, unter allen Umständen zuckerkrank zu werden. In den meisten Fällen tragen äußere Faktoren ganz entscheidend zum Ausbruch eines Diabetes bei, allen voran bei Typ-II-Diabetes das Übergewicht, die Fettsucht.

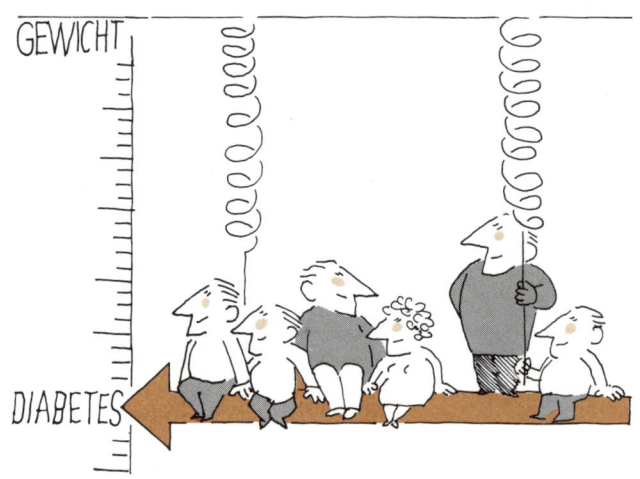

Mit zunehmendem Übergewicht steigt das Risiko, einen Typ-II-Diabetes zu entwickeln, auf das 5- bis 10fache. Über 90 Prozent der Typ-II-Diabetiker sind mehr oder weniger deutlich übergewichtig.

Der springende Punkt dabei ist, daß diese Menschen zwar meist noch viel eigenes Insulin in ihrem Körper aufweisen, dieses aber erst verzögert und infolge der Fettsucht nur abgeschwächt zur Wirkung kommt. Das Bild trifft tatsächlich zu: je dicker und fetthaltiger die Körpergewebe wie die Muskeln und das Fettgewebe werden, desto schwerer tut sich das vorhandene Insulin – auch wenn es recht viel ist –, richtig zu wirken.

Wer diese Zusammenhänge zwischen Fettsucht und Diabetes kennt, den verwundert es nicht, daß während der »mageren« Kriegs- und Nachkriegsjahre die Häufigkeit des Diabetes stark zurückgegangen war. Erst unter der Einwirkung der nachfolgenden oft unmäßigen Ernährung und unter der Last des bei vielen Menschen übermächtig angewachsenen Fettgewebes entfalten die erwähnten Erbfaktoren ihre krankmachende Wirkung.

≡ »Resistenter« Muskel

Besonders gut sind die gerade geschilderten Zusammenhänge im Lichte ganz neuer Erkenntnisse über die Entstehung des Typ-II-Diabetes zu verstehen. Überraschenderweise äußert sich nämlich die erbliche Veranlagung für Typ-II-Diabetes anfänglich nicht in einer mangelhaften Abgabe von Insulin aus der Bauchspeicheldrüse, sondern in einer zu geringen blutzuckersenkenden Wirkung des in normalen Mengen vorhandenen Insulins. Man spricht in diesem Zusammenhang von Insulinresistenz, d. h. das Insulin »wirkt nicht richtig« (s. o.). Fettgewebe und vor allem die Muskulatur sind davon betroffen. Menschen mit starker erblicher Belastung für Typ-II-Diabetes, z. B. Kinder mit zwei Typ-II-diabetischen Elternteilen, zeigen trotz völlig normaler Blutzuckerwerte bereits diese Insulinresistenz. Als Folge davon stellen sich höhere Insulinspiegel im Blut ein, die dann die normalen Blutzuckerwerte gewährleisten.

> Höhere Insulinspiegel im Nüchternzustand zeigen das Risiko für später auftretenden Typ-II-Diabetes bereits viele Jahre bis Jahrzehnte vorher an.
>
> Diese erbliche Insulinresistenz findet sich auch bei völlig normalem Körpergewicht. Sie wird durch Übergewicht verstärkt, ist aber nicht nur auf das Übergewicht zurückzuführen, wie man das heute oft so vereinfachend hört. Dabei ist vor allem ein Fettansatz am Bauch ungünstig, Hüftspeck ist – salopp gesagt – weniger gefährlich.

Bei Menschen mit erblicher Typ-II-Diabetes-Belastung, die bei einer Zuckerbelastungsprobe bereits krankhaft erhöhte Blutzuckerwerte aufweisen, zeigt sich zusätzlich zur Insulinresistenz auch noch ein weiterer Funktionsdefekt bei der Insulinabgabe aus der Bauchspeicheldrüse. Die normalerweise rasche Insulinabgabe auf eine akute Blutzuckererhöhung (Zuckerbelastungstest) erfolgt deutlich verzögert. Die Produktion von Insulin ist aber anscheinend völlig ausreichend. Erst bei Patienten, die an einem Diabetes im eigentlichen Sinn (nicht nur eine gestörte Zuckerbelastungsprobe) leiden, ist dann auch die Insulinproduktion in der Bauchspeicheldrüse verringert, möglicherweise ein Zeichen der Erschöpfung infolge einer jahrzehntelangen Überbeanspruchung.

Syndrom X und seine Folgen

Von praktischer Bedeutung ist auch, daß diese Insulinresistenz bei »Noch-nicht-Diabetikern« mit höheren Blutdruckwerten einhergeht sowie mit für die Blutgefäße ungünstigen Blutfettwerten.

In diesem Zusammenhang spricht man neuerdings auch vom Syndrom X und meint die Folgen der erblich angelegten Insulinresistenz mit Blutdruck- und Blutfettveränderungen. Viele solcher Menschen entwickeln auch ohne Diabetes bereits Störungen an den großen Blutgefäßen, z. B. am Herzen.

Leider lassen sich aus Einzel-Insulinbestimmungen noch nicht hinreichend genaue Voraussagen machen. Diesbezüglich muß noch viel wissenschaftlich weitergearbeitet werden. Schon heute aber ist klar, daß man bei Menschen mit starker erblicher Belastung für Typ-II-Diabetes, z. B. mit einem diabetischen Geschwister oder Elternteil, aber auch bei Menschen aus Familien mit hohem Blutdruck, regelmäßig nach dem Vorhandensein eines Typ-II-Diabetes fahnden sollte. Außerdem sollten solche Menschen ein möglichst normales Körpergewicht anstreben und halten, wobei vor allem der »Bauch« besonders ungünstig ist. Ferner sollte bei so Belasteten auf zusätzliche Risiken wie Blutdruckerhöhungen oder Blutfettveränderungen geachtet und ggf. entsprechende Behandlungen eingeleitet werden. Schließlich sollten erste Anzeichen für Durchblutungsstörungen an den Beinen oder auch am Herzen nicht übersehen werden. Im Sinne der Vorbeugung könnten vor allem die Typ-II-diabetischen Familienmitglieder für ihre Verwandten aktiv werden. Wenn man so will, bestätigt sich der alte Satz, wonach der Diabetiker in einer Familie nicht als Sonderfall gesehen werden sollte, sondern die vernünftige Lebens- und Ernährungsweise eigentlich für alle Familienmitglieder zuträglich ist.

Schlagwort Immunsystem

Hinsichtlich der Entstehung des Typ-I-Diabetes haben sich im vergangenen Jahrzehnt die Hinweise sehr verdichtet, daß dabei das körpereigene Abwehrsystem, das Immunsystem, eine ganz entscheidende Rolle spielt.

Aufgabe des Abwehrsystems ist es normalerweise, in den Körper eingedrungene Infektionserreger unschädlich zu machen, u. a. durch die Bildung von speziellen Abwehrstoffen, den sog. Antikörpern.

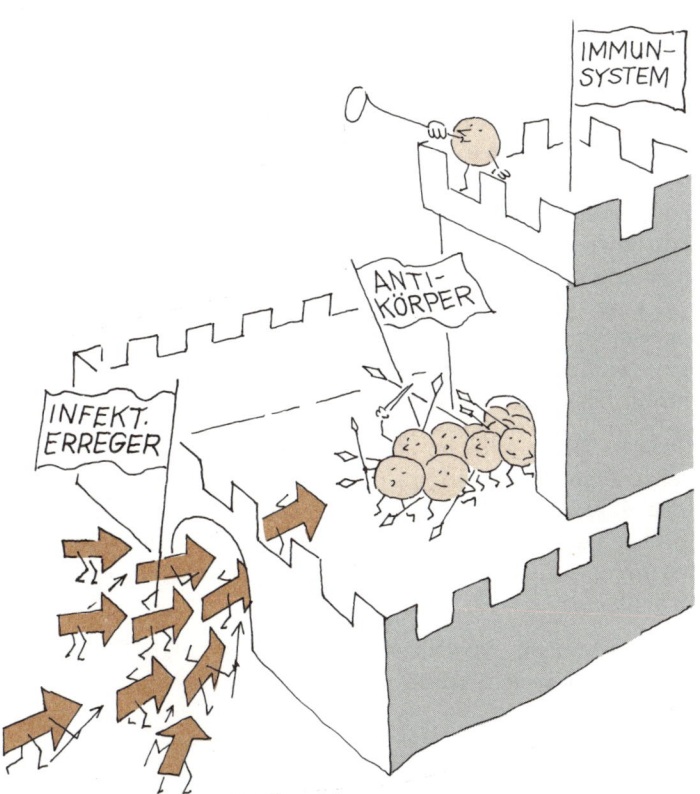

Zum besseren Verständnis sei angemerkt, daß auch bei einer (aktiven) Impfung (z. B. gegen Wundstarrkrampf, Keuchhusten, Röteln) der wesentliche Vorgang die Bildung von genügend Antikörpern gegen den jeweiligen Krankheitserreger beinhaltet.

Dieses Abwehrsystem ist in seinen Reaktionsweisen von erblichen Faktoren abhängig. Bei Typ-I-Diabetikern findet man nun in 95% aller untersuchten Fälle zwei ganz bestimmte solcher erblicher Faktoren, in fast der Hälfte der Fälle sogar beide dieser Faktoren zugleich. Es handelt sich dabei um die sogenannten HLA-Faktoren DR 3 und DR 4. Hier wird also die erbliche Komponente bei Typ-I-Diabetes sichtbar, ohne daß diese HLA-Merkmale mit den Erbfaktoren für Diabetes gleichzusetzen wären. Auch lassen sich im Einzelfall aus der Bestimmung der HLA-Merkmale keine Voraussagen treffen, ob jemand einen Typ-I-Diabetes bekommen wird oder nicht. Selbst wenn ein Jugendlicher sowohl HLA-DR-3- als auch HLA-DR-4-positiv ist, heißt das immer noch zu 90%, daß er keinen Typ-I-Diabetes entwickeln wird. Andererseits liegt sein Risiko für Typ-I-Diabetes mit ca. 10 Prozent natürlich deutlich über dem Prozentsatz von 0,2−0,3 der Allgemeinbevölkerung.

Bei der Entstehung des Typ-I-Diabetes scheint etwas mit dem Immunsystem schief zu laufen. Jedenfalls lassen sich im Blut frisch erkrankter Patienten in mindestens 90% verschiedene Antikörper entdekken, die fälschlicherweise gegen körpereigene Gewebe und Substanzen gerichtet sind. Erstaunlicherweise gehören dazu sehr häufig Antikörper gegen die Insulin herstellenden Gewebe in der Bauchspeicheldrüse (sog. Inselzellantikörper – englisch ICA) und sogar gegen das Insulin selbst (Insulinautoantikörper – IAA). Gleichzeitig zeigt die Bauchspeicheldrüse (s. Abb. 1) eine (Immun-)Entzündung mit aus dem Blut eingedrungenen speziellen weißen Blutkörperchen, vornehmlich (Immun-)Lymphozyten. Damit unterliegt es eigentlich keinem Zweifel mehr, daß der Typ-I-Diabetes zu den Immun-Erkrankungen gehört.

Die in die Insulin herstellenden Gewebe der Bauchspeicheldrüse (Abb. 1) eingedrungenen weißen Blutkörperchen verrichten ihr zerstörerisches Werk über Monate, z. T. über Jahre. Man kennt mittlerweile sogar Menschen, bei denen fast 10 Jahre vor dem eigentlichen Ausbruch des Typ-I-Diabetes bereits die oben erwähnten Inselzellantikörper im Blut nachweisbar waren.

Erst wenn 80–90 Prozent des Insulin herstellenden Gewebes in der Bauchspeicheldrüse vernichtet sind, kommt es zum Ausbruch des Diabetes.

Andererseits muß das Auftreten geringer Mengen von Inselzellantikörpern nicht unwiderruflich das baldige Auftreten eines Typ-I-Diabetes bedeuten. Auch haben im Einzelfall Menschen Typ-I-Diabetes entwickelt, bei denen keine der bisher bekannten Antikörper nachgewiesen werden konnten. Mit anderen Worten: auch die Bestimmung von Inselzellantikörpern ermöglicht für den Einzelfall nicht immer eine zuverlässige Vorhersage des Typ-I-Diabetes, auch wenn solche Untersuchungen unser Verständnis über das Wesen des Typ-I-Diabetes ganz entscheidend erweitert haben.

Warum solche Inselzell- und andere Antikörper entstehen, ist heute noch eine weitgehend ungelöste Frage. Es wird vermutet, daß spezielle Infekte auf ein erblich vorgegebenes, besonders reagierendes Immunsystem treffen und dabei die bereits erwähnten Lymphozyten unter den weißen Blutkörperchen irgendwie den falschen »Befehl« erhalten, das Insulin herstellende Gewebe in der Bauchspeicheldrüse (Abb. 1) zu zerstören. Dabei ist eigentlich nicht der Infekt das Problem, sondern die fehlgeleiteten Abwehrvorgänge des Körpers. Dennoch haben in letzter Zeit auch spezielle Infekte Aufmerksamkeit erregt, wie z. B. Mumps (Ziegenpeter) und Röteln sowie Erkrankungen durch Coxsackieviren Typ B 4. Allerdings ist der Prozentsatz von Diabetikern, die eine derartige Infektion durchgemacht haben, insgesamt aber wohl nicht größer als in der nichtdiabetischen Bevölkerung. Ferner glaubt man in letzter Zeit Hinweise entdeckt zu haben, daß Typ-I-Diabetes speziell bei Menschen mit niedrigem Pigmentierungsgrad der Haut bzw. der Augen auftritt, Menschen, die überschießend auf UV-Licht reagieren und deren Immunsystem Besonderheiten aufweist.

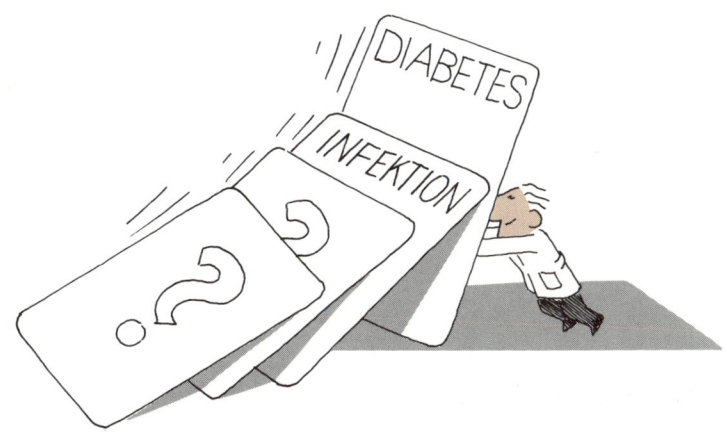

Der Einfluß von Infektionen

Daß ein Infekt unabhängig von den eben geschilderten Reaktionen des Immunsystems direkt zur Entstehung eines Diabetes führt, wird heute als weitgehend unwahrscheinlich angesehen. Wie erfahrene Diabetiker sicherlich schon wissen, verschlechtert aber jeder Infekt im allgemeinen vorübergehend die Stoffwechsellage; ein noch »versteckter« Diabetes kann durch den gleichen Mechanismus in das volle Krankheitsbild übergehen. In diesem Sinne kann ein Infekt das Auslösen eines Diabetes – sowohl vom Typ I als auch vom Typ II – gerade zu diesem bestimmten Zeitpunkt begünstigen. Umgekehrt fördert eine schlechte Diabeteseinstellung mit hohen Blutzuckerwerten das »Angehen« von Infekten jeglicher Art.

Insgesamt ist es deshalb nicht überraschend, daß bei 10–20 Prozent aller Patienten bei Ausbruch des Diabetes gleichzeitig auch ein schwerer Infekt besteht.

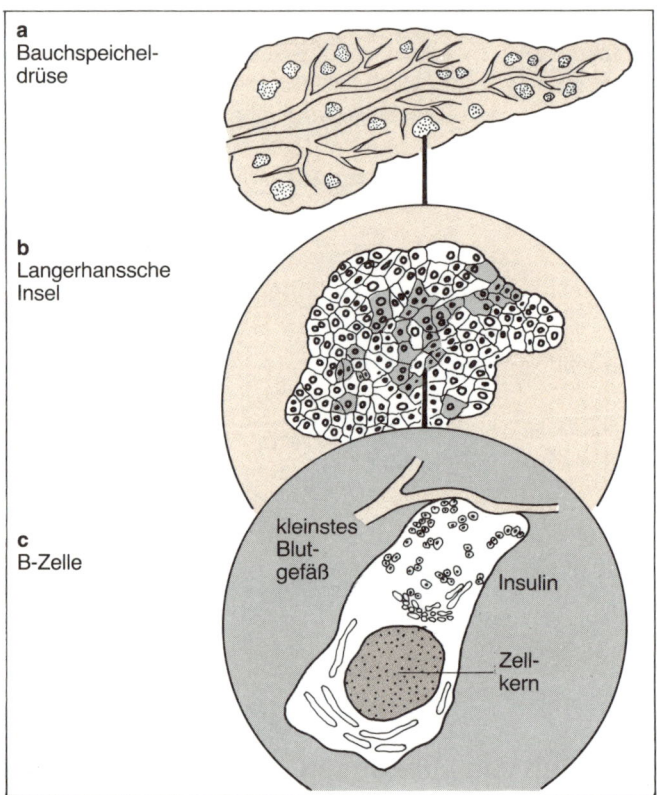

Abb. 1 a) Die Langerhansschen Inseln in der Bauchspeicheldrüse.

b) Eine Langerhanssche Insel mit verschiedenen Zellen (einschließlich der insulinproduzierenden B-Zellen) unter dem Mikroskop.

c) Eine sogenannte B-Zelle in einer Langerhansschen Insel (etwa 10000fach vergrößert). In den langgezogenen Schläuchen im Bild unten wird das Insulin hergestellt, in den zusammenhängenden Bläschen oberhalb des Zellkerns wird es verpackt und in den Bläschen im Bild ganz oben gespeichert. Von dort wird es bei Bedarf in die Blutbahn abgegeben.

Leber- und Bauchspeicheldrüsenkrankheiten als Risikofaktoren

Leberkrankheiten, wie z. B. chronische Leberentzündungen und die Schrumpfleber (»Leberzirrhose«), sowie chronische Entzündungen der Bauchspeicheldrüse sind in vielen Fällen mit einer Störung des Zuckerhaushalts im Sinne eines Diabetes vergesellschaftet. Dabei gehen diese

Krankheiten der Zuckerstoffwechselstörung meist voraus, was ihre Stellung als »Risikofaktor« für das Manifestwerden eines erblich angelegten Diabetes unterstreicht. Eine Kombination von Leber- und Bauchspeicheldrüsenschrumpfung aufgrund einer seltenen Eisenstoffwechselstörung wird als Eisenspeicherkrankheit oder Hämochromatose bezeichnet. Fast immer tritt dabei ein Diabetes auf. Die rauchbraune Hautfarbe hat diesen Patienten auch den Namen »Bronzediabetiker« eingetragen.

Krankheitsbeginn während der Schwangerschaft

Veränderungen im Hormonhaushalt können der Entwicklung einer diabetischen Stoffwechsellage Vorschub leisten. Als praktisch wichtiges Beispiel ist die Schwangerschaft zu nennen, während der es bei ungefähr einem Prozent aller bisher gesunden Frauen zum ersten Auftreten eines Diabetes kommt. Dieser Schwangerschaftsdiabetes ist durchaus ernst zu nehmen und macht nicht selten eine Behandlung mit Insulin notwendig, weil sich sonst Komplikationen für den normalen Schwangerschaftsverlauf bzw. das Kind ergeben. Zwar verschwinden die Symptome des Diabetes oft nach dem Ende der Schwangerschaft, aber innerhalb von 10 Jahren erkrankt etwa ein Drittel dieser Frauen an einer manifesten Zuckerkrankheit. Dieser Diabetes wäre wohl auch ohne vorangegangene Schwangerschaft früher oder später aufgetreten, kann aber durch die hormonellen Umstellungen während einer Schwangerschaft schon Jahre vorher erkannt werden. Solche Frauen haben dann die Möglichkeit, durch vorbeugende Maßnahmen (Vermeidung von Übergewicht) den endgültigen Ausbruch der Zuckerkrankheit hinauszuschieben oder womöglich zu verhindern.

Überfunktion von Hormondrüsen – eine seltene Ursache

Unter der Masse von Diabetikern gibt es sehr vereinzelt Patienten, bei denen die Zuckerstoffwechselstörung durch eine ständige krankhafte Überproduktion von Hormonen mitverursacht wird. Für besonders interessierte Leser seien diese Hormone kurz aufgeführt: Nebennierenhormon, Schilddrüsenhormone, Hormone des Vorderlappens der Hirnanhangsdrüse sowie das Glukagon aus den Langerhansschen Inseln der Bauchspeicheldrüse (s. auch Abb. 1, S. 34). Auch tritt in einem gewissen Prozentsatz der Typ-I-Diabetes mit anderen Hormonstörungen und verwandten Krankheiten bzw. deren Vorstufen vergesellschaftet auf (Schilddrüsenüberfunktion, Nebennierenunterfunktion, »pernizöse« Anämie, d. h. Blutarmut,

u. a.). Davon abzugrenzen ist die Tatsache, daß auch größere körperliche Belastungen, z. B. eine Operation oder eine schwere Verletzung, vorübergehend eine erhöhte Freisetzung einiger der genannten Hormone bedingen können. Dies erklärt zwar, warum anläßlich eines chirurgischen Eingriffs oder eines Knochenbruchs die Blutzuckerwerte bei bisher Gesunden ansteigen können, ein dauerhafter Diabetes ohne vorhandene Erbfaktoren kann damit aber nicht begründet werden. Ähnlich verhält es sich auch mit Ansichten wie: »Mein Zucker ist durch eine schwere seelische Erschütterung entstanden« (s. auch Kapitel »Leib und Seele von Diabetes betroffen«). Eine solche Meinung würde bedeuten, daß psychische Faktoren den Zuckerstoffwechsel direkt nachteilig beeinflussen. Als überzeugender Beweis dafür, daß solche Vorstellungen irrig sind, können die in der Kriegs- und Nachkriegszeit gemachten Beobachtungen gelten.

> Damals ist so gut wie nie infolge einer schweren körperlichen Belastung oder eines seelischen Schocks ein bleibender Diabetes zum Ausbruch gekommen.

Einzige Ausnahme für eine Zuckerkrankheit als Folge einer Körperverletzung – auch bei Menschen ohne diabetische Erbanlage – bilden jene sehr seltenen Fälle, bei denen nach einem Unfall praktisch die gesamte Bauchspeicheldrüse zugrunde geht oder aus irgendeinem Grund operativ entfernt werden muß.

≡ Gefährdung durch Medikamente

Auch Medikamente können zum Auftreten eines Diabetes beitragen. An erster Stelle müssen hier das Cortison und seine Abkömmlinge erwähnt werden; das sind Wirksubstanzen, die den Nebennierenrindenhormonen entsprechen. Man wird diese Medikamente nur nach sorgfältigem Abwägen aller Gesichtspunkte einsetzen. Die örtliche Anwendung von Cortison, z. b. in Form einer Salbe, spielt allerdings für den Zuckerhaushalt keine Rolle. Weniger ausgeprägt, aber noch deutlich nachweisbar, ist die nachteilige Wirkung mancher harntreibender bzw. blutdrucksenkender Mittel sowie der sog. Ovulationshemmer, die in der Umgangssprache als Antibabypille bezeichnet werden. Auch sie können, zumeist erst nach längerer Einnahme, zu einer vorzeitigen Diabetesmanifestation führen oder eine bestehende diabetische Stoffwechsellage verschlechtern.

Warum habe gerade ich Diabetes? Fast alle Patienten dürften auf diese Frage eine befriedigende Antwort erhalten haben. Es muß aber betont werden, daß manchmal (außer besonderen erblichen Gegebenheiten des körpereigenen Abwehr- oder Immunsystems) keine weiteren Gründe ersichtlich oder zumindest noch nicht bekannt sind.

Was ist Diabetes?

Die in der Sprache der Ärzte für die Zuckerkrankheit geläufige Bezeichnung Diabetes mellitus bedeutet »honigsüßes Hindurchfließen«. Gemeint ist damit die Zuckerausscheidung im Urin. Dieses Krankheitssymptom ist schon seit Jahrhunderten bekannt. Aber erst Ende des 19. und Anfang des 20. Jahrhunderts begann man zu verstehen, wodurch diese Erscheinung hervorgerufen wird.

≡ Absoluter oder relativer Insulinmangel

Heute weiß man, daß die Stoffwechselkrankheit Diabetes mellitus auf einem absoluten oder relativen Mangel an Insulin beruht, jenem Hormon der Bauchspeicheldrüse also, das in den B-Zellen der Langerhansschen Inseln in der Bauchspeicheldrüse gebildet wird (Abb. 1 a−c). Für den Typ-I-Diabetes trifft – abgesehen von der Anfangsphase – der absolute Insulinmangel zu, für den Typ-II-Diabetes der relative Mangel. Der Orthopäde FREDERICK BANTING und der Medizinstudent CHARLES BEST isolierten das Insulin 1921 aus den Bauchspeicheldrüsen von Hunden. Bereits ein Jahr später konnte das für viele Patienten lebensrettende Medikament Insulin in der Behandlung der Zuckerkrankheit eingesetzt werden (s. auch S. 86).

≡ Blutzucker hat jeder Mensch

»Habe ich nun eigentlich Blutzucker oder Harnzucker?« haben schon viele frisch entdeckte Diabetiker ihren Arzt gefragt.

Blutzucker hat jeder Mensch. Zucker im Urin scheidet man nur aus, wenn der Blutzucker eine bestimmte Höhe bzw. Schwelle überschreitet, die sog. Nierenschwelle.

Abb. 2 zeigt am Beispiel eines Diabetikers, wie der Blutzuckerspiegel im Tagesverlauf, vor allem nach den Mahlzeiten, die Nierenschwelle übersteigt und dabei Zucker in den Harn übertritt. Zucker im Blut muß jeder Mensch haben. Viele Körperorgane, allen voran das Zentralnervensystem, aber auch die Blutzellen sowie zum Teil Muskel- und Fettgewebe, Leber und Niere, um nur die wichtigsten zu nennen, sind auf den Zucker, genauer gesagt den Traubenzucker (»Glukose«), als Energiespender angewiesen, der mit dem Blut herangeführt wird. Der Körper haushaltet für gewöhnlich sehr sorgsam mit dem Treibstoff Glukose. Nur etwa 1 Gramm

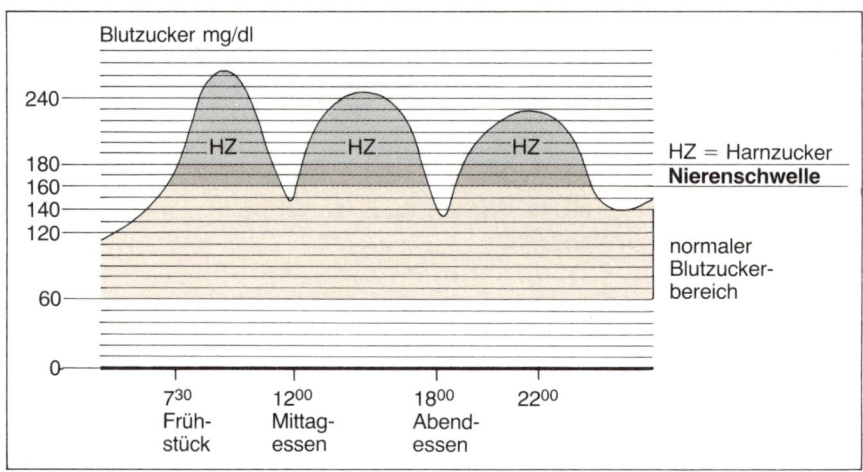

Abb. 2   Beziehung zwischen Blut- und Harnzucker bei einem diabetischen Patienten
(»Nierenschwelle«).

Traubenzucker pro Liter Blut zirkuliert unter normalen Umständen in der
Blutbahn. Medizinisch fachgerechter ausgedrückt heißt das, daß der Blutzucker beim Stoffwechselgesunden im Nüchternzustand nicht unter 60 mg
(Milligramm) pro 100 ml (Milliliter) Blut – kurz 60 mg% – absinkt und nach
dem Essen nicht über 140 mg% ansteigt (bezüglich anderer Maßeinheiten
für die Blutzuckerangaben siehe S. 39). Diese feine Regulierung wird
hauptsächlich durch das Insulin gewährleistet, das von der Bauchspeicheldrüse je nach Bedarf, also nach der Höhe des Blutzuckers, ausgeschüttet
wird.

===   Zucker im Urin, wenn die Nierenschwelle überschritten ist

Beim Diabetiker ist dieses thermostatähnliche Wechselspiel
gestört, das Insulin fehlt entweder ganz (Typ-I-Diabetes) oder teilweise
(Typ-II-Diabetes). Letzteres kann auch darauf beruhen, daß der Organismus des Patienten nicht ausreichend auf das an sich in genügenden
Mengen vorhandene Insulin anspricht (»relativer Insulinmangel«). Der
Blutzucker beginnt anzusteigen, besonders wenn die zuckerbildenden
Stoffe, die sog. Kohlenhydrate, aus der Nahrung über den Darm ins Blut
gelangen. Dabei muß nicht unbedingt gleichzeitig auch Zucker im Urin
erscheinen. Dies geschieht erst, wenn die Nierenschwelle erreicht ist

(s. nochmals Abb. 2), die beim Erwachsenen bei einer Blutzuckerhöhe von 160−180 mg% liegt, bei Kindern auch niedriger. Es gibt durchaus Diabetiker, die trotz eindeutig erhöhter Blutzuckerwerte keinen, oder − besser gesagt − noch keinen Zucker im Urin ausscheiden. Solche Patienten hätten dann »nur Blutzucker«.

Entscheidend für die Diagnose eines Diabetes ist die Höhe des Blutzuckers.

Blutzucker in »Millimol pro Liter«?

Es muß an dieser Stelle bemerkt werden, daß die Höhe des Blutzuckers auch in einer anderen Maßeinheit angegeben werden kann, d. h. nicht in mg pro 100 ml (mg%), sondern in Anzahl der Blutzuckerteilchen, also Moleküle, pro Liter (mmol/l, sprich »Millimol pro Liter«). Soweit wäre die Sache leicht verständlich und einfach, wenn sich mit einer solchen Umstellung, die für wissenschaftliche Untersuchungen ihre Berechtigung hat, nicht die absoluten Zahlen für die Blutzuckerhöhe ganz wesentlich veränderten und so u. U. schwerwiegenden Verwechslungen Vorschub geleistet wird. Beispielsweise entsprechen 100 mg% Blutzucker nach dem »Millimol«-System nur mehr 5,56 mmol/l. Da man aber diesen Werten gelegentlich auch in der Praxis begegnet und im übrigen in der früheren DDR nur nach diesem System gerechnet wurde, ist zur Erleichterung eine Umrechnungstabelle (Tab. 6, S. 274) in dieses Buch aufgenommen.

Insulin senkt den Blutzucker und begünstigt den Aufbau von Fett

Mangel an Insulin steht also im Mittelpunkt der Krankheit Diabetes mellitus. Was macht Insulin, wie wirkt es? Insulin versieht im Körper verschiedene Funktionen. Am bekanntesten ist sicherlich, daß Insulin den Blutzucker senkt: es regt einmal die Aufnahme des Traubenzuckers in das Muskel- und Fettgewebe an, zum anderen hemmt es die Glukosefreisetzung aus der Leber. Der aufgenommene Zucker wird entweder zur Energiegewinnung verbrannt oder als Reservezucker im Muskel (als Muskelstärke) und in der Leber (als Leberstärke) gespeichert. Die Speichermöglichkeiten sind aber begrenzt, die Leber hat beispielsweise nur für höchstens 75 g (Gramm) Stärke Platz. Mit der Nahrung zugeführte größere Mengen an Kohlenhydraten werden im Körper zu Fett umgewandelt und im Fettgewebe abgelagert: Man setzt Fett an. Insulin greift auch in den Fettstoffwechsel ein. Es begünstigt die Bildung von Fett und unterdrückt gleichzeitig den Fettabbau. Allerdings sind mit wachsender Menge an Körperfett immer höhere Insulinspiegel notwendig. Auf die Dauer kann dadurch die insulinbildende Bauchspeicheldrüse bei entsprechender Erbanlage überbeansprucht werden, es kommt zu einem relativen Insulinmangel, kurz, es entsteht ein Diabetes mellitus. Glücklicherweise kann sich dieser Diabetes durch diätetische Maßnahmen rückbilden, zumindest teilweise.

Für viele übergewichtige Diabetiker besteht daher die Chance, durch eine drastische Verringerung ihres Fettgewebes, d. h. durch eine Gewichtsabnahme, ihre Zuckerkrankheit günstig zu beeinflussen und diese sogar wieder in ein Vorstadium zurückzudrängen (s. S. 42).

Typ-I- und Typ-II-Diabetes

Mangel an Insulin: das trifft für die kindlichen und jugendlichen Diabetiker (Typ-I-Diabetiker) im absoluten, für die Erwachsenendiabetiker (Typ-II-Diabetiker) im relativen Ausmaß zu. Die Unterschiede der beiden Diabetestypen kamen bereits mehrmals in diesem Buch zum Ausdruck. Auf S. 22 wurde der typische Typ-I-Diabetiker bereits charakterisiert: in der Regel von schlankem Körperwuchs, unbedingt – aufgrund seines absoluten Insulinmangels – auf die Insulinspritze angewiesen, mit labiler Stoffwechsellage und meist mit akutem Krankheitsbeginn vor dem 40. Lebensjahr. Natürlich gibt es hinsichtlich des Krankheitsbeginns Überlappungen mit den Erwachsenendiabetikern. Wie bereits dargestellt, kommen die Extremfälle »Erwachsenendiabetes im Kindesalter« und »Jugendlichendiabetes im Greisenalter« durchaus vor. Deshalb haben sich im medizinischen Sprachgebrauch die Bezeichnungen »Typ-I-Diabetes« (Jugendlichendiabetes) und »Typ-II-Diabetes« (Erwachsenendiabetes) eingebürgert, während sich die englischen Abkürzungen IDDM (insulin dependent diabetes mellitus) und NIDDM (non insulin dependent diabetes mellitus) begreiflicherweise nicht durchsetzen konnten. Auf einen Diabetiker vom jugendlichen Typ entfallen etwa 20 Typ-II-Diabetiker (S. 22/23). Sehr häufig können diese übergewichtigen Patienten mit Diät allein oder aber in einer Kombination mit Tabletten behandelt werden. Bei zunehmender Krankheitsdauer müssen allerdings auch Typ-II-Diabetiker mit einem Fortschreiten des Insulinmangels rechnen, so daß dann unter Umständen der veränderte Stoffwechsel ebenfalls mit Insulin zu korrigieren ist.

Blutzucker nach dem Essen erhöht

Die Diagnose eines manifesten Diabetes mit spontan erhöhten Blutzuckerwerten ist bei entsprechenden Untersuchungen nicht zu verfehlen. Blutzuckerspiegel nach dem Essen über 160 mg% (bezüglich der Umrechnung in mmol/l s. Tab. 6, S. 274) sind dringend diabetesverdächtig. Nüchternblutzuckerwerte (eindeutig erhöht bei Werten über 125 mg%) haben eine geringere Aussagekraft; sie können noch normal ausfallen, obwohl bereits ein manifester Diabetes vorliegt. Ergeben sich bei den Voruntersuchungen irgendwelche Zweifel, wird eine »orale Glukosebelastung« – was man darunter versteht, wird gleich erklärt – durchgeführt. Nicht geeignet, das Vorliegen einer Zuckerkrankheit endgültig festzustellen oder auszuschließen, ist die ausschließliche Untersuchung des Harns auf Glukose, so wertvoll dieser Test für die Voruntersuchung oder für Reihenuntersuchungen ist.

Orale Glukosebelastung

Bei der »oralen Glukosebelastung« erhält der nüchterne Patient, der vorher wenigstens drei Tage lang kohlenhydratreich ernährt worden sein soll, 100 g Traubenzucker in 400 ml (Milliliter = Kubikzentimeter) Wasser oder Tee gelöst oder ein dieser Glukosemenge entsprechendes standardisiertes Zuckergemisch, das käuflich erhältlich ist. Wenn dabei der höchste Wert über 200 mg%, vor allem aber, wenn der 2-Stunden-Wert mehr als 140 mg% Blutzucker (zur Umrechnung in mmol/l s. Tab. 6, S. 274) beträgt, besteht dringender Diabetesverdacht; 2-Stunden-Werte über 200 mg% sprechen eindeutig für einen manifesten Diabetes.

Hinweis durch überschwere Neugeborene

Vor der Erkennung eines Diabetes an Hand erhöhter Blutzuckerwerte kann man nur in Ausnahmefällen, z. B. wenn beide Eltern zuckerkrank sind, vermuten, daß das Kind in seinem späteren Leben zuckerkrank wird. Außerordentlich bedeutsam ist die Tatsache, daß Frauen mit Diabetesveranlagung überschwere Kinder mit einem Gewicht von mehr als 4000 oder gar 4500 g gebären, ohne daß sie im Augenblick an einer nachweisbaren Störung des Zuckerstoffwechsels leiden; diese Frauen müssen daher im weiteren Verlauf ihres Lebens öfter auf das Vorliegen eines Diabetes untersucht werden.

══ Entscheidende Besserung des Diabetes durch Gewichtsabnahme

Natürlich drängt sich die Frage auf: »Kann man den Diabetes nicht heilen?« Angesichts der Vererbung der Diabetesanlage muß man die Frage nach der Heilbarkeit verneinen. Aber viele übergewichtige Typ-II-Diabetiker könnten ihre Krankheit wieder zum Verschwinden bringen, also in ein Vorstadium zurückführen, wenn sie ernst machen würden mit dem sicher schon oft gefaßten Vorsatz, ein normales Körpergewicht zu erreichen. Daß das nicht so einfach ist, sei gleich im Nachsatz zugegeben.

Auch für erblich mit Diabetes belastete Menschen und subklinische Diabetiker (s. oben) lohnt es sich, normalgewichtig zu sein und zu bleiben. Der Ausbruch eines manifesten Diabetes könnte damit in den meisten Fällen verhindert werden.

Vorbeugende Medizin im besten Sinne könnte so betrieben werden.

══ Remissionsphase nur kurzfristig

Gibt es aber nicht auch bei Typ-I-Diabetikern einen Lebensabschnitt, in dem sich nach dem anfänglich stürmischen Beginn der Zuckerkrankheit unter der Insulinbehandlung trotz ständiger Verringerung der Insulindosis die Blutzuckerwerte wieder normalisieren? So etwas kommt in mehr oder weniger ausgeprägter Form zweifellos vor, nämlich bei knapp 30 Prozent aller insulinbedürftigen jugendlichen Diabetiker. Allerdings muß man wissen, daß diese sog. Remissionsphase in allen Fällen – meist schon nach wenigen Wochen oder Monaten – wieder in das gewohnte Bild der Zuckerkrankheit übergeht.

■   Man muß sich also darauf einrichten, mit dem Diabetes zu leben. Täglich. Lebenslang.

Patient und Arzt sollen zu allererst darum ringen, daß die Feststellung »lebenslanger Diabetes« vom Patienten angenommen wird (s. auch Kapitel »Leib und Seele von Diabetes betroffen«). Nur wenn der Diabetes mit seinen Problemen in der Alltagsplanung berücksichtigt wird, kann sich der Patient trotzdem im Leben zurechtfinden. Die Selbstkontrolle zu Hause (S. 115) und die Überprüfung beim Arzt sind Hilfsmittel, die einen ausgeglichenen Stoffwechsel und damit eine gute Leistungsfähigkeit ermöglichen.

Die Folgekrankheiten – das zweite Gesicht des Diabetes

Es muß hier zur Sprache gebracht werden, was man als das »zweite Gesicht« der Stoffwechselkrankheit Diabetes mellitus bezeichnen könnte: die Folgekrankheiten. Nach den überragenden Erfolgen in der Diabetesbehandlung mit dem lebensrettenden Insulin seit den 20er Jahren unseres Jahrhunderts, mußte man lernen, daß die Zuckerkrankheit sich nach längerem Bestehen vor allem auf die Blutgefäße nachteilig auswirkt. Auf die Zusammenhänge mit dem Syndrom X bei Typ-II-Diabetes wurde bereits hingewiesen. Man konnte aber auch feststellen, daß sich eine gute und gleichmäßige Stoffwechselführung auf die Dauer auszahlt. Es soll hier nicht behauptet werden, der Patient allein habe es in der Hand, durch eine gute, regelmäßige Diabeteskontrolle die Spätschäden an den Blutgefäßen zu verhindern. Sicherlich gibt es auch manche gegenteiligen Erfahrungen, und bestimmt spielen auch andere Einflüsse eine wichtige Rolle (S. 181).

Aber:

Eine exakte Diabeteseinstellung vermag zumindest das Auftreten der Veränderungen an den Gefäßen hinauszuzögern und abzuschwächen.

Hoffnung auf neue Entwicklungen

Ob wir 70 Jahre nach der Entdeckung des Insulins vor einer neuen medizinischen Großtat in der Behandlung der Zuckerkrankheit stehen, ist noch nicht auszumachen. Gemeint sind Experimente, die im Tierversuch schon zu guten Erfolgen geführt haben. So wird angestrebt, die Funktion der geschädigten insulinproduzierenden Zellen in der Bauchspeicheldrüse teilweise zu ersetzen. Das Arbeitsprinzip unserer B-Zelle (Abb. 1 c) soll also nachgeahmt werden, was vor allem für die insulinspritzenden Patienten eine Erleichterung bedeuten würde.

Eine ganze Reihe von Wegen wurde mittlerweile beschritten. Am weitesten gediehen ist bislang die Entwicklung der tragbaren Insulininfusionsgeräte der »Insulinpumpen« (Abb. 3). Nicht wenige Typ-I-Diabetiker schaffen es nur unter Zuhilfenahme einer »Pumpe«, einigermaßen normale Blutzuckerwerte zu erreichen. Für diese Patienten bedeutet die Verwendung der z. T. programmierbaren Insulinpumpen einen echten Fortschritt, auch wenn diese Geräte nach wie vor nicht »denken« und den Blutzucker messen können und der Diabetiker selbst diesen Part übernehmen muß. Einige Pumpen sind heute sogar schon implantierbar, d. h. unter die Haut

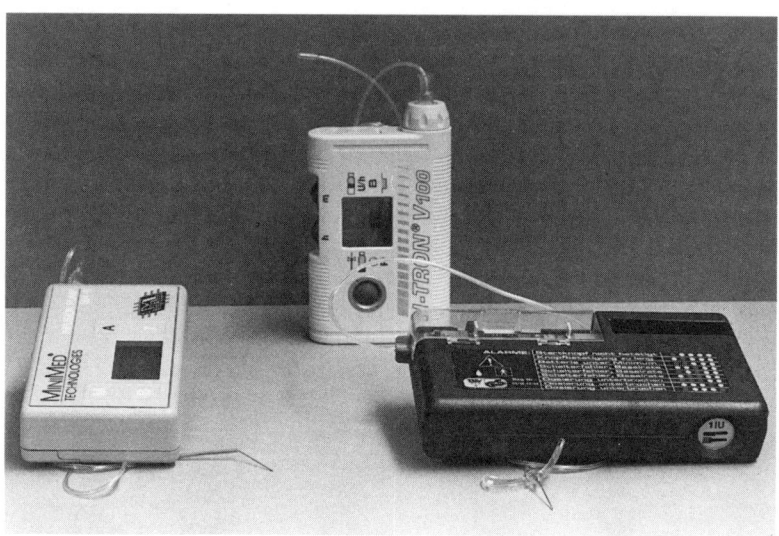

Abb. 3   Kollektion 1991 von tragbaren »Insulinpumpen«.

einpflanzbar. Etwa 3000 Patienten in Deutschland sind bereits »Langzeit-Pumpenträger«. Ein eigenes Kapitel in diesem Buch gibt deshalb Auskunft, wer überhaupt als Pumpenträger in Frage kommt und was man vorher alles wissen und bedenken sollte. Natürlich kann die Entscheidung für eine Pumpe immer nur im Einzelfall und unter Kenntnis der gesamten Situation getroffen werden.

Wunschvorstellung »Blutzuckerfühler«

Noch immer ungelöst ist die Entwicklung eines dauerhaften »Blutzuckerfühlers«. Wie viel angenehmer könnte das Leben für einen Diabetiker sein, wenn ihm ein kleiner, z. B. am Handgelenk zu tragender Anzeiger – eine Art Blutzuckeruhr – fortlaufend die Höhe seines Blutzuckers mitteilen würde; man könnte dann viel einfacher mit dem Essen, dem Insulin oder der körperlichen Betätigung reagieren. Dies ist seit bald 25 Jahren eine Wunschvorstellung geblieben und es sieht nicht so aus, als sollte sich in naher Zukunft etwas daran ändern. Ein Funktionieren allenfalls über einige Tage ist derzeit denkbar mit ständigen zusätzlichen Überprüfungen. Das Fehlen eines kleinen tragbaren bzw. einpflanzbaren Blutzuckerfühlers stellt auch das Hauptproblem bei der Verwirklichung einer echten »künstlichen Bauchspeicheldrüse« dar.

Wie weit ist man mit den Verpflanzungen von insulinproduzierenden Geweben?

Im Tierversuch ist es ja so elegant möglich, durch die Übertragung isolierter Langerhansscher Inseln (Abb. 1), die das Insulin bilden, einen Diabetes nachhaltig zu heilen. Leider macht die Anwendung solcher Behandlungsversuche auf den Menschen seit Jahren kaum Fortschritte. Zu schwierig sind die Probleme der Abstoßung der verpflanzten Gewebe (es sei denn, man setzt starke, aber nebenwirkungsreiche Medikamente ein) und die Fragen eines Langzeitüberlebens der übertragenen Inseln. Bei der Kultivierung Langerhansscher Inseln und damit Verfügen über genügend große Mengen von Inseln hingegen ist man beträchtlich weitergekommen. Interessant sind seit einiger Zeit laufende Tierexperimente, bei denen die Inseln in »Kunststoffhüllen gleichsam verkapselt« werden. Damit will man die Abstoßung umgehen, ohne daß die Wirkung des Insulins, das die Umhüllung passieren kann, beeinträchtigt wird.

Auftrieb bekommen hat in den letzten Jahren die gleichzeitige Verpflanzung einer Niere und eines Teils der Bauchspeicheldrüse. An größeren Klinikzentren kann man damit rechnen, daß 1 Jahr nach Verpflanzung die Niere in über 90 Prozent und die Bauchspeicheldrüse immerhin bei mehr als jedem 2. Patienten noch funktionieren. Natürlich ist der Aufwand riesig; Zielgruppe sind jüngere Diabetiker mit einer fortgeschrittenen Nierenschwäche, die sonst einer regelmäßigen »Blutwäsche« (medizinisch nennt man das »Dialyse«) unterzogen werden müßten. In diesem Fall wird man auch inkauf nehmen, daß die schon erwähnten Medikamente verabreicht werden müssen, welche die Abstoßung der verpflanzten Organe verhindern. Viele der erfolgreich behandelten Diabetiker können dann wieder ein weitgehend normales Leben führen – und das ohne Insulinspritze! Nur in extrem seltenen Fällen hat man sich bisher zu einer alleinigen Verpflanzung der Bauchspeicheldrüse entschließen können, mit allen Belastungen, die eine solche Operation mit sich bringt.

Möglichkeiten durch Beeinflussung des Immunsystems?

Zu den erstaunlichen wissenschaftlichen Erkenntnissen der letzten Jahre gehört die Beobachtung, daß die »Abstoßung-verhindernde« Medikamente auch die Entstehung eines Typ-I-Diabetes abblocken und abschwächen können, wenn sie unmittelbar bei Ausbruch des Diabetes eingesetzt werden. Die Sache ist aber gar nicht so verwunderlich, da diese Medikamente ganz allgemein das Immunsystem beeinflussen, dessen

Bedeutung beim Zustandekommendes Typ-I-Diabetes bereits ausführlich im Kapitel »Ursachen und Entstehung des Diabetes« erörtert wurde. Besonders Zyklosporin A ist bei frischem Typ-I-Diabetes erprobt worden. Leider scheint bislang nur jeder dritte Diabetiker davon längerfristig zu profitieren, d. h. er benötigt auch ein Jahr nach dem Ausbruch des Typ-I-Diabetes kein Insulin. Andererseits gibt es eine Reihe von Rückfällen trotz Zyklosporin A und man hat wohl davon auszugehen, daß solche Medikamente jahre- und jahrzehntelang verordnet werden müssen, will man ein Wiederaufflackern des Diabetes verhindern. Mit anderen Worten: es sind sehr hohe Anforderungen an die Sicherheit solcher Behandlungen zu richten. Die Diabetesforscher werden deshalb in den nächsten Jahren die Fragen zu klären haben, wie die Erfolgsraten zum einen wesentlich erhöht und zum anderen solche Erfolge möglichst lange mit möglichst nebenwirkungsarmen Medikamenten(-Kombinationen) gehalten werden können.

> Außerhalb solcher kontrollierter Untersuchungen kann ein Behandlungsversuch mit diesen Medikamenten nicht – oder noch schärfer gesagt keinesfalls – empfohlen werden, so verständlich der Wunsch im einzelnen sein mag.

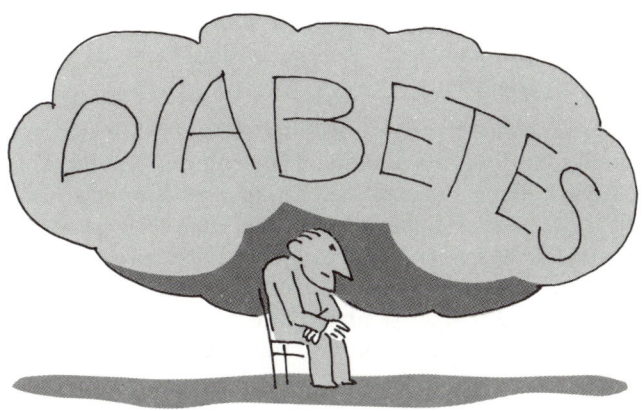

Leib und Seele von Diabetes betroffen

*»Krankheit ist die Nachtseite des Lebens, eine eher lästige Staats-
bürgerschaft. Jeder, der geboren wird, besitzt zwei Staatsbürger-
schaften, eine im Reich der Gesunden, eine im Reich der Kranken.
Und wenn wir es auch vorziehen, nur den guten Paß zu benutzen,
früher oder später ist doch jeder von uns gezwungen, wenigstens
für eine Weile sich als Bürger jenes anderen Ortes auszuweisen.«*
(SUSAN SONTAG)

Erinnern Sie sich noch an den Tag Ihres Grenzübertritts? Erinnern Sie sich des Tages, an dem Ihnen die Diagnose »Diabetes mellitus«
mitgeteilt wurde? Denken Sie noch manchmal an die Gefühle, die Sie dabei
bewegten? Sind es vielleicht Gefühle, die Sie – ob insulinpflichtig oder nicht
– nie verloren haben?

☰ Die ersten Tage wie im Trancezustand

Wohl die meisten von Ihnen wird eine lähmende Angst beschlichen
haben mit dem gleichzeitig bestehenden sehnlichsten Wunsch, es möge sich
nur um einen Alptraum, um einen kolossalen Irrtum handeln. Das Gefühl,
in einen Abgrund zu fallen, den Boden unter den Füßen zu verlieren, mag
Sie möglicherweise überfallen haben. Das Empfinden großer Niederge-
schlagenheit und Trauer sowie Ratlosigkeit, gepaart mit innerer Unruhe
und Angespanntheit, könnten Sie erlebt haben. Mag sein, daß Sie die
Einweisung in die Klinik und die ersten Tage dort wie in einem Trancezu-

stand erlebten. Vielleicht fühlen Sie, auch wenn sie schon jahrelang mit dem Diabetes leben, immer wieder Zeiten, in denen Sie diese Gefühle der ersten Tage wieder verspüren.

Eine chronische Krankheit bedeutet für den Menschen einerseits den Verlust der Gesundheit als auch eine Bedrohung und die Mahnung an die Endlichkeit des Lebens. Sie *bedeutet für jeden Menschen eine Konfliktreaktion, eine Krise in seiner Lebensgeschichte, auf die er mit Trauer und Angst, mit einem Gefühl trüber Stimmung des Verlorenseins, mit Anfällen von stillem Kummer und Gram, aber auch von Reizbarkeit und Wut reagieren kann,* ja daß er sogar den Wunsch zum Sterben hat. Die Gedanken kreisen um die verlorene Gesundheit und um die Möglichkeit, diese wieder zu erlangen.

Wie ein Mensch auf seine Krankheit reagiert und wie er sie erlebt, hängt sicher davon ab, welche Bedeutung er ihr in gesunden Tagen beigemessen hatte, welche innere Einstellung und Haltung er zum Leben und zu seiner Umwelt vorher besaß, welche Erlebnisse und Erfahrungen er in seinem bisherigen Leben mit Kranken und Krankheit hatte. Betrachtete er beispielsweise Krankheit als eine Herausforderung, so wird er relativ flexibel und anspassungsfähig sein, er wird versuchen, die Krankheit verstandesmäßig zu durchdringen und sich Strategien zu ihrer Bewältigung zurechtlegen. Bedeutete Krankheit für ihn Schwäche, so wird ihn ein Gefühl der Scham und Minderwertigkeit ergreifen, was zu einer Verleugnung der Krankheit und zur persönlichen Kränkung führen kann. War Krankheit für ihn stets ein Feind, so wird er ihr mit Feindseligkeit gegenüberstehen.

Abwehrhaltung und Angst

Als erste Reaktion versucht sich der Mensch zu wehren, indem er die Tatsache nicht glauben will, was sich in Worten wie »aber das gibt's doch nicht«, »das kann doch nicht wahr sein« äußert. Die Ursache der Abwehrhaltung ist die Angst; die Abwehr stellt den Vorgang dar, wie sich der denkende Mensch – »das Ich« – mit unerträglichen Vorstellungen und Gemütsbewegungen auseinandersetzt. Angst bedeutet das Gefahrensignal, das eine äußere oder innere Bedrohung bewußt macht und notwendige Abwehrmaßnahmen auslöst. Je stärker und bedrohlicher der Mensch seine Krankheit erlebt, um so mehr kann er in seinen Fähigkeiten, sich anzupassen, überfordert werden. Dies kann sich in Gefühlen der Hoffnungslosigkeit und Hilflosigkeit ausdrücken. »Es ist mir alles zu viel«, »das schaffe ich nicht mehr«, »es nützt alles nichts«, »ich halte das nicht mehr aus«, »ich gebe auf« sind Worte, die dies veranschaulichen. *Der Mensch erlebt sich selbst als nicht mehr intakt, als nicht mehr leistungsfähig, als nicht mehr selbständig.* Die menschlichen Beziehungen werden zuweilen abgebrochen, als nicht mehr ausreichend sicher und befriedigend empfunden, er fühlt sich von der Umwelt aufgegeben oder er gibt sich selbst auf. Er kann nicht mehr mit Hoffnung und Vertrauen in die Zukunft blicken.

■   Die Gefahren, die dem Diabetiker, wenn er sich in einer solchen abwehrenden oder gar resignierenden Haltung befindet – die sicher nahezu jeder in einer mehr oder minder ausgeprägten Form wohl erlebt hat – erwachsen, sind:

■   Absolute Leugnung der Krankheit,

■   Hang zu übertriebener Tüchtigkeit, um dem permanenten Minderwertigkeitsgefühl entgegenzutreten,

■   falsche Hoffnungen auf Heilung und damit Inkaufnahme falscher Behandlungsmethoden,

■   schließlich Depressionen und Resignation mit nachsichziehender Handlungsunfähigkeit.

Es gibt nicht selten Beispiele wie das einer Diabetikerin, die seit ihrem 12. Lebensjahr Diabetes hatte und bis zu ihrem 27. Lebensjahr keinerlei Diät einhielt, Süßigkeiten aß und Coca-Cola trank, nur um nicht als krank aufzufallen. Außer einer festen Insulinmenge täglich zu spritzen, nahm sie keinerlei Rücksichten auf ihre Krankheit, bis schließlich schwere Augenhintergrundsblutungen sie in die Klinik führten. Wohl hatte sie immer um die Gefahren, die ein solches Verhalten mit sich brachte, gewußt und war daher stets gezwungen, ihr »schlechtes Gewissen« zu unterdrükken, wodurch sie zeitweilig ziemlich depressiv und niedergeschlagen war. Die absolute Leugnung der Krankheit hatte dazu geführt, nicht rechtzeitig geeignete Maßnahmen zu ergreifen und Stoffwechselentgleisungen zu verhindern, sie hatte schließlich auch daran gehindert, sich über die Krankheit zu informieren.

Andere wiederum haben, nachdem sie durch Schulung und Beratung erkannten, worauf es ankommt, konsequent einen Neubeginn in ihrem Leben gesetzt. So jener übergewichtige 44jährige Busfahrer mit Typ-II-Diabetes, der wegen seiner schlechten Stoffwechsellage drauf und dran war, seinen Job zu verlieren. Dieser Mann hat es inzwischen geschafft, sein Gewicht zu normalisieren und damit seine Blutzuckerwerte so zu verbessern, daß er seinen Arbeitsplatz behalten konnte. Sie werden nun sagen, das ist eine Ausnahme. Jedoch das Gegenteil ist der Fall: es gibt eine ganze Reihe von Patienten, die unter schwierigsten Bedingungen – z. B. in den Tropen Brasiliens oder in der Wüste Saudiarabiens – ihre Blut- und

Harnzuckertests vornehmen und durch die erlernten Methoden der Insulinanpassung eine gute Stoffwechseleinstellung erzielen.

Diesen Patienten gelang es, ihren Diabetes zu akzeptieren und damit seelische Kräfte freizusetzen, die sonst in der Auseinandersetzung mit der Krankheit verpuffen.

═══ Den Diabetes akzeptieren ...

Lieber Leser, Sie als Diabetiker wissen, welche zahlreichen Anforderungen Schule, Beruf, Haushalt, Familie usw. an Sie stellen. Wenn Sie allen gerecht werden wollen und damit auch ihre Stoffwechselführung nicht aus dem Auge verlieren wollen, dann mögen Sie erkennen, daß die Art der Verleugnung für einen Diabetiker nicht die günstigste Möglichkeit der Form der Anpassung an die Krankheit ist. (Für manche anderen Erkrankungen, z. B. eine schwere Krebserkrankung, kann das durchaus nötig und dem Patienten hilfreich sein.) Dem Diabetiker hingegen sollte es gelingen, die Krankheit als Tatsache zu akzeptieren und anzuerkennen als einen unabänderlichen Bestandteil seines Lebens. Wissen, daß er nur nach Kenntnis der Regeln und Gesetzmäßigkeit der Krankheit dieser begegnen kann, wird ihm helfen, daß sie für ihn kein lästiges Übel darstellt, an das er dann nicht mehr so viel denken muß und das für ihn kein Grund mehr zu Depressionen und Anlaß zu Selbstmitleid ist.

Wie macht man das?
Nun werden Sie vielleicht mit Recht fragen, wie macht man das? Sind es nicht alles schöne Worte, wo bleibt die praktische Anweisung? Welches ist der Weg, an dem man zu diesem Ziel gelangt? Leider gibt es kein allgemein gültiges Rezept dafür, wie man das Leben lebt. Es gibt nicht die globale Anweisung: Man nehme ein Pfund guten Willen, die gleiche Menge Energie, mische es mit einer guten Portion Humor und Gleichmut und gebe nur eine Prise Tränen gleichsam als Salz dazu. Leider kann niemand Ihnen mit einer solchen Anweisung dienen, dazu sind die Menschen zu verschieden. Einige Ratschläge seien Ihnen aber gegeben, die möglicherweise vielen hilfreich sein können.

■   Fangen Sie immer wieder neu an!

Leben bedeutet immer wieder, Neues zu erlernen, anzunehmen und umzudenken. Versuchen Sie, sich über Ihre Krankheit, sei es in wirklichen Fachbüchern und -zeitschriften (z. B. Diabetes-Journal), besser noch in Diabetikerschulungen, zu informieren, erlernen Sie die Methoden der Selbstkontrolle und versuchen Sie immer wieder einen Neubeginn mit

der Disziplin in ihrem Leben. Wenn der Sturm negativer Emotionen und
Gefühle Sie hinwegzuspülen droht, so teilen Sie sich anderen mit. Suchen
Sie das Gespräch mit anderen, den Erfahrungsaustausch. Reden oder
schreiben Sie sich Ihre Gefühle von der Seele, das befreit! Quälen Sie sich
nicht damit, indem Sie meinen, alles mit sich allein abmachen zu wollen.
Die Erkenntnis, daß ein anderer auch leidet und kämpft, auch die Möglichkeit, zu sehen, wie er kämpft, kann Ihnen vielleicht helfen. Seien Sie vor
allem ehrlich zu sich selbst und belasten Sie sich nicht mit einem schlechten
Gewissen. Sie sind nur sich und sonst niemandem verantwortlich. Nehmen
Sie andererseits ihre Krankheit ernst und akzeptieren Sie, daß sie ein
gewisses Maß an Aufmerksamkeit verlangt, dann werden Ihnen auch
Fehler in der Lebensführung kein schlechtes Gewissen bereiten. Vielmehr
haben Sie dann noch genügend Energie zur Korrektur solcher Fehler
(speziell in der Diät), ohne sie für unnötige Schuldgefühle zu verschwenden.
Treten Sie selbstbewußt auf! Stehen Sie zu Ihrer Erkrankung. Sie ist weder
ein Makel noch eine Schande. Gönnen Sie sich aber auch Pausen, *zwingen
Sie sich nicht zu zuviel Tüchtigkeit.* Seien Sie auch einmal mit weniger
Leistung zufrieden, das erleichtert und gibt Kraft.

══ Wie die Konfrontation mit dem Leben selbst

Wer meint, daß Diabetiker in ihrem Wohlbefinden besonders eingeschränkt seien, irrt sich – Gott sei Dank. Jedenfalls geben Diabetiker bei
entsprechenden Befragungen keine generell hohen Belastungswerte an.
Allerdings berichten drei Viertel aller Patienten von Ängsten hinsichtlich
Folge- und Spätschäden, gefolgt von Klagen über eine eingeschränkte
Lebensqualität durch die Erfordernisse der Ernährung und der regelmäßigen Stoffwechselführung. Insulinbedürftige Typ-II-Diabetiker erweisen
sich von allen Patienten als die am stärksten belastete Gruppe.

Die Konfrontation mit dem Diabetes ist wie die Konfrontation mit
dem Leben selbst, eine Chance, vorhandene Grenzen und Schwierigkeiten
akzeptieren zu lernen und die vielfältigen Möglichkeiten des Lebens, die
bleiben, sinnvoll und verantwortlich zu gestalten.

Wann wird es gefährlich?

Wann es gefährlich wird, d. h. wie sich akute Stoffwechselentgleisungen äußern, muß jeder Diabetiker wissen. Eigentlich sollte man die wichtigsten Erscheinungen auswendig lernen, die auf eine außer Kontrolle geratene Diabeteseinstellung hinweisen.

Die Zeichen des entgleisten Diabetes muß jeder kennen:

■ Durst,
■ vermehrtes Wasserlassen,
■ Müdigkeit und Abgeschlagenheit,
■ Gewichtsabnahme.

»Fleisch und Bein schmelzen zu Urin zusammen«

Durst und vermehrtes Wasserlassen fallen dem Patienten zu allererst auf. Diese Beschwerden können so ausgeprägt sein, daß der Betreffende nachts stündlich aufstehen muß, um seine Blase zu entleeren und Flüssigkeit zu sich zu nehmen. Außerdem fühlt sich ein »entgleister« Diabetiker gleichzeitig fast immer müde und abgeschlagen. Besonders jugendliche Zuckerkranke nehmen auch merklich an Gewicht ab. Niemand hat bisher die Situation anschaulicher geschildert als die Ärzte im Altertum: »Fleisch

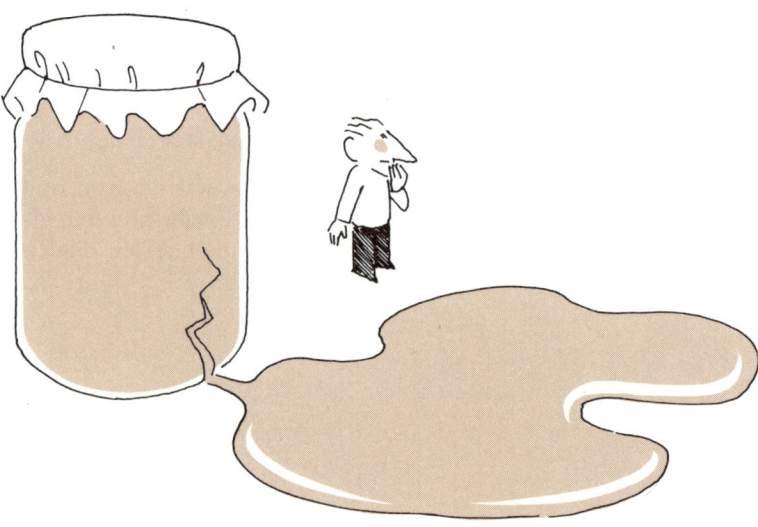

und Bein schmelzen zu Urin zusammen. Die Flut ist nicht zu stoppen, als ob eine Wasserleitung geöffnet worden wäre. Der Durst ist unstillbar.« Wer solch akute Beschwerden an sich bemerkt, muß umgehend seinen Arzt aufsuchen.

Die Zeichen eines entgleisten Diabetes sind unschwer aus den dabei ablaufenden Stoffwechselstörungen abzuleiten. Wenn die Höhe des Blutzuckers die Nierenschwelle überschreitet (S. 37 bis 39), erscheint Zucker im Urin. Natürlich kann der Zucker nicht in der uns bekannten kristallinen Form ausgeschieden werden, auch wenn Abb. 4 sehr anschaulich darstellt, welche Mengen dabei mitunter bei schwer entgleister Stoffwechsellage ausgeschieden werden, sondern er muß in Wasser gelöst sein, damit er die Niere passieren kann. Wird viel Harnzucker ausgeschieden, also bei einer entgleisten Stoffwechsellage, verliert der Körper dabei beträchtliche Mengen an Flüssigkeit. Das Durstgefühl steigt. Aber auch vieles Trinken kann auf die Dauer nicht verhindern, daß der Körper austrocknet, daß im Harn sowohl Zucker (als Energielieferant für den Organismus) als auch wichtige Mineralsalze verlorengehen. Dieses Defizit an Flüssigkeit, Energie und Salzen macht müde; die Körperreserven werden angegriffen, es kommt zur Gewichtsabnahme.

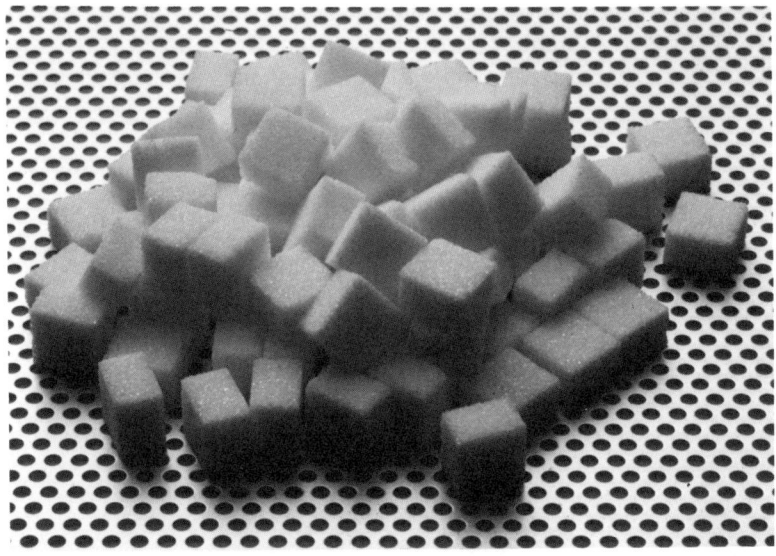

Abb. 4   Diese Menge Würfelzucker entspricht einer Zuckerausscheidung von 250 g in 24 Stunden!

≡ Diabetisches Koma: Bewußtlosigkeit infolge Austrocknung und Übersäuerung

Die Stoffwechselentgleisung kann bis zum diabetischen Koma fortschreiten. Koma bedeutet ganz allgemein Bewußtlosigkeit, im Fall eines diabetischen Koma Bewußtlosigkeit infolge Austrocknung und Übersäuerung des Bluts und der Gewebe. Man kann diesen Zustand mit einem absoluten Insulinmangel gleichsetzen. Dabei ist wichtig, daß Insulin nicht nur im Zucker- sondern auch im Fettstoffwechsel regulierend eingreift. Die Hemmung auf den Fettabbau fällt weg, der Körper wird mit Fettsäuren überschwemmt, die in dieser Situation größtenteils nur unvollständig zu sauren Vorstufen des Azetons verbrannt werden können. So ist zu erklären, warum der Organismus übersäuert wird und weshalb sich ein drohendes Koma durch eine ausgeprägte Azetonausscheidung im Harn und in der Atemluft ankündigt. Es kann unter Umständen lebensrettend sein, die Zeichen des beginnenden diabetischen Komas zu kennen. Zu den Erscheinungen des entgleisten Diabetes mit Durst, vermehrtem Wasserlassen, Müdigkeit und evtl. Gewichtsabnahme gesellen sich noch Übelkeit, Erbrechen und Bauchschmerzen hinzu. Gerade das letzte Symptom hat schon oft zu Mißdeutungen geführt, d. h. ein drohendes Diabeteskoma wurde fälschlich als Darminfekt oder Blinddarmreizung angesehen. Der Geruch nach Azeton in der Atemluft – vergleichbar dem Geruch von faulen Äpfeln oder Nagellack – wird meist vom Patienten selbst nicht wahrgenommen.

Zeichen für das beginnende diabetische Koma:

Zu den Erscheinungen des entgleisten Diabetes mit Durst, vermehrtem Wasserlassen, Müdigkeit und evtl. Gewichtsabnahme gesellen sich noch hinzu

- Übelkeit,
- Erbrechen,
- Bauchschmerzen,
- Azeton in der Atemluft.

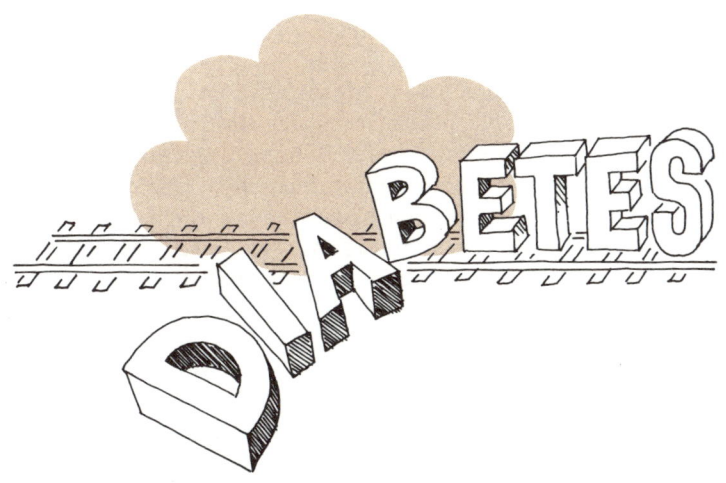

Koma-Warnsymptome beachten

Alle diese Erscheinungen sind, gleichgültig ob leicht oder schwer, als Vorboten und als Warnung anzusehen. Droht ein Koma, gehört der Patient umgehend ins Krankenhaus. Jeder Diabetiker kann in ein diabetisches Koma geraten, das auch heute noch lebensgefährlich ist. Nicht nur jugendliche Diabetiker (Typ-I-Diabetiker), sondern auch Zuckerkranke vom Erwachsenentyp (Typ II). Jeder muß daher Vorsorge treiben.

Die beste Versicherung, Stoffwechselentgleisungen oder gar ein diabetisches Koma frühzeitig zu erkennen, ist die häusliche Selbstkontrolle durch den Patienten. Wie das im einzelnen vor sich geht, wird in einem gesonderten Kapitel besprochen (S. 115 ff). Gleichzeitig wird der Patient dadurch in die Lage versetzt, in Absprache mit dem Arzt notwendige Korrekturen an seiner Diabeteseinstellung vorzunehmen, beispielsweise auch, wenn die ebenfalls nicht ungefährlichen Unterzuckerungen auftreten (»Wenn der Zucker zu tief absinkt«, S. 165).

Die Frage, wann es gefährlich wird, schließt die Aussage mit ein, wann man sich sicher fühlen darf. Die Maßstäbe für eine gute Diabeteseinstellung sollen zum Abschluß dieses Kapitels besprochen werden.

Idealfall nur selten erreichbar

Der Idealfall einer guten Einstellung ist die nur selten erreichte völlige und dauerhafte Normalisierung des Stoffwechsls, d. h. der betreffende Diabetiker wäre dann unter der Behandlung von einem stoffwechselgesunden Menschen nicht mehr zu unterscheiden. Daran gemessen nur ein Kompromiß sind die nachfolgend angegebenen Richtwerte für eine gute Einstellung (Tab. 1), die neben den HbA_1- bzw. HbA_{1c}-Messungen und den Blut- und Harnzuckerbestimmungen sowie Azetonuntersuchungen auch die mindestens jährlich zu überprüfenden Blutfette miteinbeziehen. Im Sinne der obigen Ausführungen werden in Tab. 1 alle Werte auch nach dem neuen Meßsystem (mmol/l) angegeben, um Patienten, deren Ärzte damit arbeiten, das Verständnis zu erleichtern. All diesen Angaben über Laborwerte muß vorangestellt werden, daß es ohne ein normales Körpergewicht keine gute Diabeteseinstellung geben kann. Ferner muß bei einer solchen Aufstellung auch der Typ des Diabetes mitberücksichtigt werden. Bei sehr instabilen insulinabhängigen Zuckerkranken, in der Regel Kindern und Jugendlichen, muß man noch etwas großzügigere Maßstäbe gelten lassen, als sie hier für Typ-I-Patienten aufgeführt sind. Allerdings soll man gerade bei diesen jungen Patienten das Idealziel der Stoffwechselnormalisierung nicht aus den Augen verlieren.

Aufschlußreicher HbA_1-Wert

Heutzutage wird vielfach der Gehalt an »Zuckerhämoglobin« (HbA_1) im Blut als der entscheidende Meßwert zur Beurteilung der Diabeteseinstellung herangezogen.

Der rote Blutfarbstoff Hämoglobin geht nämlich in Abhängigkeit von der Blutzuckerhöhe eine dauerhafte Verbindung mit dem Traubenzucker (Blutzucker) ein. Nachdem die roten Blutkörperchen in der Regel 3–4 Monate im menschlichen Organismus zirkulieren, kann man die Höhe des Zuckerhämoglobins als eine Art durchschnittlichen Blutzuckerspiegel im Verlauf der letzten 2–6 Wochen vor der Untersuchung ansehen. Meist wird dieses Zuckerhämoglobin als HbA_1 gemessen. Stoffwechselgesunde überschreiten dabei den Wert von 7–8 Prozent des gesamten Hämoglobins nicht. Schlecht eingestellte Diabetiker können Werte von 15 Prozent und höher aufweisen. Von einer guten Diabeteseinstellung kann man bei Werten unter 9 Prozent sprechen. (Wird anstelle von HbA_1 der HbA_{1c}-Wert bestimmt, muß man bei den angegebenen Richtwerten jeweils ca. 1,5 Prozent abziehen. Eine gute Einstellung wäre dann gleichbedeutend mit

Tab. 1   **Maßstäbe für eine gute Stoffwechseleinstellung bei verschiedenen Gruppen von Diabetikern**

1. Typ-II-Diabetiker, ohne und mit Insulinbehandlung[*]

Harnzuckerausscheidung in 24 Stunden	negativ	
Blutzucker nach dem Essen	unter 150 mg%	8,34 mmol/l
HbA_1-Wert	unter 9%	
Azeton im Urin	negativ	
Cholesterin im Serum[**]	unter 230 mg%	5,95 mmol/l
Neutralfette (Triglyzeride) im Serum	unter 150 mg%	1,65 mmol/l

2. Typ-I-Diabetiker

Harnzuckerausscheidung in 24 Stunden	unter 10 g	
Blutzucker vor dem Essen	unter 130 mg%	7,22 mmol/l
Blutzucker nach dem Essen	unter 180 mg%	10,00 mmol/l
HbA_1-Wert	unter 9%	
Azeton im Urin	negativ	
Cholesterin im Serum[**]	unter 200 mg%	5,17 mmol/l
Neutralfette (Triglyzeride) im Serum	unter 150 mg%	1,65 mmol/l

Merke: Ohne ein normales Körpergewicht gibt es keine gute Einstellung!
[*] Für ältere Typ-II-Diabetiker gelten oftmals individuelle Therapieziele. So kann »Harnzuckerfreiheit« zur Beseitigung diabetesspezifischer Symptome ausreichend sein
[**] Die Cholesterinwerte sind in bestimmten Grenzen vom Lebensalter abhängig

einem HbA_{1c}-Wert unter 7,5 Prozent). In Ergänzung zum HbA_1-Wert kann neuerdings auch die Messung der verzuckerten Eiweiße (Fructosamin-Test) herangezogen werden. Dieser Wert reagiert auf Veränderungen der Diabeteseinstellung schneller und spiegelt in etwa die durchschnittlichen Blutzuckerwerte der letzten 8 Tage wider.

Als Langzeitwert ist aber der HbA_1- bzw. HbA_{1c}-Wert für die vielen Patienten, die regelmäßig ihre Stoffwechselselbstkontrollen durchführen, als der entscheidende Standardwert nach wie vor besonders interessant. Sie kennen ja bereits, vor allem wenn sie ihren Blutzucker selbst messen, ihre täglichen Zuckerwerte. Welche Langzeitergebnisse sie aber damit erreichen, und ob diese gut genug zur Verhinderung der Blutgefäßschäden sind, kann ihnen nur der Arzt mit dem HbA_1-Wert sagen. Ein bis zwei Messungen genügen im allgemeinen für Typ-I-Diabetiker pro Quartal, für Typ-II-Diabetiker mit ihrer meist stabileren Stoffwechsellage pro Jahr.

Vom Nutzen einer guten Diabetesbehandlung

Wie man sich die Entstehung eines Diabetes vorstellt, haben wir gelesen (S. 26). Ebenso wurde ausgeführt, wann Gefahren drohen und wann die Einstellung gut ist (s. oben). In diesem Abschnitt soll dargelegt werden, welchen Vorteil es für den Diabetiker mit sich bringt, wenn er »gut eingestellt« ist, d. h. also, wenn er annähernd normale Blutzuckerwerte, keine Harnzuckerausscheidung, normale Blutfettwerte und ein ideales Körpergewicht aufweist.

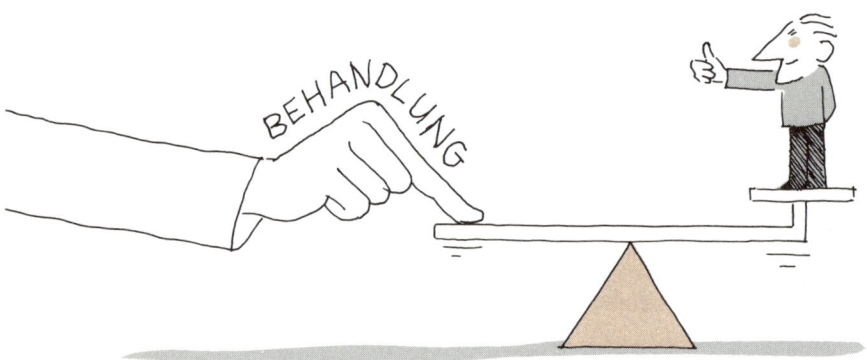

Der Anreiz zum Mitmachen

Zurecht räumt man heute der Psychologie und ihren Erkenntnissen eine wichtige Stelle in der Medizin ein. Man sagt, daß der Patient bei bestimmten krankheitsvorbeugenden oder die Krankheit beseitigenden Maßnahmen zur Mitarbeit »motiviert« werden solle. Das ist sicherlich richtig. Der gute Wille eines Menschen zur Mitarbeit in einer unbequemen Angelegenheit – und das ist die Behandlung des Diabetes zweifelsohne – schwindet sofort, wenn die Motivation fehlt, d. h. wenn kein »Anreiz zum Mitmachen« gegeben ist. Auch weiß man, daß die alleinige Drohung mit den Folgen einer ungenügenden Diabeteseinstellung, also die Voraussage von sonst unabwendbaren Komplikationen, nicht jeden Patienten in gleicher Weise beeindruckt. Viele Menschen – Diabetiker und Nichtdiabetiker – stehen auf dem Standpunkt: »Lieber jetzt ›richtig‹ leben und dafür eher sterben, als ein längeres Leben ohne Freuden führen müssen«. Dieser

Standpunkt ist in mehrfacher Hinsicht falsch. Das sog. »richtige« Leben endet nämlich bei gefährdeten Patienten durchaus nicht wunschgemäß schnell und ohne Leiden, sondern zumeist in einem langen Siechtum.

> Wenn man die im einzelnen gewiß oft lästigen Regeln der Diabetesbehandlung beachtet, ist die für eine gute Einstellung notwendige Disziplin durchaus mit einem lebenswerten Leben zu vereinbaren.

Andererseits muß man aber verstehen, wenn Patienten durch ihre gute Diabetesbehandlung nicht nur in ferner Zukunft Nachteile verhindern wollen, sondern auch unmittelbare Vorteile erkennen möchten.

Vermeiden von akuten Gefahren und Beschwerden

Was haben wir doch auf S. 52 gelesen? Für den Diabetiker wird es gefährlich, wenn eine akute Stoffwechselentgleisung mit sehr hohen Blut- und Harnzuckerwerten sowie mit einem Anstieg der sauren Azetonvorstufen vorliegt. Die daraus folgende »Säurevergiftung«, das diabetische Koma, ist nach wie vor die gefährlichste Komplikation der Zuckerkrankheit. Um diesen Zustand zu verhindern, muß eine gute Diabeteseinstellung angestrebt werden. Dem Patienten bringt es aber auch andere unmittelbare Vorteile, wenn die akute Stoffwechselentgleisung verhindert wird (»positive Motivation«, s. oben). Denn zweifellos ist der Zustand der Harnzuckerfreiheit infolge normaler Blutzuckerwerte angenehmer als das Gegenteil.

> Erscheinungen wie Nervenschmerzen, Potenzstörungen, Hautinfektionen, Beeinträchtigungen des Sehvermögens oder eine ausgeprägte Konzentrationsschwäche, die durch die akute Stoffwechselentgleisung auftreten können, verschwinden in der Regel rasch.

Kein Durst, kein vermehrtes Wasserlassen, kein Juckreiz quälen den Patienten, der nun voll leistungsfähig ist. Dies ist er um so mehr, je eher er sein Körpergewicht dem Idealgewicht annähert (Tab. 7−9, S. 274 ff).

Der Nutzen einer guten Diabetesbehandlung bezieht sich aber auch auf die Vermeidung des »Gegenteils« eines diabetischen Koma, nämlich auf die Verhinderung schwerer Unterzuckererscheinungen, sog. Hypoglykämien. Auf S. 112 ff u. 165 ff wird hierüber ausführlich zu sprechen sein. Das Zusammenspiel von Nahrungszufuhr, eingenommenen oder injizierten Medikamenten sowie geleisteter körperlicher Arbeit bestimmt die Höhe des Blutzuckers. Auch Menschen, die keinen Diabetes haben, sind irgendwann einmal mehr oder weniger hypoglykämisch gewesen, haben also niedrige Blutzuckerwerte aufgewiesen. Wohl niemand wird behaupten, dies sei ein angenehmer Zustand, zumal für viele Menschen Erinnerungen an Jahre des Hungers und der Entbehrung wach werden. Diese Beschwerden sind aber bei der durch Medikamente bedingten Unterzuckerung noch wesentlich ausgeprägter und stärker. Der Nutzen einer exakten Diabetesbehandlung liegt also auch darin, Hypoglykämien zu verhindern und Lebensbedingungen zu schaffen, die für den Patienten wesentlich erstrebenswerter sind als ein durch fortwährende Unterzuckerungssituationen bedrohter Alltag.

Schutz vor Folgekrankheiten

Der Nutzen einer sorgfältigen Langzeitbehandlung, mit der diabetische Folgekrankheiten vermieden oder abgeschwächt werden können, ist heute allgemein anerkannt. Diabetiker weisen leider im Laufe der Erkrankung und insbesondere bei schlechter Stoffwechselführung vermehrt Störungen an den kleinen und großen Blutgefäßen auf. Diese Schäden können im schlimmsten Fall zu einer Erblindung, zum Nierenversagen, zum Herzinfarkt und zum diabetischen Brand an den Füßen, der sog. Gangrän, führen. Man darf aber feststellen:

■   Diese Blutgefäßschäden sind zum weitaus größten Teil vermeidbar.

Durch eine gute Diabeteseinstellung (und dazu sind wohl HbA_1-Werte dauerhaft unter 9 Prozent erforderlich), durch das Einhalten der Diät und der anderen verordneten ärztlichen Maßnahmen sowie durch häufige Stoffwechselkontrollen – insbesondere auch durch den Patienten selbst – ist eine gewisse Garantie gegeben, daß solche Blutgefäßschäden entweder überhaupt nicht oder doch verzögert bzw. abgeschwächt auftreten. Das Leben des Diabetikers wird also in erster Linie durch diese Komplikationen bedroht. Auf 100 Diabetiker, die an einem Gefäßleiden sterben, kommen ein bis zwei, die an einem diabetischen Koma zugrunde gehen. Früher, insbesondere vor der Entdeckung des Insulins, verhielten sich diese Zahlen beinahe umgekehrt! Natürlich muß dabei bedacht werden, daß manche Blutgefäßschäden im Sinne der Veränderung an den großen Gefäßen (Arteriosklerose, s. S. 181 ff) auch zur wichtigsten Todesursache für Menschen ohne Diabetes geworden sind. Nur sind eben Zuckerkranke gefährdet, solche Schäden häufiger und in früheren Jahren zu erleiden als andere Menschen. Die Gefäßkomplikationen stellen das entscheidende Problem des Diabetes dar.

Hiergegen, aber auch gegen andere Komplikationen, gibt es nur eine einzige, aber wirklich scharfe und wichtige Waffe in der Hand von Arzt und Patient: die rechtzeitige und richtige Behandlung.

Einsparen von Medikamenten

Ein weiterer Nutzen der guten Diabeteseinstellung und zugleich eine besondere Annehmlichkeit für den Patienten liegt darin, daß bei anhaltender Besserung der Stoffwechselsituation – insbesondere infolge Gewichtsabnahme bei Übergewichtigen – die Injektion oder Einnahme von Medikamenten oft aufgegeben werden kann. Es gibt fettsüchtige, insulinspritzende Typ-II-Diabetiker, die nach starker Gewichtsabnahme nicht nur ohne Insulin, sondern auch ohne alle Medikamente – also auch ohne Tabletten – auskommen. Die Tatsache, daß vier Fünftel aller Diabetiker übergewichtig sind, unterstreicht die Forderung nach dem Vorrang der Diät in der Behandlung des Diabetes. Liegt nicht in dem Ziel, womöglich nicht mehr spritzen oder keine Tabletten einnehmen zu müssen, ein besonderer Anreiz für übergewichtige Diabetiker, mit einer vernünftigen Diät das Körpergewicht auf ein erträgliches Maß zu senken?

Und sollte es nicht normalgewichtige Diabetiker anspornen, Übergewicht schon deswegen zu vermeiden, weil sonst die Stoffwechsellage sich verschlechtert und erstmals eine Tabletten- oder Insulinbehandlung nötig wird bzw. die täglich erforderliche Zahl der Tabletten oder der Insulininjektionen zunimmt?

Zusammenfassend darf man sagen, daß eine gute Diabetesbehandlung sowohl die akuten Gefahren (diabetisches Koma, Unterzuckerung) als auch chronische Schäden, insbesondere an den Blutgefäßen, verhindern oder abschwächen kann. Darüber hinaus erlebt aber der gut eingestellte, d. h. richtig geführte und womöglich ohne Medikamente behandelte Diabetiker täglich das beglückende Gefühl der vollen geistigen, körperlichen und seelischen Kraft, die einen guten Gesundheitszustand begleitet.

Moderne Diät – kein Hungerregime!

Die richtige Ernährung stellt die Grundlage aller Behandlungsformen des Diabetes dar. Sie ist zugleich die wichtigste und am längsten bekannte Art der Behandlung. Man könnte die Mehrzahl aller Patienten allein durch eine Umstellung der Ernährung behandeln, wenn zum rechten Zeitpunkt die richtige Kostform verordnet und vom Patienten eingehalten würde.

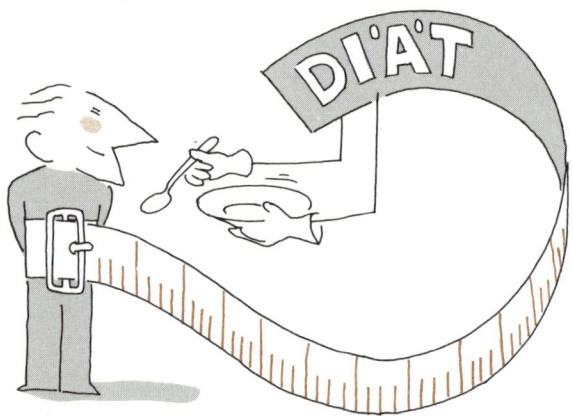

≡ Nährstoffe zum Aufbau und Betrieb des Körpers

Der Körper des Menschen benötigt die Zufuhr von Nahrung, um seinen Kalorienbedarf zu decken. Mit Hilfe dieses »Brennstoffs« ist es überhaupt erst möglich zu leben.

Die Zufuhr der drei Grundnährstoffe – Kohlenhydrate, Fett und Eiweiß – ermöglicht das Funktionieren sowohl des »Baustoffwechsels« als auch des »Betriebsstoffwechsels«.

Der Körper vermag der zugeführten Nahrung kleine Teilchen zu entnehmen, um Körpersubstanz aufzubauen (z. B. aus eiweißhaltigen Nahrungsmitteln Aminosäuren zum Aufbau der Muskulatur). Er ist aber auch in der Lage, Nährstoffe (vorwiegend Kohlenhydrate und Fett) gleichsam als Brennstoff, als Kalorien, für die Leistung von Arbeit zur Verfügung zu stellen. Die drei Grundnährstoffe Kohlenhydrate, Fett und Eiweiß können sich bis zu einem gewissen Grad vertreten. Dies gilt vor allem für die im Körper durch vielfältige Reaktionen freigesetzten Kalorien, also für den

Betriebsstoffwechsel, hingegen weniger für den Baustoffwechsel. Die Kalorie, deren Umänderung in den Begriff »Joule« (sprich: »Dschuhl«, abgekürzt kJ (= Kilojoule), im Rahmen der schon bei den Blutzuckerwerten erwähnten Änderungen des Meßsystems sich in der Praxis nicht hat durchsetzen können, macht eine Aussage darüber, wieviel Energie in dem zugeführten Nährstoff steckt und wieviel Brennstoff unser Körper daraus gewinnen kann. 1 Kalorie entspricht dabei ungefähr 4 Joule.

Man darf davon ausgehen, daß 1 Gramm Kohlenhydrate bzw. 1 Gramm Eiweiß 4 Kalorien (= 17 kJ), 1 Gramm Fett hingegen 9 Kalorien (= 38 kJ) liefert. Alkohol, der im engeren Sinne keinem Grundnährstoff zuzurechnen ist, liefert immerhin 7 Kalorien (= 30 kJ) pro Gramm. Wichtig für die zumeist übergewichtigen Diabetiker ist, daß bestimmte Nährstoffe, Nahrungsmittel und Getränke mit hohem Kaloriengehalt (wie z. B. Fett und auch Alkohol) womöglich zu viele Kalorien liefern und deswegen besonders stark eingeschränkt werden müssen.

Was sind Kohlenhydrate?

Die für die Ernährung des Menschen erforderlichen Kohlenhydrate werden in erster Linie mit pflanzlichen Stoffen aufgenommen. Sie erhöhen in der Regel unmittelbar den Blutzucker. Am wichtigsten sind stärke- und zuckerhaltige Produkte, also Kartoffeln, Obst, Gemüse, Brot, Mehl und Nährmittel. Zucker selbst ist auch ein Kohlenhydrat, sollte aber aus später zu erörternden Gründen von Diabetikern nicht verwendet werden. Als einfache oder »reine« Kohlenhydrate bezeichnet man Zucker wie Traubenzucker und Fruchtzucker. Zusammengesetzte Zucker (Disaccharide) sind Rohrzucker, Malzzucker und Milchzucker. In der Nahrung sind vor allem diese zusammengesetzten Zucker sowie Stärke, weniger hingegen das stärkeähnlich aufgebaute Glykogen, enthalten, das sich in unbedeutenden Mengen im Fleisch findet. Praktisch mit den Zuckern gleichzusetzen sind die sog. »Zuckeralkohole«, die mit Alkohol nur eine gewisse chemische Strukturähnlichkeit haben. Jedenfalls sind sie weder flüssig, noch haben sie eine berauschende Wirkung. Hierzu zählen z. B. Sorbit (»Diabetiker-Süße«) sowie Xylit, die als Zuckeraustauschstoffe verwendet werden. Es ist wichtig zu wissen, daß die Aufnahme der Zucker und Zuckeralkohole in die Blutbahn unterschiedlich rasch erfolgt. Zucker, die schnell aufgenommen werden (wie Traubenzucker und der rasch gespaltene Rohrzucker) sind für den Diabetiker ungünstig, während langsam aufgenommene Zucker (Fruchtzucker, Sorbit, Xylit) bzw. allmählich im Darm gespaltene Zucker (Milchzucker) günstiger sind (s. S. 69).

Fett und Eiweiß

Das Nahrungsfett dient vorwiegend als Kalorienträger und enthält häufig auch Vitamine. Die Aufnahme von Fett mit der Nahrung erhöht den Blutzucker nicht unmittelbar. Die wichtigsten fetthaltigen Nahrungsmittel sind Butter, Margarine, Schmalz, Speck und Öl. Es gibt praktisch kein tierisches Eiweiß, das in Lebensmitteln nicht zusammen mit Fett vorkommt. Eine extrem fettreiche Kost hat nicht nur den Nachteil der vermehrten Kalorienzufuhr, sondern scheint auch die Arteriosklerose, also die Erkrankung der größeren Blutgefäße, zu begünstigen. Dies gilt insbesondere für Fette mit gesättigten Fettsäuren, während hochungesättigte Fettsäuren, die in bestimmten Margarinen (linolsäurereichen Diätmargarinen) und pflanzlichen Ölen (z. B. Maiskeimöl bzw. Sonnenblumenöl) enthalten sind, den Fettstoffwechsel normalisieren und die erhöhten Cholesterinspiegel im Blut senken können. Solche Fette sollten deswegen bei der Nahrungszufuhr bevorzugt werden.

Der dritte Grundnährstoff, das Eiweiß, ist aus Aminosäuren aufgebaut. Für die Bildung solcher Aminosäuren sind dem Körper enge Grenzen gesetzt. Es gibt Aminosäuren, die im Körper nicht hergestellt werden können und unter allen Umständen mit der Nahrung zugeführt werden müssen. Deswegen muß eine kalorienbeschränkte Kost, die bei Übergewichtigen stets erforderlich ist, zwar verhältnismäßig wenig Kohlenhydrate und Fett, aber dennoch ausreichend Eiweiß enthalten. Bei einer Eiweißmangelernährung entsteht rasch ein Krankheitsbild mit Schwund der Muskulatur, Mattigkeit und Wassereinlagerungen im Körper, wie es in den Hungerjahren während und nach dem letzten Krieg nur allzu bekannt war.

Wieviel braucht der Mensch?

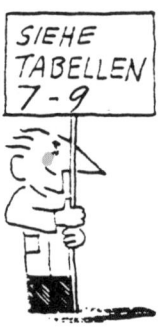

Leistungsfähigkeit und Wohlbefinden sind von einer entsprechenden Zufuhr von Kalorien und damit von Nährstoffen abhängig, wobei je nach Alter, Geschlecht, Körpergewicht, Arbeitsleistung und besonderen Lebensbedingungen unterschiedliche Verordnungen nötig sind (s. S. 274, Tab. 7–9). Danach richtet sich der Arzt, wenn er eine Diabetesdiät zusammenstellt. Der

Kalorienbedarf unterliegt erheblichen Schwankungen. Als Extrembeispiele kann man einen auf eine Kost von 800 Kalorien (= 3345 kJ) gesetzten Fettsüchtigen und eine kurzfristig mit 8000 Kalorien (= 33453 kJ) täglich ernährten Radrennfahrer ansehen. Unter bestimmten Bedingungen ist es allerdings sogar möglich, bei stark übergewichtigen Patienten – auch bei Diabetikern – im Krankenhaus über mehrere Wochen eine sog. Nulldiät durchzuführen. Solche Patienten erhalten dann lediglich Wasser und Vitamine. Heute im allgemeinen zu empfehlen ist aber sicherlich eine stark kalorienreduzierte Kost, die ausreichend Eiweiß enthält.

Vitamine, Salze und Spurenelemente gehören ebenso wie Wasser zu jeder Ernährung, ja sie bilden gleichsam die Grundlage, ohne die der Ablauf normaler Lebensfunktionen nicht möglich ist. Bei der derzeitigen mitteleuropäischen Ernährungsweise sind Vitaminmangelzustände selten. Allerdings muß z. B. bei radikalen Abmagerungskuren darauf geachtet werden, daß die vom Arzt verodneten Vitaminpräparate unbedingt eingenommen werden.

═══ Wichtige Ballaststoffe

Ferner muß insgesamt viel mehr danach gestrebt werden, die Ernährung genügend ballaststoffhaltig zu gestalten. Ballaststoffe sind Nahrungsbestandteile, die chemisch zu den Kohlenhydraten gehören: Pflanzenbestandteile wie Zellulose, Quellstoffe wie Pektine zählen dazu. Sie können nicht (wie z. B. Stärke) im Darm aufgespalten, verdaut und vom Körper verwertet werden.

Durch ihre Quellwirkung und Unverdaulichkeit haben Ballaststoffe eine günstige Wirkung auf den Blutzuckerverlauf. Außerdem sind Ballaststoffe verdauungsfördernd, sie sättigen, füllen, haben fast keine Energie und senken auch die Blutfettwerte.

Diabetiker sollten demnach reichlich ballaststoffreiche Nahrungsmittel in ihren Kostplan aufnehmen. Dazu gehören vor allem Getreideprodukte, Vollkornprodukte, Salate, Rohkost, Gemüse, Hülsenfrüchte und Beerenobst (siehe Tabelle S. 278), also alles, was man heute zur »Vollwertkost« rechnet. Damit die Quellfähigkeit voll ausgenutzt werden kann, muß reichlich Flüssigkeit zugeführt werden.

Die täglich empfohlene Ballaststoffmenge beträgt 30–40 g.

30 g Ballaststoffe sind z. B. enthalten in:	BE	damit g-Ballaststoffe
1 Brötchen	2	1,4
90 g Vollkornbrot	3	7,2
100 g Apfel	1	2,0
160 g Beeren	1	5,0
200 g Kartoffeln	3	6,0
200 g Gemüse (Porree, Broccoli, Bohnen)	–	6,0
100 g Rettich	–	3,0
	10	30,6

Zur besseren Berechenbarkeit sind die Grammengen Ballaststoffe pro BE (= 12 g Kohlenhydrate) in Tabelle 11 auf S. 278 ausgewiesen worden

Hinsichtlich der Stoffwechseleinstellung hat man bei Diabetikern sogar Versuche unternommen, durch Zusatz von Ballast- und Quellstoffen zur Ernährung günstigere Werte zu erreichen. Guar ist ein solcher Quellballaststoff, der allerdings vor den Hauptmahlzeiten mit reichlich Flüssigkeit (¼ l) zugeführt werden muß. Die medikamentöse Hemmung von bestimmten Stoffen (Enzymen), die im Darm die Kohlenhydrate aufschließen, stellt ein ähnliches Behandlungsprinzip dar (s. S. 84). Ab. 1. 10. 1990 steht hierzu ein industriell gefertigtes Präparat zur Verfügung (Glucobay).

══ Überschüssige Vorräte aufzehren

Übergewichtige sollten eine unterkalorische, Untergewichtige eine überkalorische und Normalgewichtige eine Diät mit so viel Kalorien erhalten, daß die Aufrechterhaltung des Normalgewichtes garantiert bleibt. Was durch die Gewichtsabnahme bei Übergewichtigen erreicht werden kann, wurde auf S. 42 ff u. 61 besprochen. Ist es berechtigt, diesen Abschnitt mit »Moderne Diät – kein Hungerregime« zu überschreiben, wenn die Übergewichtigen sich unterkalorisch, also mit wenig Kalorien ernähren sollen, um die ärztlichen Forderungen zu erfüllen? Diese Frage darf man – mit einigen Einschränkungen – dennoch bejahen. Von einem Hungerzustand, der dem Körper Schaden zufügen könnte, kann man jedenfalls nur dann sprechen, wenn einem Menschen nicht ausreichend Kalorien zur Verfügung stehen. Dem Übergewichtigen stehen aber durch seine für ihn schädlichen Fettpolster so viele Kalorien zur Verfügung, daß er lange davon zehren kann. Auch wenn viele Patienten zunächst daran zweifeln, es muß gesagt werden:

Für den Körper, für das Funktionieren des Betriebsstoffwechsels, ist es gleichgültig, ob die Kalorien aus den Fettdepots des Körpers oder aus einem Butterbrot bezogen werden. Aber abnehmen kann man natürlich nur, wenn man den ersten Weg der »Kalorienzufuhr« wählt!

Öfter, aber weniger essen!

Allgemein anerkannt ist in der Diabeteskost der Grundsatz, daß die meisten Patienten viele kleine Mahlzeiten anstelle weniger großer Mahlzeiten zu sich nehmen sollen (Übergewichtige bitte aufpassen: es war von vielen *kleinen* und nicht etwa von vielen *großen* Mahlzeiten die Rede!).

Der Patient soll aufgefordert werden, täglich 5- bis 6mal zu essen: 1. Frühstück, 2. Frühstück, Mittagessen, Kaffetrinken, Abendessen, Spätmahlzeit.

Diese Forderung ist nicht immer ganz einfach zu erfüllen, insbesondere, wenn die Patienten, wie es oft zutrifft, eine kalorienreduzierte Kost verordnet bekommen. Solche Diabetiker können es dann nicht verstehen – und empfinden es sogar als unangenehm –, wenn sie ihre beschränkte Nahrungsmenge auch noch auf »winzige« Portionen verteilen müssen. Andererseits handelt es sich ja dabei nicht immer um Mahlzeiten, bei denen die Patienten sich an den »gedeckten Tisch« setzen, sondern häufig genug besteht die gesamte Nahrungszufuhr aus einem Apfel, einem Joghurt oder etwas ähnlichem, das »zwischendurch«, also bei der Arbeit oder auf der Reise, eingenommen werden kann. Der Sinn dieser häufigen Mahlzeiten ist auch für die Patienten leicht verständlich. Diabetiker, die noch über gewisse körpereigene Insulinreserven verfügen, sollen ihre Bauchspeicheldrüse schonen, indem sie die erlaubten Nahrungsmengen in kleinen Portionen zuführen und damit die Restproduktion von Insulin nicht überfordern. Diabetiker hingegen, die fixe Insulindosen spritzen, haben ihre Nahrungszufuhr dem Wirkungsablauf des gespritzten Insulins anzupassen. Sie müssen also häufig etwas essen, damit dem langsam in die Blutbahn aufgenommenen gespritzten Insulin stets auch ausreichende Nahrungsmengen zur Verfügung stehen. Große Mahlzeiten würden bei solchen Patienten infolge der momentan zu geringen Wirkung des gespritzten Verzögerungsinsulins zu Blutzuckerspitzen führen, während das Auslassen von Mahlzeiten das Gegenteil, nämlich Unterzuckerreaktionen, hervorrufen kann.

Bei sehr gut mit Diät allein behandelten Typ-II-Diabetikern sowie bei einer Reihe von Patienten mit intensivierter Insulintherapie wird man auf das Gebot der vielen kleinen Mahlzeiten verzichten können, wenn die Patienten dies wünschen und keine höheren Blutzuckerspitzen als Folge der etwas größeren Einzelmahlzeiten auftreten.

Hände weg vom Zucker!

Ein weiteres Grundprinzip der Diabetesdiät besteht in Vermeidung von Lebensmitteln, die größere Mengen von Rohrzucker, Traubenzucker, Malzzucker oder Invertzucker enthalten. Auch die Stärke, die als wichtigstes Kohlenhydrat z. B. in Brot, Kartoffeln, Mehl und Teigwaren enthalten ist, besteht letztlich nach der Aufspaltung im Darm aus lauter kleinen Traubenzuckerteilchen. Dieser Zucker unterscheidet sich aber von dem in reiner Form zugeführten Traubenzucker dadurch, daß er infolge der allmählich ablaufenden Verdauung verzögert in die Blutbahn gelangt. Die unterschiedlich rasche Aufnahme eines Kohlenhydrats ist also wichtig für seinen Wert in der Diabetesdiät.

Deswegen sind mit Rohrzucker, Traubenzucker und Malzzucker gesüßte Speisen und Getränke nicht geeignet: also z. B. gewöhnliche Marmeladen, Limonaden, Schokoladen, Bonbons, Pralinen, Kuchen, Torten und Kekse. Ferner sind Honig, überreifes Obst, Datteln, Feigen, Weintrauben, Dörrobst, süße Weine, Liköre, süße Schnäpse, Sekt und gewöhnliches Bier ungünstig.

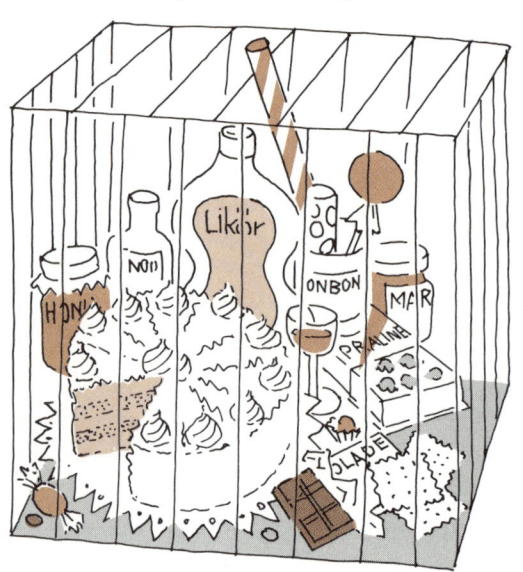

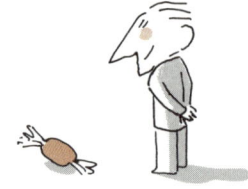

Nicht alles aber, was süß schmeckt, ist verboten. So spielen bestimmte Süßungsmittel in der Diabetesdiät eine wichtige Rolle.

Manchmal wurde behauptet, daß Diabetiker allein durch die Diagnose *»Zuckerkrankheit«* die Vorliebe für Süßigkeiten verlieren und daß es deswegen für den Arzt am einfachsten sei, alle süß schmeckenden Speisen und Getränke zu untersagen. Inzwischen weiß man, daß dies auf die Mehrzahl der Diabetiker nicht zutrifft. Man mag dies bedauern oder nicht, erzwingen kann man eine Änderung des Geschmacks jedenfalls nicht, sondern sollte den Patienten einen Ausweg eröffnen, also das Süßen von Speisen und Getränken mit Zuckeraustauschstoffen oder mit Süßstoffen.

Zuckeraustauschstoffe und Süßstoffe – ein Unterschied

Den sogenannten Zuckeraustauschstoffen Fruchtzucker, Sorbit und Xylit (neuerdings ist auch Palatinit zugelassen) ist gemeinsam, daß sie langsamer aus dem Darm in die Blutbahn aufgenommen werden und für ihre Verwertung weniger auf Insulin angewiesen sind als andere Zucker. Das Ausmaß der Verwertung sinkt allerdings ab, je ausgeprägter der Grad des Insulinmangels ist, also z. B. beim schlecht eingestellten jugendlichen Typ-I-Diabetiker. Bei solchen Patienten steigt der Blutzucker auch nach Verabreichung dieser sogenannten Diätzucker beträchtlich an. Ansonsten können größere Mengen an Zuckeraustauschstoffen ohne erhebliche Blut- und Harnzuckerschwankungen »genossen« werden, allerdings möglichst nicht von übergewichtigen Patienten, weil diese Zuckeraustauschstoffe genauso wie normale Zucker dick machen. Alle Diabetiker müssen den Kohlenhydratgehalt der Zuckeraustauschstoffe unbedingt berechnen (s. unten). Die langsame Aufnahme der Zuckeraustauschstoffe aus dem Darm in das Blut (S. 65) hilft, Blutzuckerspitzen zu vermeiden. Andererseits können infolge dieser langsamen Aufnahme – besonders von Sorbit und Xylit – Blähungen und Durchfälle auftreten. Manche Diabetiker sind erstaunlich empfindlich gegenüber kleinen Portionen dieser Zuckeraustauschstoffe, wobei bereits die in den an sich recht nützlichen Diabetikermarmeladen enthaltenen Mengen zum Auftreten der geschilderten Beschwerden führen. Der entscheidende Unterschied zwischen den kalorienfreien Süßstoffen und den Zuckeraustauschstoffen besteht darin, daß – wie schon erwähnt – der Kohlenhydrat- (und damit Kalorien)-Gehalt der Zuckeraustauschstoffe bei der Berechnung berücksichtigt werden muß. Aus diesem Grunde sind die Süßstoffe Cyclamat, Saccharin, Acesulfam und Aspartame bei übergewichtigen Diabetikern wesentlich günstiger als Zuckeraustauschstoffe.

Meldungen, wonach Süßstoffe erhebliche Nebenwirkungen haben und sogar Krebserkrankungen verusachen können, haben sich als falsch erwiesen. Sie können unbedenklich, speziell von übergewichtigen Diabetikern, verwendet werden.

Die Weltgesundheitsorganisation hat, um jegliches Risiko für den Menschen auszuschließen, eine obere Sicherheitsgrenze für den täglichen Süßstoffverbrauch Erwachsener festgesetzt.

Saccharin 0–2,5 mg/kg
Natriumcyclamat 0–12,34 mg/kg
Aspartame 0–40 mg/kg   } Körpergewicht
Acesulfam-K 0–9 mg/kg

Das entspricht bei einem 70 kg schweren Menschen für

Saccharin: etwa 11 Tabletten, wenn eine Tablette 16 mg Saccharin enthält.

Cyclamat: etwa 21 handelsüblichen Mischsüßstofftabletten, wenn eine Tablette 40 mg Cyclamat und 4 mg Saccharin enthält.

Aspartame: etwa 155 Tabletten, wenn eine Tablette 18 mg Aspartame enthält. Aspartame-Streusüße ist für Diabetiker nicht geeignet, da u. a. verdauliche Kohlenhydrate darin enthalten sind.

Acesulfam-K: etwa 31 Tabletten, wenn eine Tablette 20 mg Acesulfam-K enthält.

Andere diätetische Lebensmittel

Ein Schwerpunkt der Herstellung von diätetischen Lebensmitteln liegt für Diabetiker bei geeigneten Getränken und Konserven. Nach dem Lebensmittelgesetz müssen für verpackte Nahrungsmittel alle Zutaten auf der Verpackung aufgeführt werden, und zwar in der Reihenfolge, in der sie anteilmäßig enthalten sind. Allmählich gehen größere Firmen dazu über, den Nährstoffgehalt ihrer Produkte auszuzeichnen, die auf diese Weise berechnet werden können. Gerade bei den Schwierigkeiten einer zweckmäßigen Ernährung während des Urlaubs bzw. bei der Verpflegung alleinstehender Personen ist dies von großem Vorteil. Für die Hersteller von »Diabetiker-Lebensmitteln« besteht ja ohnehin schon seit längerem die Pflicht, die enthaltenen Nährstoffe auf der Verpackung genau zu deklarieren. Allerdings braucht nach der derzeit geltenden Gesetzgebung nicht mehr der BE-Gehalt pro 100 g (S. 74), sondern nur die enthaltene Kohlenhydratmenge angegeben werden sowie der Gehalt an Fett und Eiweiß und schließlich an Kalorien bzw. Joules. Dennoch besteht seitens der Ärzte und Patienten die dringende Forderung an alle Hersteller diätetischer Lebensmittel, die in dem Produkt vorhandene BE-Menge anzugeben, da den meisten Diabetikern die Berechnung hierdurch wesentlich erleichtert wird und mitunter Verordnung bzw. Kauf solcher Lebensmittel überhaupt erst ermöglicht werden. Die Bedeutung von Getränken, in denen Zucker durch Zuckeraustauschstoffe oder Süßstoffe ersetzt wird, liegt auf der Hand. Man sollte die Wichtigkeit solcher Zubereitungen insbesondere für diabetische Kinder nicht unterschätzen, die – wie jedes Kind – gern eine süße Limonade trinken möchten. Bei Spirituosen für erwachsene Diabetiker hingegen muß bedacht werden, daß Alkohol für niemanden »nützlich« sein kann, auch wenn er den Blutzucker nicht erhöht. Wenn ein Patient an Gewicht abnehmen soll, müssen die Alkoholkalorien unbedingt berechnet werden. Natürlich darf man den beschränkten Genuß bestimmter Spezialzubereitungen für Diabetiker dulden, wenn der Wunsch nach Alkohol besteht und bestimmte Zweiterkrankungen – wie z. B. Leberschäden – dies nicht verbieten. Zu solchen Spezialitäten gehört in erster Linie Diabetikerbier, das praktisch keinen (verbotenen) Malzzucker enthält und dessen vormals hoher Alkohol-(= Kalorien-)Gehalt jetzt der Alkoholkonzentration des normalen Vollbiers angenähert wurde. Allerdings müssen die Diabetiker mit ihrem Arzt besprechen, ob und in welchen Mengen Alkohol für sie duldbar ist.

Unerwünschtes und Unnötiges

Unerwünschte Lebensmittel sind Speisen und Getränke, die zwar nicht grundsätzlich verboten sind, die aber die Durchführung einer Diät erschweren. Hierzu zählen in erster Linie kalorienreiche Lebensmittel, die das Einhalten einer unterkalorischen Kost und damit eine Gewichtsabnahme bei Fettsüchtigen behindern oder unmöglich machen.

Fette Käse- und Wurstwaren, Remouladen, Mayonnaisen, Schlagrahm und Nüsse aller Art sollten möglichst wenig verwendet werden.

Butter und Margarine enthalten zwar prozentual noch mehr Fett, man wird sie aber als Streich- und Kochfett weniger entbehren wollen als z. B. die »aus Langeweile« nebenbei verzehrten Erdnüsse oder die zusätzlich konsumierte Schlagsahne. In besonderen Situationen können auch andere Lebensmittel unerwünscht sein, z. B. für hochdruckkranke Diabetiker stark salzhaltige Fischkonseven und Pökelwaren. Ähnliches gilt für den Sonderfall einer zu reichlichen Eiweißzufuhr bei Patienten, die wegen eines Nierenversagens eine eiweißarme Diät einhalten müssen.

Bei den *unnötigen* Lebensmitteln geht es in erster Linie um solche, die im Rahmen der diätetischen Lebensmittel angeboten werden.

»Diabetikernährmittel«, »Diabetikerbrot« und »Diabetikermehl« werden seit Jahr und Tag von allen maßgebenden Ärzten als unnötig erachtet und abgelehnt – und trotzdem weiter verkauft.

Solche Lebensmittel sind unnötig, da der Diabetiker die üblichen Produkte bei Berechnung durchaus zu sich nehmen kann (und im übrigen die Spezialprodukte auch berechnen muß). Außerdem sind diese diätetischen Lebensmittel recht teuer und nicht – wie oft angenommen wird – kalorienarm oder kalorienreduziert. Auch mit der Empfehlung von »Diabetikerschokolade« und »Diabetikergebäck« muß man zurückhaltend sein. Weniger der Gehalt an Zuckeraustauschstoffen als vielmehr der besonders in der Diabetikerschokolade enthaltene hohe Fettanteil wird von vielen Patienten ignoriert. Eine Berechnung sowohl des Kohlenhydrat- als auch des Fettanteils ist aber unumgänglich.

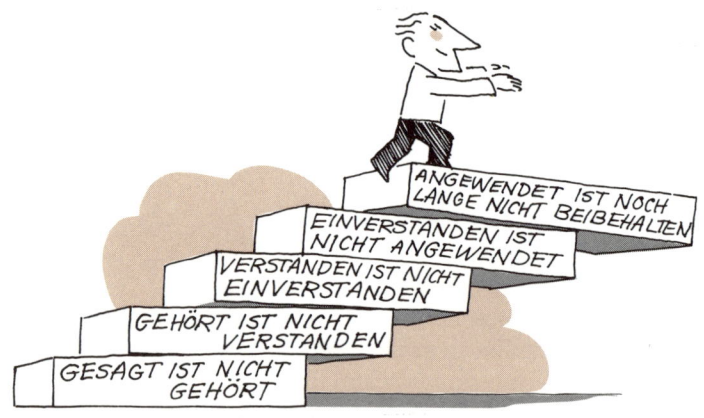

Kostberatung – Kostverordnung

Jeder Diabetiker soll von seinem Arzt ausführlich beraten werden, um die richtige Ernährung exakt befolgen zu können. Kostanweisungen ohne Aushändigung eines Ernährungsschemas haben im allgemeinen keinen großen Wert. Angesichts der Fortschritte, die in den vergangenen Jahren auf dem Gebiet der medikamentösen Diabetesbehandlung erzielt wurden, mag es für den Patienten verwunderlich sein, daß die Forderung nach der Einhaltung eines sachgemäßen Kostplans verstärkt erhoben wird. Jeder zuckerkranke Patient muß die Chance erhalten, die wichtigste

Grundlage der Diabetestherapie – die richtige Ernährung – für sich zu nutzen. Ein Wort von KONRAD LORENZ kennzeichnet im übrigen die Situation treffend:

> *»Gesagt ist nicht gehört! Gehört ist nicht verstanden! Verstanden ist nicht einverstanden! Einverstanden ist nicht angewendet! Angewendet ist noch lange nicht beibehalten!«*

Auf welcher Stufe findet sich der Leser dieser Zeilen wieder? Hat er wenigstens schon einmal etwas von Diät »gehört«? Ist er damit »einverstanden«? Hat er diese Einsicht und die daraus stammende Anwendung auch »beibehalten«?

═══ Diät ohne Berechnung nicht möglich

Der Arzt entscheidet, ob die diätetische Ersteinstellung in der Praxis oder in der Klinik erfolgen soll. Auch wenn die Berechnung der Diät langwierig und lästig sein kann, eine Diabetesdiät ohne Berechnung der Kost durch den Patienten ist nicht möglich. Die Berechnung der Kost nach Kalorien ist erfahrungsgemäß nicht ganz einfach. Auch kommt sie für Diabetiker aus verschiedenen Gründen nicht ohne weiteres in Betracht. Allein die Gruppe der nicht mit Medikamenten behandelten Typ-II-Diabetiker könnte nur mit einer kalorienberechneten (Abmagerungs-)Diät auskommen. Ansonsten ist es für eine gleichmäßige Verteilung der Grundnährstoffe auf die Tagesmahlzeiten auf jeden Fall notwendig, daß die verschiedenen Nährstoffe – zumindest Fett und Kohlenhydrate – getrennt berechnet werden. Der Patient soll innerhalb der Nährstoffgruppe alle Möglichkeiten des Nahrungsmittelaustausches nützen. Auf diese Weise kann er seine Ernährung abwechslungsreich gestalten, ohne daß die Exaktheit der Verordnung darunter leidet. Die meisten Nahrungsmittel können nach bestimmten Regeln gegeneinander ausgetauscht werden. Zu diesem Zweck erhält der Patient Tabellen, in denen er sich über den Nährwert der Kohlenhydrate und des Fettes informieren kann (s. S. 278, Tab. 11). Bei der Zufuhr von Eiweiß darf im allgemeinen weniger restriktiv verfahren werden. Wenn nämlich die kohlenhydrat- und fetthaltigen Lebensmittel richtig ausgetauscht werden, wird die Gesamtmenge der Kalorien (nach der der Arzt das Ernährungsschema erstellte, die aber für den Patienten bei der Berechnung keine Rolle spielen sollen) nicht überschritten.

≡ Einmaleins der Kohlenhydratberechnung

Kohlenhydrate können nach Gramm (g) oder nach Broteinheiten (BE) berechnet werden. In der Regel sollte der Berechnung nach Broteinheiten der Vorzug gegeben werden. Eine BE (= 12 g Kohlenhydrate) entspricht einer dünnen Scheibe Schwarzbrot von 30 g Gewicht und ist gegenüber anderen Kohlenhydraten, z. B. Kartoffeln, Obst, Reis, Grieß, Nudeln, Mehl, Haferflocken, austauschbar, sofern deren Menge ebenfalls 12 g Kohlenhydrate enthält. Vernünftigerweise wurde bei einer Neudefinition der Broteinheit festgelegt, daß – wie schon mehrfach erwähnt – auch Fruchtzucker (Fruktose, Laevulose), Sorbit (»Diabetiker-Süße«) und Xylit voll in die Berechnung der Kohlenhydrate einzugehen haben. Es ist erwünscht, den Austausch der Kohlenhydrate möglichst innerhalb bestimmter Gruppen von Nahrungsmitteln durchzuführen, also z. B. Teigwaren gegen Teigwaren und Obst gegen Obst auszutauschen, wie es aufgrund der meistens nach Gruppen geordneten Tabellen möglich ist (s. S. 278, Tab. 11). Bei einer Verordnung von 14 BE könnte man die einzelnen Mahlzeiten wie folgt verteilen:

1. Frühstück: 2 BE	Kaffeetrinken: 2 BE
2. Frühstück: 2 BE	Abendessen: 3 BE
Mittagessen: 3 BE	Spätmahlzeit: 2 BE

Der Patient soll täglich Frischkost (Obst, Salate, Rohkost, Gemüse) zu sich nehmen. Besonders das 1. Frühstück sollte wegen des sonst unausweichlich stärkeren Blutzuckeranstiegs möglichst schwer aufschließbare Kohlenhydrate (z. B. Brot aus grob geschrotetem Korn oder Vollkornmüsli) enthalten. In die Berechnung der Kohlenhydrate sollen in Zukunft die nicht verwertbaren, aber wichtigen Ballaststoffe (S. 65) nicht mehr eingehen, sondern nur die blutzuckerwirksamen Kohlenhydrate. Dennoch sollen gemäß einer Empfehlung des Bundesgesundheitsamtes und des Ausschusses »Ernährung« der Deutschen Diabetes-Gesellschaft bis zur vorgesehenen Harmonisierung der Lebensmittelgesetzgebung auf EG-Ebene (1992?) keine Änderungen an der Definition der BE vorgenommen werden. In Tabelle 11 auf S. 278 werden daher bei unveränderter Kohlenhydratmenge (= 12 g) pro BE die zusätzlichen Ballaststoffmengen in Gramm gesondert ausgewiesen.

Achten auf verstecktes Fett

Auch für die Berechnung fetthaltiger Lebensmittel gibt es Austauschtabellen (s. S. 281, Tab. 12). Man soll ein knappes Drittel der zugeführten Fette in Form von Streichfett, ein anderes knappes Drittel als Kochfett verbrauchen. Besondere Beachtung verdient der Rest, das sog. versteckte oder kaschierte Fett, das sich beispielsweise in Wurst, Fleisch- oder Milchprodukten verbirgt. Der Patient sollte wissen, wie die Fettbeschränkung bei der Auswahl fettarmer Fleisch- und Fischwaren sowie bei Wurst und Käse am besten durchzuführen ist. Über die unerwünschten, allzu kalorienreichen Lebensmittel, die vorwiegend Fett enthalten, wurde bereits gesprochen. Erfahrungsgemäß vermissen die Patienten das Fett am meisten beim Brotaufstrich, so daß man hierfür eine kleine Reserve lassen sollte. Beim Fettaustausch rechnet man in Gramm, da sich eine Hilfsrechengröße (wie die BE für die Kohlenhydratberechnung) hier weniger bewährt. Die Verteilung auf die verschiedenen Mahlzeiten ergibt sich im allgemeinen bereits dadurch, daß Fett nicht allein verzehrt, sondern stets zusammen mit den auf viele Mahlzeiten verteilten Kohlenhydraten gegessen wird. Im übrigen gilt, daß zur Vorbeugung gegen die Arteriosklerose mindestens ein Drittel des zugeführten Fetts aus hochungesättigten Fettsäuren (z. B. Maiskeimöl, Becel®-Margarine, Sonnenblumenöl) und ein weiteres Drittel aus einfach ungesättigten Fettsäuren (z. B. Olivenöl) bestehen soll. Lediglich das letzte Drittel ist den »üblichen« Fetten (z. B. Butter, Fett im Fleisch und in der Wurst) vorbehalten.

Keine strengen Maßstäbe bei der Eiweißberechnung

Für die Eiweißberechnung gibt es keine so strengen Maßstäbe wie für die Kalkulation von Kohlenhydraten und Fett. Bestimmten Spezialtabellen kann man zwar Angaben darüber entnehmen, eine eigentliche Berechnung ist aber nur gelegentlich bei labilen Diabetikern mit starken Blut- und Harnzuckerschwankungen und bei Patienten mit Nierenversagen erforderlich. Eine extrem reichliche Eiweißzufuhr ist ohnehin nicht angebracht. Die erlaubte Eiweißmenge ist jedoch so bemessen, daß sie vom Patienten kaum jemals überschritten wird. Wichtig ist vor allem, daß bei der Auswahl der eiweißhaltigen Nahrungsmittel nicht solche bevorzugt werden, die reichlich Fett enthalten und damit die Einhaltung der erlaubten Fettmenge unmöglich machen.

Als Faustregel darf gelten,
daß auf 1 g Eiweiß aus Fleisch etwa 0,4 g Fett kommen.

10 g Eiweiß sind etwa in 50 g rohem Fleisch oder in 60 g Fisch, in 300 g Vollmilch, Buttermilch oder Joghurt, in 40 g Käse, in 60 g Magerquark oder in 1½ Eiern enthalten. Da etwa die Hälfte des Eiweißverbrauchs aus tierischem Eiweiß zu decken ist, soll die Diabetesdiät genügend Milchprodukte, Fleisch und Fisch enthalten.

Über spezielle Diätprobleme auf einer Reise oder bei diabetischen Kindern, bei diabetischen Schwangeren oder bei Vorliegen von Zweiterkrankungen und Komplikationen soll in anderen Abschnitten berichtet werden.

Küchenwaage und Meßbecher

Zu Hause, »wenn es ernst wird«, kann die Diät natürlich nur eingehalten werden, wenn zumindestens anfänglich die verschiedenen Lebensmittel abgewogen werden. Dazu benötigt man eine Küchenwaage, die das Gewicht auf 5 g genau anzeigt. Für Flüssigkeiten verwendet man besser Meßbecher, die mit einer Gramm- oder Kubikzentimetereinteilung versehen sind.

Genaue Küchenwaage und Meßbecher sind Hilfsmittel, die in jeden Diabetikerhaushalt gehören.

Mit ihrer Hilfe kann man feststellen, wieviel Milliliter (Kubikzentimeter) oder Gramm mit einem gestrichen vollen Löffel (Eßlöffel, Teelöffel, Schöpflöffel) bzw. mit Bechern oder Tassen oder mit anderen Küchenhilfsmitteln erfaßt werden. Bei Verwendung der gleichen Geräte, deren Fassungsvermögen bekannt ist, können dann Küchenwaage und Meßbecher ersetzt werden. Natürlich ist das Wiegen und Abmessen anfangs lästig und auch schwierig. Andererseits gewinnen die Patienten aber sehr rasch den Blick für die richtigen Nahrungsmittelmengen und können dann zum Abschätzen nach Augenmaß übergehen. Immer wieder sollte aber das eigene Vermögen, das Gewicht der Nahrungsmittel abzuschätzen, durch die Waage kontrolliert werden.

Übrigens: Die beste Küchenwaage ist ohne Nutzen, wenn die Personenwaage anzeigt, daß der Übergewichtige nicht abnimmt oder sogar zunimmt ...!

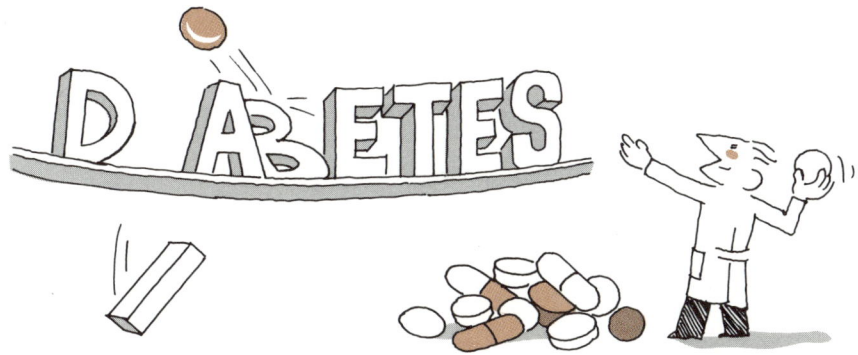

Behandlung mit Tabletten

Ein spannendes Kapitel Medizingeschichte

Als vor nunmehr über 35 Jahren die ersten brauchbaren Tabletten zur Diabetesbehandlung vorgestellt wurden, konnten sich nur wenige Ärzte daran erinnern, daß die Bemühungen, die Zuckerkrankheit auf diese Weise zu behandeln, weiter zurückliegen als die Entdeckung des Insulins. Schon 1918 hatte ein japanischer Arzt im Tierversuch Blutzuckersenkungen nach der Verabreichung von Guanidin gesehen, das sich abgewandelt in später entwickelten blutzuckersenkenden Tabletten wiederfindet. Wiederholte Anläufe, solche Präparate einzuführen, blieben jedoch zunächst ohne Erfolg. Zu groß waren die Nebenwirkungen, als daß man dafür das nach wie vor unentbehrliche Insulin aufgeben wollte.

Erprobung im Selbstversuch

Der wichtigste Zeitpunkt in der Geschichte der Tabletten, die zur Diabetesbehandlung eingesetzt wurden, kam im Jahr 1954, als zwei deutsche Ärzte die blutzuckersenkende Wirkung bestimmter Sulfonamidpräparate entdeckten bzw. »wiederentdeckten«. Eigentlich wollten sie dieses Präparat – später bekannt unter den Namen Invenol und Nadisan – zur Behandlung von Infektionskrankheiten einsetzen. Den aufmerksamen Ärzten fielen aber bei den auf diese Weise behandelten Kranken »eigentümliche Erregungszustände« auf. Die Ärzte stellten daraufhin im Selbstversuch Hungergefühl, Schweißausbruch und Zittrigkeit nach Einnahme dieser Tabletten fest und äußerten sofort den Verdacht auf eine Hypoglykämie, d. h. auf eine Unterzuckerung. Blutzuckerbestimmungen bestätigten den Verdacht. Daß die deutschen Ärzte FRANKE und FUCHS daraus den Schluß zogen, diese Präparate in der Diabetesbehandlung einzusetzen, bedeutete die Geburtsstunde der Behandlung der Zuckerkrankheit mit Tabletten. Rasch kam es nun zur Entwicklung von solchen und ähnlichen Präparaten aus der Gruppe der Sulfonamide oder – im engeren Sinne – Sulfonylharnstoffe. Die Namen der weiteren Präparate

Rastinon,	Glutril,
Artosin.	Pro-Diaban,
Redul,	Glurenorm,
Euglucon N*,	Gluborid, Glibenese,
Semi-Euglucon N*,	Diamicron

und andere sind vielen Diabetikern in Deutschland geläufig. Gut und einzig richtig wäre es aber, wenn die Patienten diese Substanzen erst dann nehmen würden, wenn sie alle Möglichkeiten der Diätbehandlung ausgeschöpft haben.

Die Tabletten können nämlich nicht dazu dienen, die mangelnde Mitarbeit bei der Verminderung des Körpergewichts oder begangene Diätfehler auszugleichen!

══ Verschiedene Gruppen von Tabletten

Alle jetzt bekannten Tabletten gehören entweder – wie erwähnt – zu den Sulfonamiden oder zu den vom Guanidin abgeleiteten Biguaniden, neuerdings auch zu den Glucosidasehemmern. Man muß es nachträglich als besonderen Glücksfall bezeichnen, daß gerade mit den Präparaten vom Typ des Tolbutamid (Rastinon, Artosin) ein Standard für gut verträgliche Tabletten in der Diabetesbehandlung gesetzt wurde. Schließlich müssen Diabetiker, die mit Medikamenten behandelt werden, damit rechnen, daß sie diese Präparate jahrzehntelang einnehmen. Für die Behandlung mit Sulfonylharnstoffen kommen nur Typ-II-Diabetiker in Frage. Ähnliches gilt für die Biguanide und die Glucosidasehemmer, wobei letztere auch bei bestimmten Typ-I-Diabetikern zur Anwendung kommen können.

---

* seit 1984 gibt es eine große Zahl (mehr als 20!) von Nachfolgepräparaten mit anderen Namen, aber gleicher Wirksubstanz (Glibenclamid).

Wirkung auf die B-Zellen

Die Sulfonamidpräparate wirken bevorzugt an den B-Zellen der Bauchspeicheldrüse (s. Abb. 1 c), indem sie dort die Ausschüttung von Insulin anregen. Die Abgabe von Insulin ins Blut wird also gesteigert, wodurch der Blutzucker gesenkt wird (S. 39). Gleichzeitig können die verschiedenen Gewebe infolge eines weiteren Effekts der Tabletten, insbesonders der Biguanide (s. S. 83), »insulinempfindlicher« werden, d. h. das noch vorhandene körpereigene Insulin wirksamer an den Zelloberflächen binden und »ausnutzen«. Wenn aber ein Mensch keine Bauchspeicheldrüse mehr hat – also z. B. nach der sehr eingreifenden Operation der Entfernung der Bauchspeicheldrüse –, kann man sich von den Sulfonamiden keine Wirkung erwarten. Ähnliches gilt für die Typ-I-Diabetiker gleich welchen Alters, deren Bauchspeicheldrüse nur noch wenige funktionsfähige insulinproduzierende B-Zellen enthält und die deswegen auf die Insulinspritze angewiesen sind. Insulin kann dann aus der Bauchspeicheldrüse nicht freigesetzt werden, die Tabletten sind wirkungslos. Insulinbedürftige Patienten sollten also ihren Arzt nicht mehr mit der so häufig gestellten Frage bedrängen: »Herr Doktor, warum verschreiben Sie mir denn statt des Insulins keine Tabletten?«

■   Bezüglich der speziellen Wirkung der Biguanide und der Glucosidasehemmer sei auf die entsprechenden Abschnitte dieses Kapitels verwiesen.

Wie sollen die Tabletten nicht wirken?

Wie sieht es mit den Nebenwirkungen der Tabletten aus?

Zunächst sind typische Arzneimittelnebenwirkungen zu besprechen, wie sie bei vielen Medikamenten auftreten. Solche Nebenwirkungen, wie Allergien, Blutbildschäden, Magen-Darm-Erscheinungen, sind aber bei der ständig verbesserten Entwicklung der Diabetestabletten immer seltener geworden. Die neueren Sulfonamidpräparate (Euglucon N, Semi-Euglucon N, Glutril, Pro-Diaban, Glurenorm, Gluborid, Glibenese, Diamicron) senken mit einer bis zu 500fach geringeren Dosis den Blutzucker, als dies die älteren Präparate vermochten. Dies scheint ein Grund dafür zu sein, daß die bei älteren Präparaten recht häufig zu beobachtenden typischen Nebenwirkungen, wie Allergien an der Haut oder Verschiebungen in der Verteilung der Blutzellen, erfreulicherweise sehr selten geworden sind. Sulfonamidpräparate, die zu Leber- und Nierenschäden führen, werden sowieso nicht mehr verwendet.

═══ Gefahr bei falscher Einnahme

Als weitere unerwünschte Nebenwirkung ist die Hypoglykämie, d. h. die Unterzuckerung des Körpers, zu beachten. Wie oben beschrieben, entdeckten zwei deutsche Ärzte den blutzuckersenkenden Effekt der Sulfonamide zunächst als eine Nebenwirkung, die natürlich für die Behandlung von Patienten mit Infektionskrankheiten unerwünscht war. Die Nebenwirkung machten sie zur Hauptwirkung, indem sie die Blutzuckersenkung bei Diabetikern, also bei Patienten mit zu hohem Blutzucker, für die Behandlung ausnützten. Stets dann, wenn ein Mensch, der keinen Diabetes hat, solche Tabletten einnimmt (das ist selten der Fall), oder aber wenn ein Diabetiker, der an sich mit Diät allein behandelt werden könnte (das trifft leider wesentlich öfter zu), Tabletten erhält, ist mit Unterzuckerreaktionen zu rechnen. Dies gilt um so mehr, als die erwähnten neueren Tabletten den Blutzucker stärker senken, als die meisten älteren Präparate. Natürlich ist Blutzuckersenkung, streng genommen, keine »Nebenwirkung« der Präparate, sondern die erwünschte »Hauptwirkung«, die nur dann, wenn sie sich als Hypoglykämie äußert, offensichtlich am falschen Objekt, d. h. am nicht tablettenbedürftigen Patienten erzielt wurde. Mit anderen Worten:

Arzt und Patient haben angesichts der neueren stärker wirksamen Präparate eine besondere Verpflichtung, diese Substanzen gezielt einzusetzen bzw. korrekt einzunehmen.

═══ Unangenehme Unterzuckerungen

Wenn ein Diabetiker, der z. B. nur eine Tablette dieser Präparate erhält, wegen eines Diätfehlers »sicherheitshalber« 3 Tabletten einnimmt, oder wenn ein anderer Patient zwar die Tablette einnimmt, aber die verordnete Mahlzeit vergißt, dann geht es ihm ebenso wie einem insulinspritzenden Patienten, der eine zu große Menge Insulin injiziert oder gegen ärztlichen Rat seine Zwischenmahlzeiten vergißt: er wird hypoglykämisch. Das Unangenehme dabei ist, daß diese Unterzuckerungen meistens ältere, oft hilflose Patienten betreffen und häufig nicht sofort erkannt werden. Auch sollten Patienten mit einer schweren Unterzuckerung unter Sulfonylharnstoffen unbedingt für einige Tage im Krankenhaus überwacht werden. Die Einführung der neueren Tabletten hat also die Diabetesbehandlung zwar verbessert, aber zugleich schwieriger gemacht. Mehr Patienten als vorher können statt mit Insulin mit Tabletten behandelt werden. Aber gleichzeitig müssen mehr Patienten darauf achten, die Vorschriften des

Arztes besonders streng zu befolgen, wenn nicht unangenehme oder sogar gefährliche Nebenwirkungen auftreten sollen.

Sollten Sie, lieber Leser, tatsächlich einmal die Einnahme der Tabletten vergessen haben, dann sollten Sie diese nicht zu einem späteren Zeitpunkt zusätzlich nachholen. Vielmehr sollten Sie Sorge tragen, daß dies in Zukunft nicht mehr passiert!

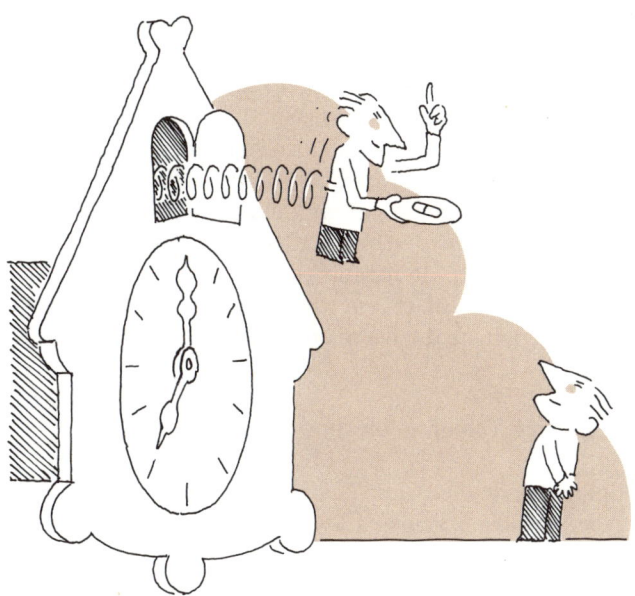

Diät nicht zu ersetzen

Die dritte Gruppe von Nebenwirkungen ist ganz besonderer Art und hat eigentlich mit den Tabletten selbst nichts zu tun. Sie ist psychologisch bedingt und zu erklären mit der Medikamentengläubigkeit vieler Menschen, mit der Verkennung der Bedeutung der Diät und mit dem Wunsch, das Problem Diabetes ein- oder zweimal täglich mit der Einnahme einer Tablette zu lösen. Man muß sich darüber im klaren sein, daß die Diätbehandlung als die Grundlage jeder Diabetestherapie und die Injektionsbehandlung mit Insulin als die allein lebensrettende medikamentöse Behandlung bei bestimmten Kranken ungleich wichtiger sind als die Tablettenbehandlung. Besonders in den ersten Jahren nach der Einführung der Diabetestabletten war zu bemerken, daß das Bemühen der Patien-

ten, eine Diät einzuhalten, nachließ. Die Tablette schien den Diabetes –
zumindest für einen großen Teil der Zuckerkranken – besiegt zu haben.
Inzwischen weiß man, daß hiervon keine Rede sein kann. Zur guten
Diabeteseinstellung gehört eben mehr als eine Korrektur der Blut- und
Harnzuckerwerte durch Tabletten. Die Einnahme solcher Medikamente
durch übergewichtige Diabetiker, die sich nicht an ihre Diät halten, wirkt
mit Sicherheit nicht lebensverlängernd. Möglicherweise wirkt sie sogar
lebensverkürzend, insbesondere unter Berücksichtigung der Tatsache, daß
sich die Patienten dadurch die wichtigere Behandlung, nämlich die Aus-
schaltung des Risikofaktors »Übergewicht«, vorenthalten. Weder die
erhöhten Blutfettwerte noch andere indirekt mit dem Übergewicht zusam-
menhängende schädliche Einflüsse werden bei einer solchen »Blutzuckerkosmetik« mit Tabletten berücksichtigt (S. 57). Ein mit Tabletten behan-
delter übergewichtiger Diabetiker sollte also so lange nicht »stolz« auf seine
normalen Blut- und Harnzuckerwerte sein, wie er nicht mit Hilfe seines
Arztes versucht hat, durch eine exakt eingehaltene Diät die Einnahme von
Medikamenten ganz zu vermeiden. Wer allerdings Tabletten nehmen muß,
braucht nicht zu befürchten, dadurch Schaden zu erleiden. In jedem Fall
aber sollte einmal pro Jahr mit einem (ärztlich angeordneten) sog. Auslaßversuch überprüft werden, ob die Gabe der Tabletten noch notwendig ist.

Wann sollen die Tabletten eingenommen werden?

Im allgemeinen wird die Tabletteneinnahme am Morgen, ggf.
zusätzlich am Abend und selten auch noch mittags erfolgen. Dies hängt von
der jeweils durch den behandelnden Arzt zu entscheidenden Situation ab
und wird auch durch die Art der Tabletten bestimmt. Sulfonylharnstoffe
und Glucosidasehemmer werden in der Regel vor dem Essen, Biguanide mit
der Mahlzeit eingenommen. Der ärztliche Rat in einem solchen Buch für
Diabetiker kann aber niemals jedem Einzelfall gerecht werden und schon
gar nicht die Anweisung des Hausarztes ersetzen.

»Sekundärversagen« der Tabletten

Die körpereigene Insulinproduktion in der Bauchspeicheldrüse
kann im Verlauf von Jahren auch bei Typ-II-Diabetikern soweit nachlas-
sen, daß es dann – nach 8 oder 10 Jahren einer Tablettenbehandlung –
langsam zu einem wirklichen Insulinmangel kommt. Den Tabletten ist
damit die Grundlage ihrer Wirkung z. T. entzogen, die Ärzte nennen dies
das »Sekundärversagen« der Behandlung mit Sulfonylharnstoffen. Die

Blutzuckerwerte schnellen in die Höhe. Die Patienten spüren allgemeine Müdigkeit, (ungewollte!) Gewichtsabnahme und vermehrte Anfälligkeit für Infektionen oder haben gar starke Nervenschmerzen in den Beinen. Das ist der Zeitpunkt, an dem mit einer Insulinbehandlung begonnen werden muß (s. Kapitel »Das Wundermittel Insulin«, S. 86), um die Blutzuckerspiegel wieder in den gewünschten Bereich zu senken. Hier beginnt häufig die »Insulinverhinderungstherapie«.

■ »Herr Doktor, Sie können alles verschreiben, nur Insulin möchte ich nicht spritzen!«

Klüger sind natürlich die Patienten, die sich nicht gegen das Medikament sperren, das ihnen das körperliche Wohlbefinden wiedergibt. Andere werden erst viel später klug, wenn »es gar nicht mehr anders geht«. Ihre späte Einsicht zeigt sich in Aussagen wie:

■ »Hätte ich früher gewußt, daß das Insulinspritzen gar nicht so schlimm ist, wie ich dachte, könnte ich mich schon viel längere Zeit wieder so wohl fühlen wie jetzt.«

Kombination von Tabletten und Insulin

Im Fall des echten »Sekundärversagens« unter der Behandlung mit Sulfonylharnstoffen (nicht zu verwechseln mit mangelnder diätetischer Mitarbeit!) kann auch eine sog. »Kombinationsbehandlung« in Frage kommen. Eine kleine Menge Insulin (6−8−10 Einheiten einmal täglich vor dem Frühstück) wird zusätzlich zu den bisherigen Sulfonylharnstoff-Tabletten verabreicht. Das körpereigene und damit natürlichste Insulin wird also weiterhin in Anspruch genommen, während das kleine Insulindefizit, das im Verlauf der langen Diabetesjahre entstanden ist, mit Fremdinsulin ausgeglichen wird. Auf diese Weise läßt sich oft der Einstieg in eine notwendige Insulinbehandlung bei Typ-II-Diabetes (s. oben) leichter finden und es gibt einen angenehmen Nebeneffekt: Diese Behandlung ist mit einer einzigen Insulinspritze am Morgen durchführbar. Nur der Arzt kann entscheiden, wer für diese Behandlungsform geeignet ist.

Wiederentdeckte Biguanide

Geeignet für eine andere Art von Kombinationsbehandlung bei »Sekundärversagen« der Sulfonylharnstoffe sind im Prinzip auch die sog. Biguanide. Diese wurden früher viel verordnet und sind im Ausland zum Teil nach wie vor weit verbreitet. Gelegentlich zu beobachtende gefährliche

Übersäuerungen des Blutes nach Einnahme von Biguaniden ließen es aber wünschenswert erscheinen, ihre Verwendung einzuschränken. In der Bundesrepublik Deutschland ist nur das relativ gut verträgliche Präparat Glucophage retard erhältlich, das bei vernünftiger Anwendung durchaus die Diabetestherapie bereichert.

Biguanide sind im Gegensatz zu den häufig verwendeten Sulfonamidtabletten nicht auf annähernd intakte B-Zellen der Bauchspeicheldrüse angewiesen, da sie ihre Blutzuckersenkung auf andere Weise hervorrufen. Der wichtigste Effekt dürfte neben der auf S. 79 beschriebenen Wirkung in der Bremsung der Zuckerneubildung durch die Leber, vielleicht auch in einer Verbesserung der Zuckerverwertung durch die Muskulatur und in einer Verlangsamung der aus den Nährstoffen stammenden Zuckeraufnahme in die Blutbahn bestehen. Die Tatsache, daß Sulfonamide und Biguanide den Blutzucker auf unterschiedliche Weise senken, kann den Ärzten Veranlassung geben, beide Präparate gemeinsam zu verordnen. Man kann damit einen stärker blutzuckersenkenden Effekt erzielen, als wenn eine Substanz allein verordnet wird. Wie erwähnt setzt die Verabreichung von Biguaniden jedoch bestimmte Sicherheitsvorkehrungen voraus, die der Arzt treffen muß. Zum Beispiel muß die Nierenfunktion nachgewiesenermaßen in Ordnung sein und der Patient sollte ein gewisses Alter noch nicht überschritten haben. Das Auftreten von Leibschmerzen unter diesem Medikament sollte Sie umgehend zum Hausarzt führen. Da eine gewisse Magen-Darm-Unverträglichkeit bei höherer Tablettendosis bekannt ist, sollen diese Medikamente zum Essen eingenommen und die Höchstdosis von 3 Tabletten Glucophage retard pro Tag nicht überschritten werden. Im übrigen brauchen die Patienten, die früher andere, heute nicht mehr erhältliche Biguanidpräparate (z. B. Silubin retard, Dipar, DB retard) eingenommen haben, nicht zu befürchten, daß ihnen hierdurch bleibende Schäden entstanden sind.

=== ## Glukosidasehemmer – eine neue Gruppe

Eine neue Gruppe blutzuckersenkender Medikamente stellen die schon erwähnten Glukosidasehemmer vom Typ der Acarbose (Glucobay) dar. Glukosidase ist ein Darm-Enzym (Eiweißkörper), das zusammengesetzte Zucker in Einzelzucker spaltet. Nur diese Einzelzucker, vornehmlich Traubenzucker, gelangen letztlich aus dem Darm in die Blutbahn. Wenn die Aktivität der Glukosidasen im Darm gebremst wird, kann man die Aufnahme von Einzelzuckern in die Blutbahn verlangsamen. Damit können erhöhte Blutzuckerwerte, die nur unmittelbar nach dem Essen auftreten, ein wenig »geglättet« werden. Wichtig ist, daß diese verzögernde

Wirkung von Glucobay auf die Verdauung von Kohlenhydraten speziell auf stärkehaltige Nahrungsmittel zutrifft sowie auf die meisten Zweifach- und Mehrfachzucker wie Malzzucker und Rohrzucker. Dagegen wird die Aufnahme von Einfachzuckern, wie Traubenzucker (Glucose) und Fruchtzucker sowie von Milchzucker ins Blut nicht beeinflußt. Zur Bekämpfung einer Unterzuckerung im Rahmen einer gleichzeitigen Insulin- oder Sulfonylharnstoffbehandlung darf daher nur Traubenzucker verwendet werden! Acarbose führt aber selbst nicht zu Unterzuckerungen.

Anhand von vielen Untersuchungen kennt man die zu erwartende Wirksamkeit von Glucobay recht genau. Die Blutzuckerwerte nach dem Essen liegen um ca. 30−50 mg/dl niedriger, im Gefolge können auch die Nüchternblutzuckerwerte geringfügig absinken, die HbA_1- bzw. HbA_{1c}-Werte lassen sich um 0,5 bis 1,0 Prozent längerfristig verbessern. Acarbose kann demnach eine hilfreiche Zusatzbehandlung sein, eine notwendig gewordene Insulinbehandlung kann sie aber keinesfalls ersetzen.

In erster Linie kommt Glucobay für Typ-II-Diabetiker in Betracht, bei denen eine alleinige Behandlung mit Diät die Blutzuckerwerte nicht mehr im gewünschten Bereich einstellen läßt. Aber auch jede Kombination mit den anderen blutzuckersenkenden Medikamenten ist möglich: so können Glucobay und Sulfonylharnstofftabletten, wie Euglucon, zusammen eingesetzt werden oder eine Insulinbehandlung mit einer Glucobay-Behandlung kombiniert werden. Auch die zusätzliche Verabreichung zu einer Tablettentherapie mit Glucophage ist möglich. Natürlich hat darüber der jeweils behandelnde Arzt zu entscheiden. Aber auch Typ-I-Diabetiker können durchaus von einer Glucobay-Behandlung profitieren, z. B. wenn sonst die Blutzuckerwerte nach dem Frühstück oder anderen Hauptmahlzeiten sehr stark ansteigen.

Nicht unerwähnt dürfen an sich harmlose Nebenwirkungen bleiben. Durch die verlangsamte Kohlenhydratverdauung kann es – vor allem zu Behandlungsbeginn – zu Blähungen und weicheren Stühlen kommen, insbesondere dann, wenn gezuckerte Speisen oder Getränke genossen werden. Im allgemeinen setzt nach wenigen Tagen eine Gewöhnung des Darms ein, allerdings verursachen auch blähende Speisen, wie z. B. Kohlarten, Hülsenfrüchte u. a., ähnliche Beschwerden. Es ist deshalb ganz wichtig, daß die Behandlung »einschleichend«, z. B. mit zweimal 50 mg vor dem Frühstück und dem Abendessen begonnen und die Dosis insgesamt nur sehr langsam und über mehrere Wochen bis zur gewünschten Wirkung gesteigert wird.

Das Wundermittel Insulin

Wer glaubt heutzutage noch an Wunder?

Diese teils spöttische, teils resignierende Bemerkung hört man nicht selten. Und in der Tat machen es die Menschen mit ihren Fehlern jedem, der ein Wunder erleben möchte, schwer, daran zu glauben. Im Zusammenhang mit dem injizierbaren Insulin in der Behandlung des Diabetes kann man aber wirklich von einem Wunder sprechen.

Dem Tod entronnen

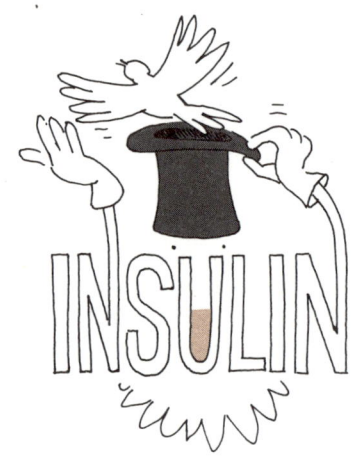

Einer der großen alten Diabetesärzte, Dr. E. P. JOSLIN, hatte schon viele Jahre vor der Entdeckung des Insulins Diabetiker betreut. Wenn man ihn über den ersten klinischen Einsatz des Insulins, das er von seinem Freund CHARLES BEST, dem Mitentdecker des Insulins (S. 37) im Jahre 1922 erhalten hatte, sprechen hörte, dann konnte man wieder an Wunder glauben. Vor der Entdeckung des Insulins waren ja alle insulinbedürftigen Patienten verloren und gingen einem langsamen qualvollen Tod im diabetischen Koma entgegen. Auch heutzutage sterben leider noch Patienten im Koma. In solchen Fällen liegen aber fast immer schwerwiegende Fehler vor, die nicht rechtzeitig zur richtigen Behandlung geführt haben oder den Patienten zur Aufgabe dieser Behandlung veranlaßten. Vor 1922 war aber das Schicksal der jungen Menschen, bei denen ein Diabetes diagnostiziert wurde, besiegelt: Solche Diabetiker mußten, obwohl sie bereits untergewichtig waren, hungern und wurden in einer Art Balanceakt, der stets tödlich endete, nur noch für eine Weile am Leben erhalten. Einige Tage durften sie gar nichts essen, dann wieder verhältnismäßig viel Fett, dann mußten sie viel trinken und dennoch nahmen sie an Gewicht ab und wurden immer kraftloser. Schließlich stellte sich die Säurevergiftung des Körpers, das Koma ein, und das qualvolle Leiden nahm allmählich ein Ende. Wenn man Dr. JOSLIN über seine ersten Erfolge mit dem neuen Insulin sprechen hörte, dann glaubte man dem zutiefst gerührten alten Arzt, daß er ein Wunder erlebt hatte. Junge Menschen, die noch wenige Wochen vorher zum Tode verurteilt zu sein schienen, blühten auf und gingen einem lebenswerten Leben entgegen. Das Wundermittel Insulin hatte ihnen dazu verholfen. Zwei alte Photos (Abb. 5 u. Abb. 6) von einem der ersten Kinder, das mit Insulin behandelt wurde, sind ein eindrucksvoller Beweis hierfür. Im übrigen war es damals selbstverständlich, daß diese Patienten vor jeder Spritze ihre Harnzuckerausscheidung überprüften und die Insulindosis entsprechend anpaßten.

Warum diese Einleitung zu dem Kapitel? Damit alle, die Insulin spritzen und die von sich sagen, »wir *müssen* Insulin spritzen«, erfahren, wie es ohne die Entdeckung des Insulins um sie bestellt wäre.

Nicht: »Wir **müssen** Insulin spritzen.«
Sondern: »Wir **dürfen** Insulin spritzen.«

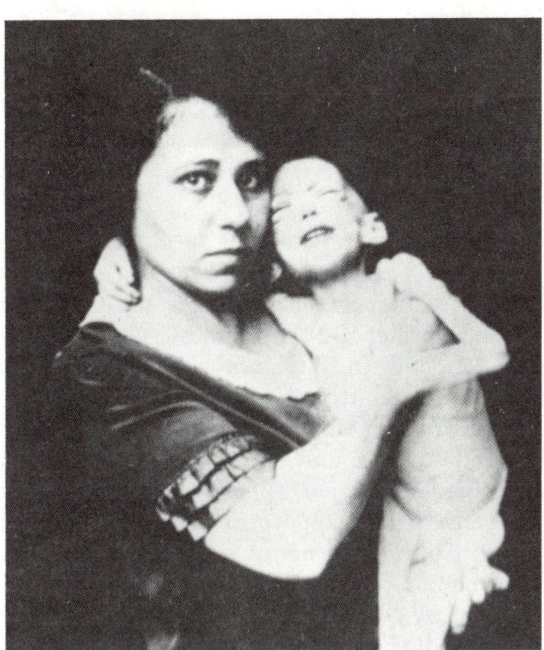

Abb. 5
Völlig abgemagertes
diabetisches Kind, bevor es einer
Insulinbehandlung zugeführt
werden konnte.

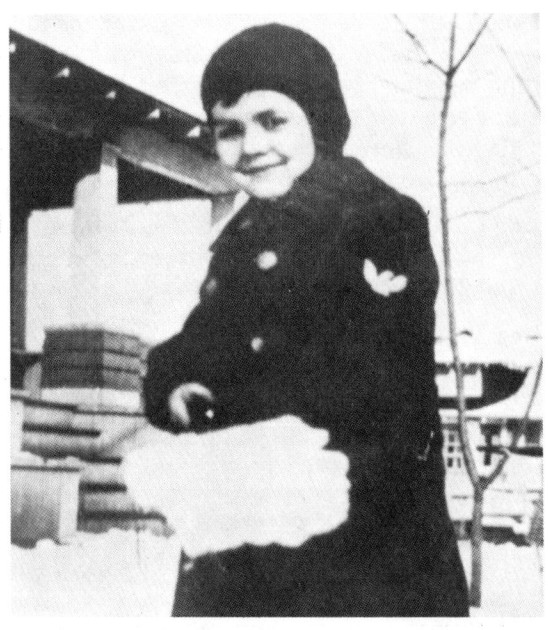

Abb. 6
Das gleiche diabetische Kind
wenige Wochen nach der ersten
Insulininjektion bei Spielen im
Schnee.

Hormonextrakt aus der Bauchspeicheldrüse

Zunächst noch einiges zur Geschichte des Insulins. Die kanadischen Forscher BANTING und BEST erkannten in Versuchen an diabetischen Hunden, daß ein Extrakt aus der Bauchspeicheldrüse, das sog. Insulin, den Blutzucker senkt. Das war im Jahre 1921. Im Januar 1922 wurde der erste Zuckerkranke, ein 13jähriger Junge, erfolgreich mit dem Hormonextrakt behandelt. 1936 und in den Jahren danach kam es dann zur Entwicklung verschiedener Depot- oder Verzögerungsinsuline, die z. T. noch heute in der Therapie verwendet werden. Dennoch hat das alte, kurz wirkende (Normal-)Insulin (man nennt es auch nach wie vor »Altinsulin«) seine Bedeutung behalten, – man muß fast sagen – hat im letzten Jahrzehnt ganz neue Bedeutung erlangt, wenn man an die sogenannte Intensivierung der Insulinbehandlung denkt (bzgl. intensivierte Insulintherapie s. S. 126 ff), die heute das Standardvorgehen zumindest bei Typ-I-Diabetikern darstellt. Dabei wird mehrfach täglich Normalinsulin in Kombination mit Verzögerungsinsulin gespritzt. Verzögerungsinsuline (oft als 2 Spritzen täglich und z. T. in einer fixen Mischung mit Normalinsulin) werden bevorzugt bei Typ-II-Diabetikern eingesetzt. Verzögerungsinsuline mit langer Wirkungsdauer (24 Stunden und mehr) kommen nur selten und dann zumeist nur bei sehr stabilem Stoffwechsel und geringem Insulinbedarf in Betracht. Tabelle 2 gibt Auskunft über die derzeit in Deutschland zugelassenen Insulinpräparate.

▬ Blutzuckersenkendes Eiweißhormon

Chemisch ist Insulin ein Eiweiß, das in der Bauchspeicheldrüse, und zwar in den erwähnten B-Zellen der Langerhansschen Inseln (s. Abb. 1 c), gebildet und beim Gesunden direkt in das Blut abgegeben wird.

Ein normaler gesunder Erwachsener benötigt ca. 40 Einheiten Insulin pro Tag, um normale Blutzuckerwerte zu gewährleisten. Abbildung 7 veranschaulicht den chemischen Aufbau des Insulins aus 2 »Ketten« mit insgesamt 51 Aminosäuren, den kleinsten Bausteinen der Eiweiße. Die schwarz ausgefüllten Kreise zeigen die Aminosäuren an, die im Vergleich zum Insulin des Menschen (»Human-Insulin«) beim Schweine-, bzw. Rinder-Insulin unterschiedlich sind. Man sieht, daß das Schweineinsulin nur an einer Stelle eine andere Aminosäure aufweist, während beim Rinderinsulin bereits 3 Aminosäuren ausgetauscht sind. Früher wurde nur aus den Bauchspeicheldrüsen von Rindern und Schweinen gewonnenes Insulin verwendet. Mittlerweile spritzen aber mehr als drei Viertel aller Patienten in Deutschland Humaninsulin (s. u.), das je nach Hersteller entweder aus Schweineinsulin chemisch oder mit Hilfe speziell gezüchteter Bakterien bzw. Hefepilze »biologisch« hergestellt wird (s. a. Tab. 2).

Daß Insulin gespritzt werden muß, hängt ebenfalls mit seiner Eiweißnatur zusammen. Würde es »geschluckt« (z. B. in Tablettenform), würde es wie Eiweiß im Magen und Darm verdaut und großenteils unwirksam (s. u.).

Insulin ist aber der einzige Wirkstoff des Körpers – medizinisch nennt man das ein Hormon –, der den Blutzucker senken und vor allem Körpersubstanz (Fettgewebe, Muskel) aufbauen kann.

Fehlt Insulin, »hungern« viele Körperzellen, andere »ersticken« im Überschuß.

Eine breite Palette von Insulinen

Die Entwicklungen der letzten Jahre haben zu einer unglaublichen und fast schon nicht mehr überschaubaren Vielzahl von Insulinpräparaten geführt (Tab. 2). Andererseits kann der Arzt aus einer breiten Palette von Insulinen wohl für jeden Diabetiker das passende Insulin auswählen. Der Patient muß seinerseits die wichtigsten Merkmale seines Insulinpräparates bzw. seiner Insulinpräparate kennen und das Prinzip seiner Insulineinstellung verstanden haben, damit er die im Alltag notwendigen Anpassungen folgerichtig – in Absprache mit seinem Arzt – vornehmen kann.

> Jeder Diabetiker sollte den Namen
> und die Herkunft seines
> Insulinpräparates (auswendig)
> wissen.

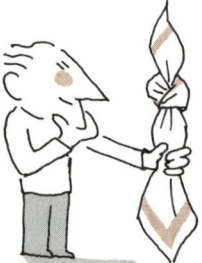

Gegebenenfalls kann man das Etikett von einem gebrauchten Insulinfläschchen ablösen und in den Diabetiker-Ausweis oder in das Protokollheft für die Selbstkontrollen stecken, die man immer bei sich trägt.

Bei allen Insulinen ist die Zusammensetzung und die damit verbundene Wirkungsdauer von großer Bedeutung. Es gibt klare und trübe Insuline. Trotz der Fülle verschiedener Insulinpräparate lassen sich für praktische Belange vor allem zwei Gruppen von Insulinen nach ihrer Wirkdauer unterscheiden (s. a. Tab. 2):

Tab. 2   **Überblick über häufig verwendete Insuline verschiedener Hersteller**

Kurzwirksame Insuline (Normalinsuline, Altinsuline)

Präparat	Herkunft	Lösung/ Susp.	Spritz-Eß-Abstand	(Nach Angabe des Herstellers) Wirkungs- eintritt nach	Wirkdauer	Hersteller
Insulin Hoechst	R	Lsg.	10–20 min	30 min	6–8 Std.	Hoechst
Insulin S Hoechst	S	Lsg.	10–20 min	30 min	5–8 Std.	Hoechst
Insulin Velasulin Nordisk	S	Lsg.	10–20 min	30 min	bis 8 Std.	Nordisk
Insulin Actrapid HM (ge)	BHI	Lsg	10–20 min	30 min	bis 8 Std.	Novo
H-Insulin Hoechst	SHI	Lsg.	10–20 min	30 min	5–8 Std.	Hoechst
Insulin Velasulin Human	SHI	Lsg.	10–20 min	30 min	bis 8 Std.	Nordisk
Huminsulin Normal 40	BHI	Lsg.	10–20 min	30 min	6–8 Std.	Lilly

Zeichenerklärung: R: Rinderinsulin, S: Schweineinsulin, SHI: aus Schweinepankreas mit chemischen Veränderungen gewonnenes Humaninsulin, BHI: biosynthetisch, d. h. aus insulinproduzierenden Bakterien oder Hefepilzen gewonnenes Humaninsulin, Lsg.: Lösung (klar), Susp.: Suspension (trüb)

Tab. 2   **(Fortsetzung)**

Verzögerungsinsuline (NPH-Insuline)

Präparat	Herkunft	Lösung/Susp.	% Normal-Insulin	Depot-träger	Spritz-Eß-Abstand	(Nach Angabe des Herstellers) Wirkungs-eintritt nach	Wirkdauer	Hersteller
Basal-H-Insulin Hoechst	SHI	Susp.	–	Protamin	30–60 min	60 min	11–20 Std.	Hoechst
Depot-H 15-Insulin Hoechst	SHI	Susp.	15	Protamin	30–45 min	30–45 min	11–20 Std.	Hoechst
Depot H-Insulin Hoechst	SHI	Susp.	25	Protamin	30–45 min	60 min	12–18 Std.	Hoechst
Komb-H-Insulin Hoechst	SHI	Susp.	50	Protamin	20–30 min	30 min	10–16 Std.	Hoechst
Huminsulin Basal 40	BHI	Susp.	–	Protamin	30–60 min	30–60 min	18–20 Std.	Lilly
Huminsulin Profil I 40	BHI	Susp.	10	Protamin	30 min	30 min	bis 18 Std.	Lilly
Huminsulin Profil II 40	BHI	Susp.	20	Protamin	30 min	30 min	bis 16 Std.	Lilly
Huminsulin Profil III 40	BHI	Susp.	30	Protamin	30 min	30 min	bis 15 Std.	Lilly
Huminsulin Profil IV 40	BHI	Susp.	40	Protamin	30 min	30 min	bis 14 Std.	Lilly
Insulin Insulatard	S	Susp.	–	Protamin	45–60 min	90 min	bis 24 Std.	Nordisk
Insulin Insulatard Human	SHI	Susp.	–	Protamin	45–60 min	90 min	bis 24 Std.	Nordisk
Mixtard 30/70	S	Susp.	30	Protamin	30–45 min	30 min	bis 24 Std.	Nordisk
Mixtard human 30/70	SHI	Susp.	30	Protamin	30–45 min	30 min	bis 24 Std.	Nordisk
Mixtard 50/50 (Initard)	S	Susp.	50	Protamin	30 min	30 min	bis 24 Std.	Nordisk
Mixtard human 50/50 (Initard)	SHI	Susp.	50	Protamin	30 min	30 min	bis 24 Std.	Nordisk
Insulin Protaphan HM (ge)	BHI	Susp.	–	Protamin	30–45 min	90 min	bis 24 Std.	Novo
Insulin Actraphane HM 30/70 (ge)	BHI	Susp.	30	Protamin	30 min	30 min	bis 24 Std.	Novo

Zeichenerklärung: R: Rinderinsulin, S: Schweineinsulin, SHI: aus Schweinepankreas mit chemischen Veränderungen gewonnenes Humaninsulin, BHI: biosynthetisch, d. h. aus insulinproduzierenden Bakterien oder Hefepilzen gewonnenes Humaninsulin, Lsg.: Lösung (klar), Susp.: Suspension (trüb), NPH: Neutrales Protamin Hagedorn (Protamin wurde 1936 von Hagedorn als Verzögerungsstoff für die Insulinwirkung eingeführt)

Tab. 2 **(Fortsetzung)**

Verzögerungsinsuline (Insulin-Zink-Suspensionen)

Präparat	Herkunft	Lösung/Susp.	% amorph	Depot-träger	Spritz-Eß-Abstand	(Nach Angabe des Herstellers) Wirkungseintritt nach	Wirkdauer	Hersteller
Insulin Novo Semilente	S	Susp.	100	Zn-Acetat	60 min	ca. 90 min	12–16 Std.	Novo
Insulin Monotard HM	BHI	Susp.	30	$ZnCl_2$ $ZnAc_2$	30–45 min	ca. 150 min	bis 24 Std.	Novo

Verzögerungsinsuline (Surfen-Insuline)

Präparat	Herkunft	Lösung/Susp.	% Normal-Insulin	Depot-träger	Spritz-Eß-Abstand	(Nach Angabe des Herstellers) Wirkungseintritt nach	Wirkdauer	Hersteller
Depot-Insulin Hoechst	R	Lsg.	–	Surfen	30–45 min	60 min	10–16 Std.	Hoechst
Depot-Insulin S Hoechst	S	Lsg.	–	Surfen	30–45 min	60 min	10–16 Std.	Hoechst
Komb-Insulin	R	Lsg.	33	Surfen	20–30 min	60 min	9–14 Std.	Hoechst
Komb-Insulin S	S	Lsg.	33	Surfen	20–30 min	60 min	9–14 Std.	Hoechst

Zeichenerklärung: R: Rinderinsulin, S: Schweineinsulin, SHI: aus Schweinepankreas mit chemischen Veränderungen gewonnenes Humaninsulin, BHI: biosynthetisch, d. h. aus insulinproduzierenden Bakterien oder Hefepilzen gewonnenes Humaninsulin, Lsg.: Lösung (klar), Susp.: Suspension (trüb), NPH: Neutrales Protamin Hagedorn (Protamin wurde 1936 von Hagedorn als Verzögerungsstoff für die Insulinwirkung eingeführt). Andere Verzögerungsstoffe sind Surfen oder Zink-Moleküle (Zn). In der Regel liegt Insulin in Kristallform vor, wenn nicht, spricht man von »amorphem« Insulin

Tab. 2   **(Fortsetzung)**

Verzögerungsinsuline (weitere Präparate)

Präparat	Herkunft	Lösung/Susp.	% Normal-Insulin	Depot-träger	Spritz-Eß-Abstand	(Nach Angabe des Herstellers) Wirkungs-eintritt nach	Wirkdauer	Hersteller
Insulin Novo Rapitard	S + R	Susp.	25 (S)	$ZnCl_2$	30 min	15–30 min	14–18 Std.	Novo
Depot-Insulin Horm	R	Lsg.	–	ZnCl Protamin-sulfat	30 min	60 min	12–14 Std.	Hormon-Chemie

Zeichenerklärung: R: Rinderinsulin, S: Schweineinsulin, SHI: aus Schweinepankreas mit chemischen Veränderungen gewonnenes Humaninsulin, BHI: biosynthetisch, d. h. aus insulinproduzierenden Bakterien oder Hefepilzen gewonnenes Humaninsulin, Lsg.: Lösung (klar), Susp.: Suspension (trüb), NPH: Neutrales Protamin Hagedorn (Protamin wurde 1936 von Hagedorn als Verzögerungsstoff für die Insulinwirkung eingeführt). Andere Verzögerungsstoffe sind Surfen oder Zink-Moleküle (Zn). In der Regel liegt Insulin in Kristallform vor, wenn nicht, spricht man von »amorphem« Insulin

Tab. 2 **(Fortsetzung)**

Langwirksame Insuline (Insulin-Zink-Suspensionen)

Präparat	Herkunft	Lösung/ Susp.	% amorph	Depot- träger	Spritz-Eß- Abstand	(Nach Angabe des Herstellers) Wirkungs- eintritt nach	Wirkdauer	Hersteller
Insulin Novo Lente	S + R	Susp.	30	$ZnCl_2$ Zn-Acetat	60 min	ca. 1,5 Std.	über 24 Std.	Novo
Insulin Novo Ultralente	R	Susp.	–	$ZnCl_2$	*	ca. 4 Std.	bis 34 Std.	Novo
Insulin Ultratard HM (ge)	BHI	Susp.	–	$ZnCl_2$	*	ca. 4 Std.	bis 28 Std.	Novo

* Ein Spritz-Eß-Abstand ist bei der langsamen Insulinfreisetzung der bis ca. 30 Std. wirksamen Insuline belanglos. Ein solcher ist lediglich für das meist gleichzeitig gespritzte Normal(= Alt)insulin zu beachten

Zeichenerklärung: R: Rinderinsulin, S: Schweineinsulin, SHI: aus Schweinepankreas mit chemischen Veränderungen gewonnenes Humaninsulin, BHI: biosynthetisch, d. h. aus insulinproduzierenden Bakterien oder Hefepilzen gewonnenes Humaninsulin, Lsg.: Lösung (klar), Susp.: Suspension (trüb), NPH: Neutrales Protamin Hagedorn (Protamin wurde 1936 von Hagedorn als Verzögerungsstoff für die Insulinwirkung eingeführt). Andere Verzögerungsstoffe sind Sufen oder Zink-Moleküle (Zn). In der Regel liegt Insulin in Kristallform vor, wenn nicht, spricht man von »amorphem« Insulin

Tab. 2   **(Fortsetzung)**

Besondere Insuline

U 100-Insuline

Präparat	Herkunft	Lösung/ Susp.	% Normal- Insulin	Depot- träger	Spritz-Eß- Abstand	(Nach Angabe des Herstellers) Wirkungs- eintritt nach	Wirkdauer	Hersteller
Huminsulin Normal 100	BHI	Lsg.	100	–	10–20 min	30 min	6– 8 Std.	Lilly
Huminsulin Basal 100	BHI	Susp.	–	Protamin	30–60 min	30–60 min	18–20 Std.	Lilly
Huminsulin Profil I 100	BHI	Susp.	10	Protamin	30 min	30 min	bis 18 Std.	Lilly
Huminsulin Profil II 100	BHI	Susp.	20	Protamin	30 min	30 min	bis 16 Std.	Lilly
Huminsulin Profil III 100	BHI	Susp.	30	Protamin	30 min	30 min	bis 15 Std.	Lilly
Huminsulin Profil IV 100	BHI	Susp.	40	Protamin	30 min	30 min	bis 14 Std.	Lilly

Zeichenerklärung: R: Rinderinsulin, S: Schweineinsulin, SHI: aus Schweinepankreas mit chemischen Veränderungen gewonnenes Humaninsulin, BHI: biosynthetisch, d. h. aus insulinproduzierenden Bakterien oder Hefepilzen gewonnenes Humaninsulin, Lsg.: Lösung (klar), Susp.: Suspension (trüb)

Tab. 2   **(Fortsetzung)**

U 100-Insuline für OptiPen

Präparat	Herkunft	Lösung/ Susp.	% Normal-Insulin	Depot-träger	Spritz-Eß-Abstand	(Nach Angabe des Herstellers) Wirkungseintritt nach	max. Wirkung	Wirkdauer	Hersteller
Basal H-Insulin 100 Hoechst für OptiPen	SHI	Susp.	–	Protamin	30–60 min	langsam, innerhalb der ersten 60 min	zwischen 3–4 Std.	über 11–20 Std.	Hoechst
Depot-H 15-Insulin 100 Hoechst für OptiPen	SHI	Susp.	15	Protamin	30–45 min	mittel-schnell, innerhalb der ersten 60 min	zwischen 2–4 Std.	über 11–20 Std.	Hoechst
Depot-H-Insulin 100 Hoechst für OptiPen	SHI	Susp.	25	Protamin	30–45 min	mittel-schnell, innerhalb der ersten 30–45 min	zwischen 1½–3 Std.	12–18 Std.	Hoechst
Komb-H-Insulin 100 Hoechst für OptiPen	SHI	Susp.	50	Protamin	20–30 min	schnell, innerhalb der ersten 30 min	zwischen 1½–2 Std.	10–16 Std.	Hoechst
H-Insulin 100 Hoechst für OptiPen	SHI	Lsg.	100	–	10–20 min	schnell, innerhalb der ersten 30 min	zwischen 1–2 Std.	5–8 Std.	Hoechst

Zeichenerklärung: R: Rinderinsulin, **S:** Schweineinsulin, **SHI:** aus Schweinepankreas mit chemischen Veränderungen gewonnenes Humaninsulin, **BHI:** biosynthetisch, d. h. aus insulinproduzierenden Bakterien oder Hefepilzen gewonnenes Humaninsulin, Lsg.: Lösung (klar), Susp.: Suspension (trüb)

Tab. 2   **(Fortsetzung)**

U 100-Insuline für NovoPen

Präparat	Herkunft	Lösung/Susp.	% Normal-Insulin	Depot-träger	Spritz-Eß-Abstand	(Nach Angabe des Herstellers)			Hersteller
						Wirkungs-eintritt nach	max. Wirkung	Wirkdauer	
Actrapid HM Penfill	BHI	Lsg.	100	–	10–20 min	schnell, innerhalb der ersten 30 min	zwischen 2–5 Std.	6–7 Std.	Novo
Insulin Actraphane HM 30/70 Penfill	BHI	Susp.	30	Protamin-sulfat	30 min	ca. 30 min	zwischen 2–12 Std.	bis 24 Std.	Novo
Insulin Protaphan HM Penfill	BHI	Susp.	–	Protamin-sulfat	30–45 min	ca. 90 min	zwischen 4–12 Std.	bis 24 Std.	Novo

Zeichenerklärung: R: Rinderinsulin, S: Schweineinsulin, SHI: aus Schweinepankreas mit chemischen Veränderungen gewonnenes Humaninsulin, BHI: biosynthetisch, d. h. aus insulinproduzierenden Bakterien oder Hefepilzen gewonnenes Humaninsulin, Lsg.: Lösung (klar), Susp.: Suspension (trüb)

Tab. 2 **(Fortsetzung)**

U 100-Insuline für Insuject

Präparat	Herkunft	Lösung/Susp.	% Normal-Insulin	Depot-träger	Spritz-Eß-Abstand	(Nach Angabe des Herstellers) Wirkungseintritt nach	max. Wirkung	Wirkdauer	Hersteller
Velasulin PP 5 × 200 bzw. 5 × 250 I.E.	S	Lsg.	100	–	10–20 min	schnell, innerhalb der ersten 30 min	zwischen 1–3 (4) Std.	bis 8 Std.	Nordisk

Pumpen-Insuline

Präparat	Herkunft	Lösung/Susp.	% Normal-Insulin	Hersteller
Insulin Velasulin Nordisk 1 × 570 I.E. (100 IU/ml)	S	Lsg.	100	Nordisk
H-Tronin 40	SHI	Lsg.	100	Hoechst
H-Tronin 100	SHI	Lsg.	100	Hoechst

Zeichenerklärung: R: Rinderinsulin, S: Schweineinsulin, SHI: aus Schweinepankreas mit chemischen Veränderungen gewonnenes Humaninsulin, BHI: biosynthetisch, d. h. aus insulinproduzierenden Bakterien oder Hefepilzen gewonnenes Humaninsulin, Lsg.: Lösung (klar), Susp.: Suspension (trüb)

■   *Kurzwirkendes Alt- oder Normalinsulin.*

Altinsuline enthalten keine Substanzen, welche die Wirkung ver-
zögern. Ihr Wirkungseintritt ist rasch, d. h. nach 15−30 Minuten, ihre
Wirkdauer beträgt 4−6 Stunden, bei größeren Mengen bis maximal 8
Stunden. Sie sind als klare Flüssigkeit in saurer oder neutraler Lösung in
Form von Schweine-, Rinder- oder Human-Insulin erhältlich. Als Spritz-Eß-
Abstand sollten 10−20 Minuten (je nach ärztlicher Anweisung) eingehalten
werden. Bei alleiniger Behandlung mit kurzwirkendem Insulin sind täglich
4 (manchmal auch 5) Injektionen notwendig.

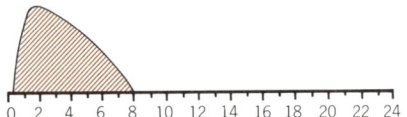

Wirkprofil von Normalinsulin

■   *Mittellang wirkendes, Intermediär- oder Verzögerungs-Insulin.*

Im Gegensatz zu Normalinsulinen enthalten Verzögerungsinsuline meist eine Zusatzsubstanz, z. B. NPH (s. auch Tab. 2), die das Insulin
langsamer aus dem Unterhautfettgewebe in die Blutbahn übertreten lassen. Verzögerungsinsuline wirken unterschiedlich lang, in der Regel zwischen 10−16 bis maximal 24 Stunden, ihr Wirkbeginn ist erst nach 1−2
Stunden feststellbar. Dementsprechend sollte der Spritz-Eß-Abstand
30−45 Minuten, u. U. auch länger, betragen.

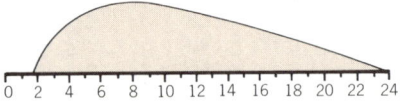

Wirkprofil von Intermediär-
bzw. Verzögerungsinsulin

Als Mischinsuline bezeichnet man Mischungen aus Altinsulin und
Verzögerungsinsulin. Es gibt sie in festgesetzten Mischungsverhältnissen
bereits gebrauchsfertig im Handel (der jeweilige Prozent-Anteil von Normalinsulin ist in Tab. 2 angegeben). Man kann jedoch Verzögerungsinsulin
und Altinsulin auch »frei« miteinander mischen und dadurch die Insulinbehandlung besonders individuell einem gewünschten Wirkungsablauf
anpassen. Infolge des Altinsulinanteils in Mischinsulinen kann der Spritz-
Eß-Abstand meist etwas kürzer gewählt werden als bei alleiniger Anwendung von Verzögerungsinsulinen, in der Regel um die 30 Minuten.

Wegen ihrer guten Mischbarkeit mit Normalinsulin haben sich die NPH-Insuline als Verzögerungsinsulin in der praktischen Therapie weitgehend durchgesetzt. Sie beeinflussen den Wirkablauf von beigemischtem Normalinsulin nicht und ergeben zudem langfristig stabile Mischinsuline. Daneben sind die anderen Verzögerungsinsuline (Tab. 2) mehr und mehr in den Hintergrund getreten, auch die besonders langwirkenden, aber schlecht steuerbaren Langzeitinsuline mit über 24stündiger Wirkung.

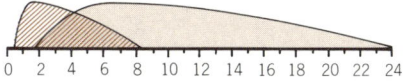

Wirkprofil einer Mischung aus Normal- und Verzögerungsinsulin

Den Wirkablauf verstehen

Für eine sachgemäße Insulinbehandlung ist es wichtig, den Wirkablauf des verwendeten Insulins (bzw. der Insuline) zu verstehen. Bei Insulinmischungen beispielsweise muß man sich vor Augen halten, daß der Alt- oder Normalinsulin-Anteil vor allem die Wirkung nach dem Frühstück und am Vormittag bestimmt, der Verzögerungsinsulin-Anteil die Wirkung um die Mittagszeit und am Nachmittag. Vor Änderungen oder Anpassungen des Insulins muß man sich also zunächst überlegen, zu welchem Zeitpunkt des Tages die Änderung »greifen« soll. Das gleiche gilt natürlich für die Abendspritze. Wie die Insulinbehandlung und -anpassung im einzelnen durchgeführt wird, ist wegen der großen Bedeutung in eigenen Kapiteln für Typ-I- und Typ-II-Diabetiker dargestellt. Ebenso widmet sich ein weiteres Kapitel der Behandlung mit Insulinpumpen, wohl der flexibelsten Art der Insulintherapie.

Dem Diabetiker fehlt »Menscheninsulin« ...

Wie bereits erwähnt, ist es in den Laboratorien der verschiedenen Insulinhersteller gelungen, menschliches oder Human-Insulin zu produzieren (Abb. 7). Sofern man dazu speziell gezüchtete Bakterien oder Hefepilze verwendet, könnte dieser Erfolg längerfristig auch bedeuten, daß die Versorgung der Diabetiker mit Insulin unabhängig wird von der nötigen Anzahl von Schlachttieren.

Man braucht dazu kein Prophet zu sein: in einigen Jahren werden wohl nur noch Human-Insuline verwendet werden. Immerhin fehlt dem Diabetiker Menschen-Insulin, und was liegt näher, als es durch das Sprit-

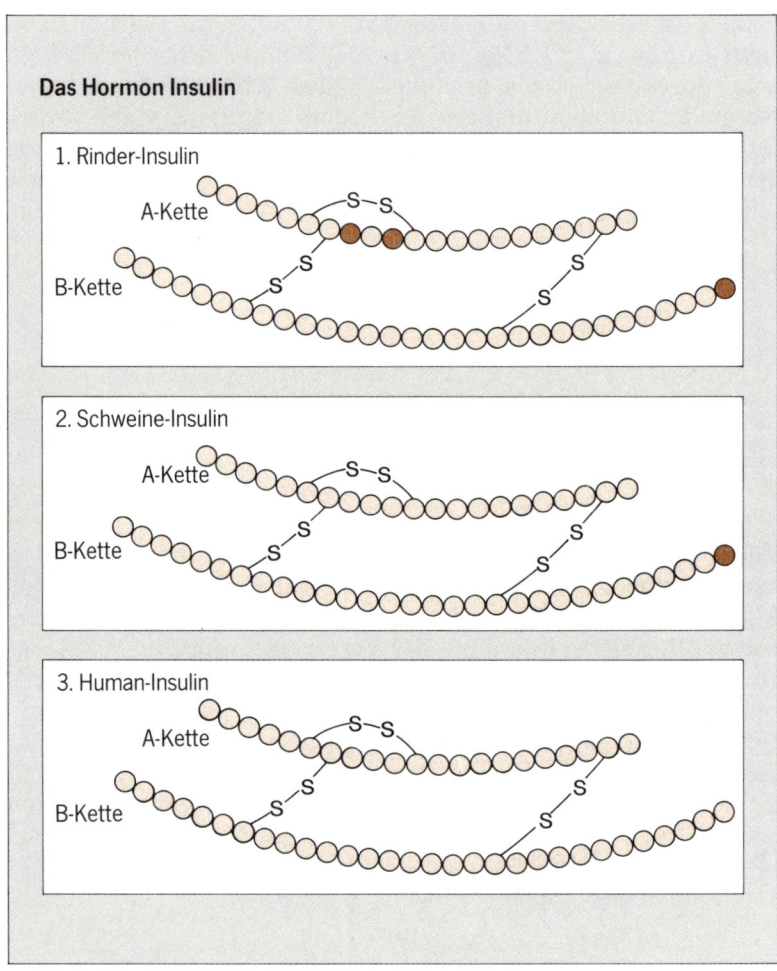

Abb. 7   Das Hormon Insulin.
Die dunkler gefärbten Kreise bei Rinder- und Schweineinsulin bedeuten
unterschiedliche Eiweißbausteine im Vergleich zu Human-Insulin.

zen von Menschen-Insulin zu ersetzen. Das bedeutet aber nicht, daß nun
jeder Patient umgehend auf Human-Insulin umgestellt werden müßte. Wer
gut auf ein hochgereinigtes »tierisches« Insulin eingestellt ist, kann getrost
bei seinem bisherigen Insulin bleiben. Schließlich ist der Wirkablauf eines
Insulins (s. o.) entscheidend für die gute Einstellung. Eine Umstellung auf
Human-Insulin ist nicht gleichbedeutend mit einer besseren Einstellung.

Auch hört man immer wieder von einzelnen Erfahrungen, wonach Unterzuckerungen (s. u.) nach Umstellung auf Human-Insulin weniger gut
bemerkt wurden. Die möglichen Gründe hierfür sind aber nach wie vor
unklar geblieben und könnten in einer insgesamt »schärferen« neuen
Einstellung unter Humaninsulin liegen oder, daß vorher ein tierisches
Insulin mit ganz anderem Wirkablauf verwendet worden war, oder daß
tatsächlich die Unterzuckerungen unter Human-Insulin unauffälliger
ablaufen. Andererseits wird man Patienten, die neu oder auch nur vorübergehend – beispielsweise für eine Operation – auf Insulin eingestellt werden
müssen, ganz bevorzugt mit Human-Insulinen behandeln. Am meisten
profitieren diejenigen Patienten von Human-Insulin, die Allergien bzw.
Unverträglichkeiten an den Spritzstellen oder zirkulierende Antikörper im
Blut gegen tierische Insuline haben.

40 oder 100 Einheiten pro Milliliter (Kubikzentimeter)

Die in Deutschland im Handel befindlichen Ampullen enthalten
eine Lösung von 400 Einheiten in 10 Kubikzentimetern (Millilitern), d. h.
40 Einheiten pro Milliliter, beim Gebrauch von Spritzen bzw. 100 Einheiten
pro Milliliter bei Verwendung von sogenannten Injektionshilfen (»Pens«).

Für Insulinpumpen gibt es sowohl Insuline mit 40 als auch mit 100
Einheiten pro Milliliter. Der Unterschied zwischen diesen beiden Konzen-
trationen von Insulin beträgt also das Zweieinhalbfache und Verwechslungen können daher zu schweren Über- bzw. Unterdosierungen von Insulin
mit den entsprechenden Folgen führen.

Jeder Diabetiker muß auch die Stärke (Konzentration) der von
ihm verwendeten Insuline kennen.

Diesbezüglich finden sich Hinweise wie U 40 oder U 100 für 40 bzw.
100 Einheiten pro Milliliter auf dem Insulinfläschchen oder dem dazugehörigen Beipackzettel. Niemals sollte man mit einer herkömmlichen Insulinspritze (U 40) Insulin aus einer »Pen«-Ampulle (U 100) aufziehen. Allenfalls
dürfen dazu spezielle U-100-Spritzen benützt werden.

Natürlich ließen sich solche Verwechslungsprobleme umgehen,
wenn alle Insuline in Deutschland auf eine Konzentrationsstärke umgestellt werden würden. Leider ist das bislang am Widerstand der unter-
schiedlichsten Interessengruppen und aus ganz unterschiedlichen Beweg-
gründen gescheitert. In vielen Ländern dagegen, z. B. in den USA, Großbri-
tannien, aber auch in unmittelbar an die Bundesrepublik angrenzenden
Ländern, ist bereits seit längerem einheitlich auf U-100-Insuline umgestellt
worden.

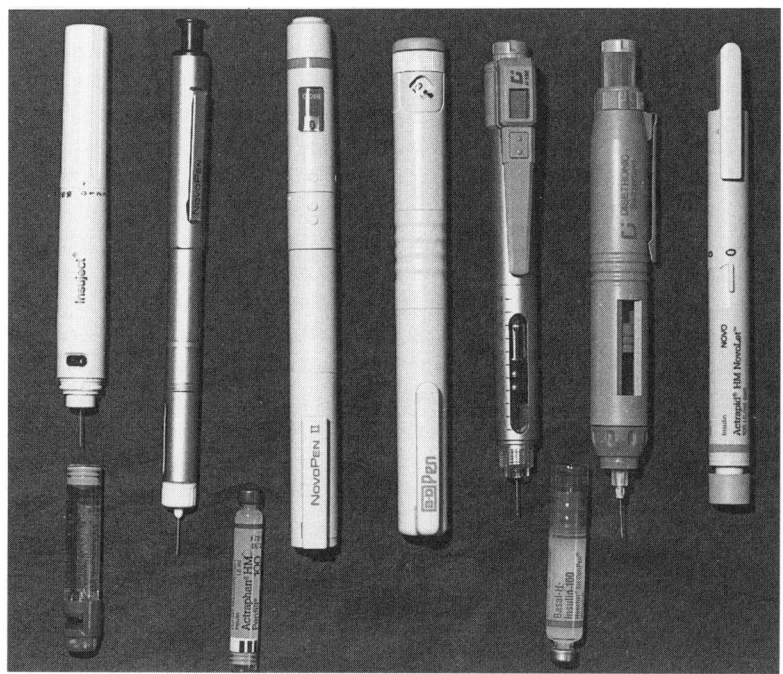

Abb. 8   »Pen-Kollektion« 1991.

=== Richtig lagern, aber auch mitnehmen

Die Lagerung der Stechampullen erfolgt am besten in kühlen Kellerräumen oder im Kühlschrank, allerdings nur im »Gemüsefach« und nicht im »Gefrierfach«. Andernfalls könnte die Wirksamkeit des Insulins beeinträchtigt werden. Insulinpräparate sind begrenzt haltbar, können aber im allgemeinen 2–3 Jahre verwendet werden. Das auf den Ampullen verzeichnete Verfallsdatum gibt hierüber Auskunft. Verschiedene Insuline sind trübe. Es handelt sich dabei um sog. Suspensionen, bei denen das Fläschchen durchmischt werden muß (z. B. durch Rollen des Insulinfläschchens zwischen den Händen), bevor das Insulin in die Spritze aufgezogen wird. Auf diese Weise wird eine gleichmäßige Verteilung der Bestandteile der Insulinlösung gewährleistet. Bei klaren Insulinen ist dieses Problem nicht vorhanden.

Unmittelbar in Gebrauch befindliche Insulinfläschchen können aber ohne weiteres bei Zimmertemperatur (geschützt vor direkter Sonnenbestrahlung oder Hitzeeinwirkung) aufbewahrt werden. Im übrigen sollten Diabetiker, wenn sie mehr als einmal täglich Insulin spritzen, nie ohne ihre Ausrüstung zum Insulinspritzen aus dem Haus gehen. Am besten führt man die benötigten »Utensilien« in einem eigenen kleinen Täschchen immer mit sich. Man ist dann gleichzeitig unabhängig und kann auch bei unvorhergesehenen Verzögerungen unterwegs sein Insulin zur rechten Zeit spritzen. Trennen Sie sich auch auf Reisen niemals von ihrem Insulin. Wie leicht geht Reisegepäck einmal verloren, und Sie stehen hilflos ohne Insulin da. Das soll zwar auch schon diabetischen Ärzten passiert sein, aber es ist schon mehr als ärgerlich, wenn z. B. während einer Schiffsreise bei einem Landausflug die Rückkehr plötzlich nicht klappt und man für mehr als einen Tag nicht an sein an Bord befindliches Insulin kann.

Praktische Plastik-Insulinspritzen

Plastik-Insulin-Spritzen haben sich heute allgemein durchgesetzt. Sie sind einfach und praktisch zu handhaben. Wegen des geringen »Totraums« sind im allgemeinen Spritzen mit eingeschweißter Kanüle zu bevorzugen. Die Insulinmengen lassen sich damit sehr exakt abmessen. Sicherlich können diese Spritzen bei sauberer Behandlungsweise, d. h. Wiederverpacken nach erfolgter Injektion in die Schutzkappe und -umhüllung, ebenso wie früher die Glasspritzen mehrfach verwendet werden, vorausgesetzt, die Nadel wird nicht vorzeitig stumpf.

Seit einigen Jahren stellen die verschiedenen »Pen«s, die wie ein Füllfederhalter aussehen (Abb. 8) und bei denen stumpfe Nadeln und der Insulinvorrat mittels »Patronen« ausgewechselt werden können, eine weitere wesentliche Vereinfachung für die Patienten dar. Insbesondere kann man sein(e) Insulin(e) immer spritzfertig mit sich führen und hat es überdies leichter, die gewünschte Insulindosis exakt abzumessen.

Tabelle 3 gibt einen Überblick über die derzeit zur Verfügung stehenden Pens (Insulininjektionshilfen).

Tab. 3   **Insulininjektionshilfen** (Stand: Juni 1990)

Name	Firma	Passendes Insulin	Dosis-schritte	Einheiten/Patronen
Insuject	Nordisk	Velasulin Human PP (U 100) Velasulin PP (U 100)	1	250
Insuject X	Nordisk	Insulatard Human X (U 100) Mixtard 15/85 Human X (U 100)* Mixtard 30/70 Human X (U 100)* Mixtard 50/50 Human X (U 100)*	2	
NovoPen I	Novo	Actrapid HM Penfill (U 100) Protaphan HM Penfill (U 100) Actraphane HM Penfill (U 100)	1	150
NovoPen II	Novo	alle o. g. Novo-Insuline	2	
Novolet	Novo	alle o. g. Novo-Insuline	2	
Autopen	Haselmeier	alle o. g. Novo-Insuline	2	
B-D Pen*	Becton-Dickinson	für alle 1,5 ml Kartuschen (Patronen) auch Lilly-Insuline		
OptiPen 1	Hoechst	H-Insulin 100 Komb-H-Insulin 100 Depot-H-Insulin 100 Depot-H 15-Insulin 100 Basal-H-Insulin 100	1	300
OptiPen 2	Hoechst	alle o. g. Hoechst-Insuline	2	
OptiPen 4	Hoechst	alle o. g. Hoechst-Insuline	4	
D-Pen U 40	Disetronic	alle Insuline U 40	1	
D-Pen U 100	Disetronic	alle Insuline U 100	1	

U 100 bedeutet: 100 Einheiten Insulin in 1 ml
U 40 bedeutet: 40 Einheiten Insulin in 1 ml
* in Vorbereitung

Gefühl ist durch Automatik nicht zu ersetzen

Sog. automatische Injektionsgeräte (haben nichts mit den Pens zu tun!) sind dagegen teuer, kompliziert und häufig schlecht zu reinigen. Dies gilt auch für die sog. Spritz-Pistolen, die ohne Nadel funktionieren. Im übrigen ist es viel besser, wenn der Diabetiker durch den eigenhändigen Einstich der Injektionsnadel den richtigen Ort für die Einspritzung »erfühlt«, als daß er sich auf die automatische Injektion verläßt. Sicherlich bedarf es bei manchen Patienten einer gewissen Selbstüberwindung, die Injektion durchzuführen, aber erlernbar ist sie für jeden Diabetiker.

Wie spritzt man Insulin?

Doch nun zur eigentlichen Prozedur des Spritzens: Beim Aufziehen des Insulins aus dem Fläschchen in die herkömmlichen Plastikspritzen wird dieselbe Menge Luft, wie sie der gewünschten Insulinmenge entspricht, mit der Spritze in die Stechampulle eingeblasen. Dann stellt man das Fläschchen auf den Kopf und braucht nur noch leicht am Spritzenstempel zu ziehen. Auf diese Weise läuft das Insulin unter Druck gleichsam von selbst in die Spritze. Wenn man – gerade bei größeren Insulinmengen – dieses Vorgehen unterläßt, muß man mit viel Gewalt das Insulin ansaugen und wird bei dem entstehenden Unterdruck doch feststellen, daß Luft in Form von kleinen Schaumperlen in die Spritze gelangt. Auch empfiehlt es sich, immer etwas mehr Insulin, als gespritzt werden soll, in die Spritze aufzuziehen, um dann bei senkrecht gehaltener Spritze die genaue Insulinmenge einzustellen und eventuell doch entstandene Bläschen wegzuspritzen.

Beim Aufziehen einer »freien« Insulin-Mischung sollte zunächst das Alt- oder Normalinsulin und anschließend das Verzögerungsinsulin in die Spritze aufgezogen werden. Allerdings muß für den Druckausgleich im Fläschchen mit dem Verzögerungsinsulin als erstes gesorgt bzw. eine zweite »Luft«-Nadel zusätzlich eingestochen werden, zumal vom Verzögerungsinsulin dann nicht überschießend viel aufgezogen und der Überschuß ins Fläschchen zurückgespritzt werden darf, wenn die Mischung stimmen soll. Kleine Spuren Altinsulin im Verzögerungsinsulin ändern aber den Wirkungsablauf nur unwesentlich, im Gegensatz zu (meist trüben) Spuren des Verzögerungsinsulins im Altinsulin. »Freie« Insulinmischungen sollten in der Regel erst unmittelbar vor der fälligen Insulin-Injektion hergestellt werden.

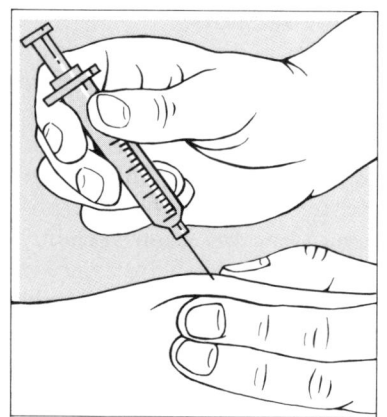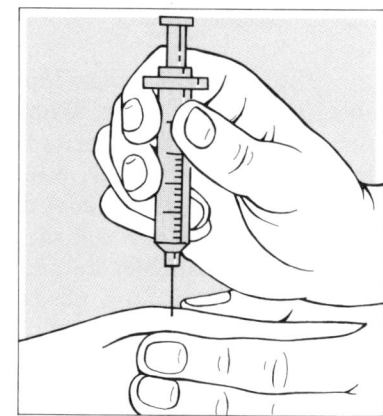

Abb. 9   Spritzen in das Unterhautfettgewebe.

Insulin wird etwa 1 cm unter die Haut ins Fettgewebe, nicht in den Muskel, gespritzt. Mit der einen Hand hebt man dazu eine Haut-Fett-Falte ab, mit der anderen sticht man mit der Spritze die Nadel durch die Haut, senkrecht bei kurzen (11 mm langen) Nadeln, schräg bei längeren (20 mm langen und längeren) Nadeln (s. Abb. 9). Spritzt man zu flach (d. h. in die Haut, nicht in das Fettgewebe), bilden sich erhabene Stellen (»Hügelchen«) an der Spritzstelle. Meist tut das auch weh. Bei normaler Körperhygiene braucht man eigentlich keine vorherige Desinfektion mit Alkohol.

Nicht unbedingt nötig erscheint auch das »Aspirieren« vor dem eigentlichen Einspritzen des Insulins. Bei bereits ins Fettgewebe eingestochener Nadel wird dazu der Spritzenstempel angezogen, um zu erkennen, ob u. U. ein größeres Blutgefäß zufällig getroffen ist. Auch wenn eine solche Injektion in der Regel nicht gefährlich ist, weil sich im Hautbereich der Spritzstellen (s. unten) keine wirklich großen Blutgefäße normalerweise befinden, sollte man »im Falle eines Falles«, d. h. wenn man Blut in die Spritze saugt, die Nadel etwas nach vorne schieben oder zurückziehen und dann erst injizieren.

Wichtig ist, daß man nach erfolgter Einspritzung mit der Nadel im Fettgewebe noch einige Sekunden wartet, bis sich das Insulin im Gewebe verteilt hat, und dann erst die Nadel herauszieht. Meist umgeht man damit auch das Problem, daß nach der Injektion ein kleiner Blutstropfen an die Hautoberfläche austritt. Keinesfalls aber sollte man wegen eines solchen an sich harmlosen Blutstropfens Insulin »nachspritzen«, weil man fürchtet, zu wenig Insulin gespritzt zu haben.

Prinzipiell genauso verfährt man beim Spritzen mit Insulin-Pens. Hier hat man allerdings den Vorteil, daß man die exakte Dosis nicht erst in die Spritze aufziehen muß, sondern nur die jeweilige Dosiervorrichtung des Pens betätigen muß und ansonsten sein Insulin spritzfertig parat hat. Natürlich müssen trübe Insuline durch sanftes Hin- und Herwenden des Pens erst durchmischt werden. Zu bemerken ist ferner, daß beim Penspritzen nicht »aspiriert« sowie nicht »frei gemischt« werden kann. Für letzteren Fall muß auf Spritzen mit zwei verschiedenen Pens ausgewichen werden.

Spritzen nach Plan

Die Spritzstellen an Oberschenkel, Gesäß und Bauch (Abb. 10), sollen gewechselt werden, aber nicht wahllos, sondern nach Plan (Abb. 11). So kann man z. B. immer einen Fingerbreit »weiterwandern«. Am schnellsten gelangt das Insulin aus Bauch-Spritzstellen ins Blut, langsamer aus Spritzstellen am Gesäß, am langsamsten aus Oberschenkel-Spritzstellen. Für eine täglich möglichst gleichbleibende Wirkung des Insulins erscheint es daher nicht unvernünftig, wenn die gleichen Spritzareale täglich zur

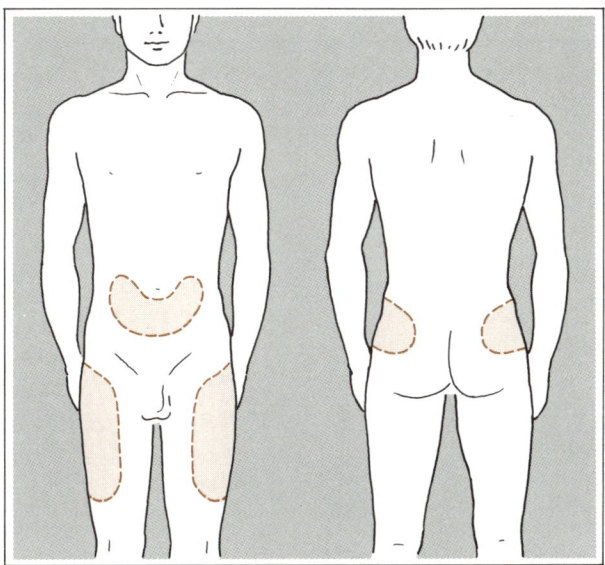

Abb. 10   Bevorzugte Einspritzungsstellen (nach Constam).

gleichen Tageszeit benutzt werden, beispielsweise am Morgen das Bauchareal und abends die Oberschenkel. Man muß aber davon ausgehen, auch
wenn man alles tagtäglich genau gleich macht, daß die Aufnahme des
Insulins in das Blut ein wenig von Tag zu Tag schwanken kann, ganz zu
schweigen von der sich immer etwas ändernden Ausgangslage des Stoffwechsels.

Spritzstellen am Oberarm – obwohl oft benutzt – sind nicht generell zu empfehlen, weil dort allzu leicht das Insulin versehentlich zu tief in
den Muskel gespritzt wird und dann das Insulin rascher als erwartet wirkt.
Am Oberarm hat man im allgemeinen weniger Fettgewebe, andererseits ist
es dort nicht einfach, als »Selbstspritzer« gleichzeitig eine Haut-Fett-Falte
abzuheben.

Wissen sollte man auch, daß »Aktivitäten« wie Sauna oder ein
heißes Bad infolge der Erwärmung und Mehrdurchblutung der Spritzstellen die Insulinaufnahme ins Blut beschleunigen und u. U. Unterzuckerungen begünstigen können. Wie oft, verringern auch hier die entsprechende
Kenntnis und aufmerksame Beobachtung die Gefahr meist schon entscheidend.

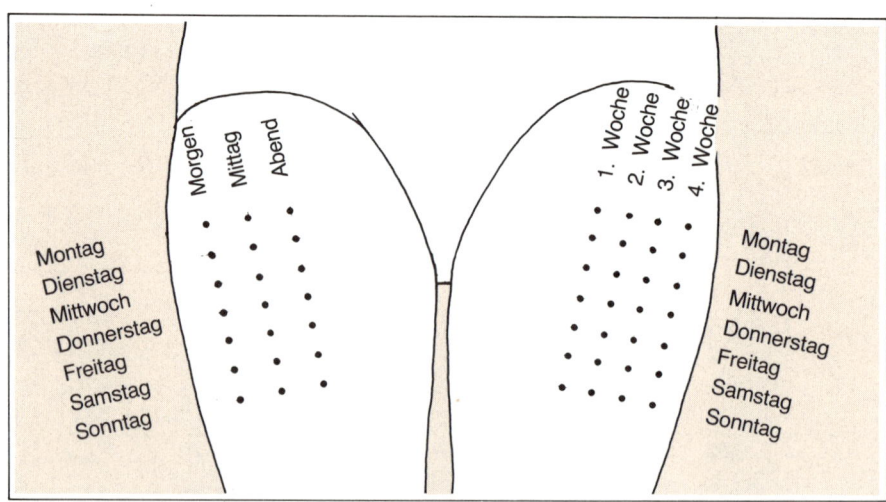

Abb. 11   Zwei Beispiele für das »Spritzen nach Plan« am Oberschenkel: Verteilung der
Injektionsstellen bei der Einspritzung pro Tag (Bein rechts im Bild) und bei
mehreren Einspritzungen pro Tag (links) (nach Constam).

Vorübergehende Sehstörung

Mitunter werden nach einer raschen Besserung der Blut- und
Harnzuckerwerte – wie es im übrigen gelegentlich auch bei erstmals mit
Diät und Tabletten behandelten Diabetikern beobachtet wird – vom Patienten Störungen des Sehvermögens festgestellt. Der Patient »kann die Zei-
tung nicht mehr lesen«, er ist weitsichtiger geworden. Diese Störungen
hängen mit einem veränderten Quellungzustand der Augenlinse zusammen, der für die Besserung der Stoffwechselsituation typisch ist. Wichtig
für Patient und Arzt ist zu wissen, daß diese Nebenwirkung völlig harmlos
und vorübergehend ist und nichts mit Sehstörungen anderer Art, wie sie
beim Diabetes gefürchtet werden (S. 183), zu tun hat. Sog. Insulinödeme,
d. h. Schwellungen, insbesondere der Beine, treten nach Insulinbehandlung
manchmal bei jungen Mädchen und Frauen auf. Über ihre Entstehung
weiß man recht wenig. Sie verschwinden meist nach wenigen Tagen.

Kaum Probleme mit der Verträglichkeit

Allergien (generalisiert oder in Form von juckenden Veränderungen an den Einspritzstellen) sind ebenso wie eine (antikörperbedingte)
Insulinresistenz sehr selten geworden und durch den Wechsel auf Humaninsulin zu behandeln. Die seit langem eingeführten »hochgereinigten«
Insuline hatten diesbezüglich bereits einen entscheidenden Fortschritt
gebracht. Schweineinsuline schneiden dabei günstiger ab als Rinderinsu-
line. Mehr oder weniger seit Jahren schon verschwunden sind die Patienten
mit einer schweren antikörperbedingten Insulinresistenz, d. h. Patienten,
die 200 und mehr Einheiten Insulin täglich spritzen mußten, weil sie in
ihrem Organismus Eiweißkörper bilden, die das Insulin in seiner Wirkung
abschwächen bzw. neutralisieren. Gegebenenfalls sind die bereits erwähnte
Umstellung auf Humaninsulin, mitunter aber auch eine stationäre
Behandlung mit intravenös verabreichten Injektionen großer Mengen von
Altinsulin oder auch eine Behandlung mit Cortisonpräparaten dann angezeigt.

Einem Fettgewebsschwund oder der Bildung von Fettgewebsge-
schwülsten an den Injektionsstellen kann man nur durch vorbeugende Maßnahmen und richtige Spritztechnik begegnen.

Allerdings sind schwerwiegende Erscheinungen dieser Art seit der
Verwendung von hochgereinigten Insulinen, speziell Humaninsulinen,
ebenfalls extrem selten geworden. Nach wie vor aber dürfen die Patienten
nicht, wie schon erwähnt, um der Bequemlichkeit willen stets an den

gleichen Stellen das Insulin injizieren. Die Aussichten auf die Beseitigung einmal entstandener Bezirke mit Fettgewebsschwund sind leider gering.

Unterzuckerung als häufigste Nebenwirkung

Die einzige ernsthafte Gefährdung der Patienten durch die Insulinbehandlung ist die Unterzuckerung, die Hypoglykämie, auf die wegen ihrer Bedeutung nicht nur an dieser Stelle, sondern in einem eigenen Kapitel und an vielen anderen Stellen in diesem Buch eingegangen wird. Durch ungenaues Aufziehen des Insulins kann zu viel Insulin gespritzt werden. Die überschüssige Insulinmenge bewirkt dann die Unterzuckerung. Weitere Fehlerquellen ergeben sich bei ungenügender Beachtung der Diät.

Durch das Auslassen einer oder mehrerer Tagesmahlzeiten wird dem Körper nicht ausreichend Nahrung zugeführt, dadurch ist zu viel Insulin vorhanden, der Blutzucker sinkt entsprechend stark ab.

Schließlich muß der Diabetiker noch wissen, daß ungewohnte körperliche Betätigung zur zusätzlichen Verbrennung von Traubenzucker in der Muskulatur führt (s. Kapitel »Trimm-Dich für den Diabetes!«). Wenn dies bei der Insulinmenge bzw. bei der Nahrungszufuhr nicht berücksichtigt wird, kann eine Hypoglykämie auftreten. Wie fast überall braucht man auch bei der Insulinbehandlung die richtige Menge zur richtigen Zeit; das muß man eben – wie man zu Beginn der Insulinära bereits sehr wohl wußte – kontrollieren mit den heute so einfach gewordenen Methoden zur Selbstmessung (s. Kapitel »Selbstkontrolle«). Das Kontrollieren muß schließlich zur richtigen Anpassung der Insulindosis in Absprache mit dem Arzt führen (s. Kapitel »Anpassung des Insulins«). Insulinbehandelte Typ-II-Diabetiker sollten sich jetzt keine unnötigen Sorgen machen: für sie gilt das Insulinanpassen nur in sehr begrenztem Maße – wenn überhaupt!

Der »überspritzte« Diabetiker

Sog. schwer einstellbare Diabetiker sind häufig »überspritzt«. Diese Patienten injizieren sich aufgrund von erhöhten Harnzuckerausscheidungen eine größere Insulinmenge, die zu einer Unterzuckerung, dann wieder zu einer Gegenregulation und damit zu einem erneuten Blutzuckeranstieg mit Harnzuckerausscheidung Anlaß gibt.

Dieser »Teufelskreis« kann nur durchbrochen werden, wenn man sich zu einer Verminderung der Insulindosis entschließt.

Weniger Insulin führt dann zu besseren Blutzuckerwerten, weil keine Hypoglykämien mehr die Gegenregulationshormone Adrenalin, Glukagon usw. in die Höhe treiben und damit die exzessive »Blutzuckerbildung« durch die Leber (s. a. Kapitel »Wenn der Zucker zu tief absinkt«). An diese Möglichkeit muß man immer auch in seinen Gesprächen mit dem behandelnden Arzt denken.

Keinesfalls darf man aus Furcht vor Unterzuckerungen oder weil man wegen einer Unpäßlichkeit nichts essen kann, die Insulininjektionen einfach weglassen!

Diese Unterlassung ist eine der häufigsten Ursachen des diabetischen Koma. Wie man sich bei Krankheit verhält, wird ausführlich in einem eigenen Kapitel (»Der kranke Diabetiker«) besprochen.

Niemals gut eingestellt?

Eine Frage bewegt viele insulinspritzende Diabetiker: Ist es gefährlich, wenn man in eine Hypoglykämie gerät? Darüber wird im Kapitel »Wenn der Zucker zu tief absinkt« noch zu reden sein. Wie schon erwähnt, sollen solche Unterzuckerungen aber natürlich nicht gehäuft und nicht in schwerer Form auftreten. Andererseits gibt es praktisch keinen insulinspritzenden Diabetiker, der nicht einen oder mehrere dieser Zustände erlebt hat. Patienten, die niemals Hypoglykämien unter Insulinbehandlung gehabt haben, setzen sich dem Verdacht aus, daß sie immer schlecht eingestellt waren. In diesem Fall wird das Fehlen gelegentlicher Unterzuckerungen durch eine ständige schlechte Stoffwechsellage mit hohen Blutzuckerwerten und womöglich mit Azeton im Urin erkauft. Deswegen gilt für das »Wundermittel Insulin«, daß nicht nur genügend Insulin gespritzt wird, um ein Koma zu vermeiden, sondern so viel, wie der Körper ohne Diabetes brauchen würde. Das ist ein schwieriges Problem, um das sich Arzt und Patient ständig bemühen müssen. Der Lohn hierfür ist die Vermeidung oder Verminderung von Komplikationen, wie wir sie in einem späteren Kapitel kennenlernen werden (S. 181).

Insulin, das nicht gespritzt werden muß?

Eine andere Frage ist, ob es gelingt, Insuline zu entwickeln, die nicht mehr gespritzt werden müssen und so die Insulinbehandlung wesentlich erleichtern können. Beim Insulin ist man ja u. a. deshalb auf das Spritzen angewiesen, weil es als Eiweiß im Magen-Darm-Bereich verdaut und großenteils unwirksam werden würde, wollte man es als »Tropfen« schlucken oder als »Tabletten« einnehmen. Eine Reihe von Versuchen mit z. T. veränderten Insulinen als Nasen-Sprays, Tropfen oder Zäpfchen haben zwar gewisse Fortschritte erkennen lassen, aber die genaue Dosierung läßt noch erheblich zu wünschen übrig, ganz zu schweigen, daß die Langzeitverträglichkeit womöglich ungünstig ist und die Kosten in jedem Fall ein Vielfaches betragen, weil ein Vielfaches an Insulin eingesetzt werden muß, um die gleiche Wirksamkeit im Blut zu erreichen. Insgesamt ist man daher wohl richtig beraten, nicht zu erwarten, daß sich das Problem des Insulinspritzens auf diese Weise in den nächsten Jahren lösen läßt.

Häusliche Selbstkontrolle

Genügt es denn nicht, in mehrwöchentlichen Abständen zum Arzt zu gehen und die Diabeteseinstellung überprüfen zu lassen? Warum soll der Patient selbst etwas tun und den Urin auf Zucker und Azeton untersuchen oder gar den Blutzucker messen? Sollen die vom Patienten durchgeführten Kontrollen etwa die ärztliche Überwachung ersetzen?

≡ Selbstkontrolle – warum?

Diabetes ist eine chronische, d. h. lebenslange Stoffwechselkrankheit, von der wir wissen, daß eine beständig gute Stoffwechseleinstellung mit möglichst normalen Blutzuckerwerten Wohlbefinden und Leistungsfähigkeit gewährleistet und der Entwicklung von Spätschäden vorbeugt oder sie zumindest abschwächt (s. S. 58). »Beständig gut« bedeutet: möglichst täglich gute Einstellung! Jeder Leser weiß: dies ist fürwahr ein sehr hohes Ziel.

Aus vielerlei Gründen, z. B. weil die körperliche Aktivität wechselt, ein Infekt auftritt, oder einfach, weil nicht jeder Tag gleich ist, kann sich die Stoffwechselsituation oft kurzfristig verändern, gerade bei jungen Diabetikern, die ein langes Leben mit ihrer Krankheit vor sich haben. Die üblichen Arztkontrollen alle 4–8 Wochen können diesem Problem natürlich nicht Rechnung tragen. Deshalb muß jeder Diabetiker, der auf eine entsprechende gesundheitliche Vorsorge angewiesen ist, regelmäßig durch sein eigenes Diabetes-Vermessungsinstrument »Selbstkontrolle« schauen. Dies gilt wohl für alle Typ-I-Diabetiker, aber auch den Großteil der Typ-II-Diabetiker.

»Diabeteseinstellung ohne Selbstkontrolle heißt Seefahrt ohne Kompaß.«

Und wer würde sich schon im Ernst einem Schiff ohne Kompaß für eine Fahrt auf dem offenen Meer anvertrauen?

═ Revolutionierende Möglichkeiten

Das eigentlich revolutionär Neue in der Diabetesbehandlung im vergangenen Jahrzehnt sind die Fortschritte in den Möglichkeiten der Kontrolle durch die Patienten selbst. Sie können heute im wahrsten Sinne des Wortes ihr Schicksal in die Hand nehmen und die ärztlichen Behandlungsmaßnahmen präzise in den Alltag umsetzen. Beispielsweise läßt nur eine einfache und schnelle Blutzuckermessung vor der nächsten Insulinspritze die Dosis der jeweiligen Situation wirklich anpassen. Anhand der bei den ärztlichen Kontrollen gemessenen HbA_1-Werte können dann Arzt und Patient unschwer sehen, inwieweit sie ihrem Ziel einer möglichst weitgehenden Normalisierung der Blutzuckerspiegel nahegekommen sind.

Die Aufzeichnungen des Patienten über seine Selbstmessungen ergänzen also die ärztlichen Maßnahmen sinnvoll und erleichtern die Entscheidungen des Arztes, die dieser in der Sprechstunde trifft.

Darüberhinaus werden durch die Selbstkontrolle des Patienten schwerwiegende Stoffwechselentgleisungen rasch erkannt und so rechtzeitig behandelt, daß mancher sonst notwendige Krankenhausaufenthalt vermieden wird. In diesem Sinne ist Selbstkontrolle auch kostengünstig.

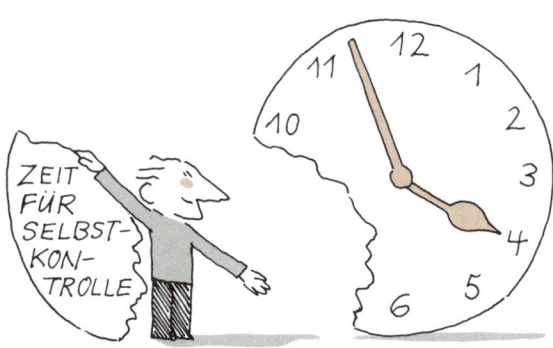

»Wenn ich mehr Zeit hätte«

Sicher gehören die meisten Leser zu den Diabetikern, die ihre Selbstkontrolle sehr ernst nehmen und deshalb nicht durch äußere Umstände darauf verzichten wollen. Nicht selten aber hört man Argumente: »... Wenn ich mehr Zeit hätte, könnte ich endlich regelmäßiger testen« oder »Da muß ich vor der Schule noch früher aufstehen ...« oder »... Ich bin Verkäuferin und kann doch nicht einfach verschwinden, um auch noch umständlich Blutzucker zu testen. Ich bin froh, wenn ich meine Zwischenmahlzeiten pünktlich einnehmen kann.«

=== **Da haben wir's: die Schule, der Beruf, der Streß!**

Diesem gewichtigen Umstand wird bereits Rechnung getragen durch die Vereinfachung von Testmethoden. Schnell ablesbare Teststreifen ohne zusätzliche Hilfsmittel erlauben jederzeit eine aktuelle Blutzucker- oder Harnzuckerkontrolle und machen die augenblickliche Einstellung des Diabetes sichtbar. Dank der Möglichkeiten der »Trockenchemie« ist »flexible Stoffwechselkontrolle« heute vielfach geübte Realität!

=== **Blutzuckerselbstkontrolle: Haemo-Glukotest 20-800, Haemo-Glukotest 20-800 R, Glucostix**

Noch mag es Patienten geben, die die Nase rümpfen bei dem Gedanken, sich selbst in die Fingerkuppe oder ins Ohrläppchen stechen zu müssen. Trotzdem: Sie benötigen einen dicken Blutstropfen, den Sie über die gesamte Fläche des Blutzuckerteststreifenfeldes auftragen sollten. Um den Schmerz gering zu halten, verwenden Sie vorzugsweise Lanzetten mit dünner Spitze, eine Injektionsnadel oder aber einen kleinen »Stechapparat« (z. B. Autoclix, Glucolet, Autolance oder Auto-Lancet). Die Seite der Fingerkuppe ist darüber hinaus weniger schmerzhaft als die Fingerkuppe selbst. Auch das Ohrläppchen erweist sich oft als ein gut geeigneter Ort. Die Aussagekraft der Blutzuckertestung ist nur dann gewährleistet, wenn die Zeiten vom Auftragen bis zum Abwischen des Bluttropfens sowie bis zum Ablesen des Streifens exakt eingehalten werden. Sie ist im allgemeinen sehr gut. Das Ablesen der Farbe kann aber durch bestehende Lichtverhältnisse, z. B. Kunst- oder Tageslicht, beeinflußt werden. Außerdem stehen heutzutage eine ganze Reihe von Blutzucker-Meßgeräten zur Verfügung. Tabelle 4 führt die gebräuchlichsten auf.

Tab. 4   **Blutzucker-Meßgeräte (Reflektometer)***

Reflolux II, Glucometer II, petita-Star, Diatek, Hypocount, Diascan-S, Reflolux S, Glucometer GX

nicht mit freiem Auge ablesbar:
ExacTech Pen, ExacTech Companion, Glucoscan-one-touch, Ultra

für stark Sehbehinderte:
petita B_2 audio, Hypocount talking, Reflolux II audio

* (Stand März 1991)

Viele Diabetiker wollen auf die Hilfe eines Meßgerätes nicht mehr verzichten. Stärker Sehbehinderte oder Patienten mit Farbsehschwäche sind darauf angewiesen. Letzteres kommt gar nicht so selten vor und kann auch mit frühen Veränderungen am Augenhintergrund durch den Diabetes zusammenhängen. Leider gibt es noch zu oft Schwierigkeiten von seiten der Krankenkassen, die Kosten zu übernehmen. Blutzuckermeßgeräte zählen zu den sog. Heilhilfsmitteln, für die der Versicherte die Kosten in der Regel zu tragen hat. In medizinisch tatsächlich begründbaren Fällen (s. oben) jedoch, kann ein ärztliches Attest bei der Kostenübernahme weiterhelfen.

Insgesamt sind die neuen Blutzuckermeßgeräte wirklich ausgereift und relativ billig geworden. Sie erleichtern vielen Diabetikern das Leben beim zuverlässigen Vermessen ihres Diabetes. Sie sind auch hervorragend als Geschenk geeignet, gerade wenn Angehörige »ihrem« Diabetiker einmal etwas echt Gutes antun wollen.

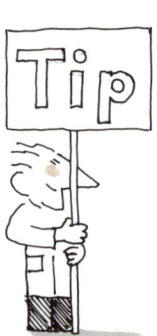

Noch ein Tip für den Geübten:
Zur Not können Sie die Blutzuckerteststreifen der Länge nach auseinanderschneiden nach dem Motto: aus eins mach zwei. Dies geht allerdings nicht bei Verwendung von Blutzuckermeßgeräten.

Harnzuckerselbstkontrolle: Glukotest, Diabur-Test 5000

Die Möglichkeit der Blutzuckerselbstkontrolle könnte Sie zur Annahme verleiten, die Harnzuckertestung sei damit überholt. Doch nach genauerem Überlegen werden Sie nach wie vor viele positive Aspekte erkennen: die Harnzuckertestung schmerzt nicht, sie ist jederzeit durchführbar. Sie bleibt kostengünstiger. Sie verlangt hingegen die Kenntnis Ihrer persönlichen Nierenschwelle. Wenn Ihr Blutzucker eine gewisse Höhe erreicht (normal 160–180 mg/dl), finden Sie bei allen darüberliegenden Blutzuckerwerten auch Zucker im Urin (s. auch Kapitel »Was ist Diabetes?« und insbesondere Abb. 2).

Jeder Mensch hat seine eigene Nierenschwelle, die sich im Laufe des Lebens verändern kann und deshalb, z. B. im Rahmen einer stationären Stoffwechselkontrolle, stets überprüft werden sollte.

Je höher die Blutzuckerwerte über diese Nierenschwelle ansteigen, um so schlechter werden die Harnzuckertestungen ausfallen.

Einfache Harnzuckerbestimmung

Die Harnzuckerbestimmung mit den Teststreifen (z. B. Glukotest, Clinistix, Diastix) ist einfach: nach kurzem Eintauchen in den Urin wird der Streifen mit einer mitgelieferten Farbskala verglichen, eine eventuelle Verfärbung zeigt an, ob kein, etwas (bis 0,5 Prozent) oder viel Zucker im Urin ausgeschieden wurde. Überdies steht mit Diabur-Test 5000 ein Teststreifen zur Verfügung, der mittels zweier verschieden empfindlicher Testfelder gleichermaßen für die Abschätzung niedriger wie hoher Harnzuckerwerte geeignet ist. Harnzuckerwerte bis 5 Prozent können bei Einhalten einer Reaktionszeit von 2 Minuten recht zuverlässig bestimmt werden.

Azetonbestimmung im Urin selten notwendig

Für die Azetonbestimmung im Urin kommen Ketostix oder Ketur-Test als praktisch gleichwertige Verfahren in Betracht. Diese Messung ist nur in bestimmten Situationen notwendig. Azeton soll getestet werden bei mehrfachen Blutzuckerwerten über 250 mg/dl sowie bei höherer Harnzuckerausscheidung (2 Prozent und darüber), insbesondere wenn mehrere Harnproben hintereinander schlecht ausfallen. Ganz speziell gilt das Gebot zum Azetontesten für Patienten mit Insulinpumpen, wenn nur der leiseste Verdacht besteht, daß etwas nicht in Ordnung ist. Hohe Blutzuckerwerte bzw. hohe Harnzucker- und gleichzeitig starke Azetonausscheidung können auf ein drohendes diabetisches Koma hinweisen. Es ist umgehend Kontakt mit dem behandelnden Arzt aufzunehmen!

Wissen sollte man, daß Azeton sozusagen die Asche der Fettverbrennung ist. Es fällt immer dann an, wenn besonders viel Fett im Körper in Energie umgewandelt wird, z. B. auch, wenn ein Nichtdiabetiker fastet. Auch beim Diabetiker kann es auf »Hungern« hinweisen oder auf eine vorherige Unterzuckerung; meist erscheint dabei aber kein oder nur wenig Zucker im Urin. Nur die Konstellation hoher Blutzucker bzw. Harnzucker 2 Prozent (und mehr) sowie gleichzeitig viel Azeton deutet auf die drohende Stoffwechselentgleisung nach »oben« (»viel zu wenig Insulin im Körper«) hin. Da in vielen Fällen die Ursache der Stoffwechselverschlechterung ebenfalls bekämpft werden muß (z. B. Blasenentzündung), muß der Arzt um so dringender aufgesucht werden.

Wann und wie oft testen?

Die Frage »wer wann was wie oft« testen soll, hängen von der Art Ihres Diabetes sowie von der individuellen Zielsetzung Ihrer Behandlung ab. Über Einzelheiten sollten Sie sich mit Ihrem behandelnden Arzt abstimmen. Gewisse Grundregeln sind in Tabellenform (Tab. 5) für Typ-I- und Typ-II-Diabetiker gesondert zusammengefaßt. Ihr Hausarzt kann Ihnen auch die notwendigen Testmaterialien verschreiben.

Blutzuckerselbstkontrolle im Vormarsch

Vielen Typ-II-Diabetikern bleibt die Blutzuckerselbstkontrolle in der Regel erspart. Allerdings sollten »biologisch junge« Typ-II-Diabetiker mit Diabetesbeginn zumindest vor dem 60. Lebensjahr nicht nur das Ziel »Harnzuckerfreiheit nach dem Frühstück«, sondern möglichst »normale Blutzuckerwerte rund um die Uhr« erreichen. Dies läßt sich aber bei einer Nierenschwelle von 180, 200 mg% oder höher auch bei Harnzuckerfreiheit anhand von Harnzuckermessungen nicht beurteilen. Diese Patienten, aber auch ältere Typ-II-Patienten mit extrem hoher Nierenschwelle, müssen ihren Blutzucker 1 Stunde nach dem Frühstück 2- bis 3mal wöchentlich messen. Ansonsten haben sich vor allem die Typ-I-Diabetiker auf dem Gebiet der Blutzuckerselbstmessung zu bewähren. Eigentlich geht dies alle Typ-I-Diabetiker an, nicht nur Sondergruppen wie schwangere Diabetikerinnen, Patienten mit sehr hoher oder sehr niedriger Nierenschwelle sowie Patienten mit Unterzuckerproblemen, auch wenn bei diesen die Blutzuckerselbstkontrolle besonders wichtig ist.

Möglichkeiten der Harnzuckerkontrolle

Sofern (noch) Harnzuckerselbstkontrollen durchgeführt werden, sollen diese bei insulinspritzenden Diabetikern (Typ I und Typ II) sinnvollerweise vor den Insulininjektionen – vielfach heißt das täglich vor der Morgen- und vor der Abendspritze – vorgenommen werden.

Dazu soll »frischer« Urin benutzt werden. »Frischer« Urin heißt: Leeren der Blase, nach 15–30 Minuten Sammeln des neu in der Blase vorhandenen Urins; diesen zur Testung verwenden. Sie soll Ihnen zeigen, ob Ihr aktueller Blutzuckerwert über Ihrer Nierenschwelle liegt. So können Sie z. B. feststellen, ob die zuletzt verabreichte Insulindosis bis zur nächsten Insulininjektion ausreicht. (Besser geht das natürlich mit Blutzuckerkontrollen zum gleichen Zeitpunkt!) Harnzuckerfreiheit heißt das erste Ziel. Zusätzliche Testungen, über den Tag verteilt, z. B. 1 Std. nach dem Frühstück und Mittagessen sowie vor dem Schlafengehen, sind zu empfehlen. Die Testung des ersten Morgenurins, der sich während der Nacht in der Blase angesammelt hat, gibt Auskunft darüber, ob Sie während der Nacht Ihre Nierenschwelle für längere Zeit überschritten haben. Mit diesem »Sammelurin« können Sie darüber hinaus jedoch nicht feststellen, ob die schlechten Blutzuckerwerte kurz nach dem Schlafengehen oder kurz vor dem Aufstehen aufgetreten sind.

Typ-II-Diabetikern ohne Insulinbehandlung, aber auch mit einer Kombinationsbehandlung Sulfonylharnstoff/Insulin, ist die Harnzuckertestung eine Stunde nach dem Frühstück anzuraten.

Zu diesem Zeitpunkt erreichen die Blutzuckerwerte bei diesen Patienten meist ihren »Höchststand« im Verlauf des Tages, wenn man von »Diätfehlern« absieht. Solange Harnzucker ausgeschieden wird, soll man täglich testen, bei Harnzuckerfreiheit genügen 2–3 Tests pro Woche. Natürlich heißt das Behandlungsziel auch hier: Kein Zucker im Urin eine Stunde nach dem Frühstück.

Ein vernünftiges Blutzucker-»Testprogramm«

Bezüglich der Blutzuckerselbstkontrolle wissen Sie, daß Sie einen aktuellen Blutzuckerwert messen, der in einer Stunde bereits völlig verändert sein kann. Sie benötigen also mehrere Messungen täglich zu wichtigen Zeiten, um ein sog. »Blutzuckertagesprofil« erstellen zu können.

Wichtige Blutzuckerwerte sind z. B. der Nüchternwert vor der Insulininjektion, eine Stunde nach dem Frühstück (vor der Mittagsspritze), (1 Std. nach dem Mittagessen), vor der Abendspritze (1 Stunde nach dem Abendessen) und vor dem Schlafengehen.

5–6 Blutentnahmen täglich könnten einem Berufstätigen, der Feinarbeiten mit seinen Händen verrichten muß, allerdings bereits Kummer bereiten. Aus diesem Grunde sollten »unsinnig« viele Blutzuckermessungen nicht Bestandteil einer Stoffwechselführung sein. Auch hier spielt die Zusammenarbeit mit Ihrem Hausarzt eine wesentliche Rolle. Mit ihm zusammen erarbeiten Sie ein »vernünftiges« Testprogramm.

Datum	Gewicht in kg	Harnzucker gemessen 2 Std. nach den Mahlzeiten			Tabletten Sulfonylharnstoffe	Bemerkungen z. B. Erkrankungen Unterzucker körp. Bewegung
		morgens	mittags	abends		
Mo 1.10.		0%		0%	2-0-1	
Di 2.10.	64				2-0-1	
Mi 3.10.		0,25%	0%		2-0-1	
Do 4.10.		0%	0%		2-0-1	Rad gefahren „Hypo" 2.BE gegessen! 15³⁰ BZ 50
Fr 5.10.	64	0%		0,1%	2-0-1	
Sa 6.10.		0%			2-0-1	
So 7.10.						

HbA₁ _____%   Datum: _____

Datum	Insulin = Normalinsulin = Verzögerungsinsulin					Harnzucker				Blutzucker				Bemerkungen (z. B. Unterzucker, Ketonurie) Körper – gewicht
	morgens		mittg.	abends	spät	morg.	mittg.	abends	spät	morg.	mittg.	abends	spät	
Mo 1.10.	12	8	6	8	10					110	130	120	140	
Di 2.10.	12	8	6	8	10					120	150	110	130	Hypo 9⁰⁰ + 2 BE
Mi 3.10.	12	8	6	8	10					110	100	140	120	Hypo 9⁰⁰ BZ 50mg 1%+2BE
Do 4.10.	12	8	6	8	10					120	140	110	130	
Fr 5.10.														
Sa 6.10.														
So														
HbA₁ %										Datum:				(alle 1–3 Monate)

Selbstkontrolle für Typ I-Diabetiker

Behandlung	was testen?	wann testen?	wie oft testen?
mit Insulin und Diabetes-Kost	**Tägliche Selbstkontrolle**		
	Blutzucker	vor jeder Injektion bzw. vor jeder Hauptmahlzeit und vor dem zu Bett gehen	mindestens 3–4 × täglich
	in Ausnahmefällen ersatzweise:		
	Harnzucker (»frischer Urin«)	siehe oben	mindestens 3–4 × täglich
	In besonderen Situationen		häufiger
	Blutzucker	bei Krankheit, Fieber bei Muskelarbeit bei Unterzuckeranzeichen	alle 2–3 Std. vor, während, danach
	Azeton	mehrere Testergebnisse BZ ≧ 250 mg/dl oder HZ ≧ 2%	alle 2–3 Std. bis Azetonfreiheit
		sowie bei Krankheit, Fieber bei Komawarnzeichen	siehe Entgleisung

Selbstkontrolle nach Ziel der Einstellung für Typ II-Diabetiker

Behandlung	was testen? *	wann testen?	wie oft testen?
	Regelmäßige Selbstkontrolle		
mit Diabetes-Kost	Harnzucker/ Blutzucker	1–2 Std. nach dem Frühstück	2–3 × pro Woche
mit Diabetes-Kost und BZ-senkenden Tabletten	Harnzucker/ Blutzucker	1–2 Std. nach dem Frühstück	täglich (2–3 × pro Woche)
mit Diabetes-Kost und BZ-senkenden Tabletten + Insulin	Harnzucker/ Blutzucker	1–2 Std. nach dem Frühstück	täglich (2–3 × pro Woche)
mit Diabetes-Kost und Insulin	Blutzucker/ Harnzucker (»frischer Urin«)	vor jeder Injektion	täglich
	nach Möglichkeit: Blutzucker	vor jeder Injektion	täglich
	In besonderen Situationen (wie für Typ I-Diabetiker)		

* Hängt vom Ziel der Einstellung ab.
  Patienten mit möglichst normalen Blutzuckerwerten → Blutzucker
  Patienten, die harnzuckerfrei sein sollen ————→ Harnzucker
  Insulin spritzende Patienten sollten nach Möglichkeit Blutzucker messen.

=== Feststellen von Unterzucker

Möchten Sie Unterzuckerreaktionen nachweisen, weil Sie niemals wissen, ob Ihr Hungergefühl vor dem Mittagessen mit einem niedrigen Blutzucker zusammenhängt, sind Sie selbstverständlich auf einen Blutzuckertest angewiesen. Hier sind Harnzuckerselbstkontrollen nutzlos, weil sämtliche Harnzuckertestungen bei Blutzuckerwerten unter Ihrer Nierenschwelle (z. B. 140 mg/dl ebenso wie 50 mg/dl) negativ bleiben.

Selbstkontrollen ohne Konsequenz heißt falscher Kurs mit teurem Kompaß.

Natürlich müssen aus den Selbstkontrollen entsprechende Konsequenzen gezogen werden (siehe die entsprechenden Kapitel für Typ-I- und Typ-II-Diabetiker im Anschluß an dieses Kapitel!). Wenn man nur schlechte Werte mißt, aber überhaupt nicht willens oder in der Lage ist, etwas zu ändern, ist jegliche Form der Selbstkontrolle zu teuer. Dann genügen auch die ärztlichen Kontrollen allein. Mitkontrolle bedeutet auch Mitverantwortung bei der Stoffwechselführung.

=== Ohne Dokumentation keine Selbstkontrolle

Alle Selbstmessungen müssen in einem eigenen kleinen Protokollbuch (»Diabetiker-Tagebuch«, siehe Beispiele auf S. 123 u. 130 ff) festgehalten werden. »Nur messen kann man vergessen«, weil man sich meist selbst schon am nächsten Tag nicht mehr genau daran erinnern kann. Wie soll man dann ohne Protokollbuch die Ergebnisse mit dem Arzt besprechen? Ohne Protokollbuch kann man eigentlich auch schlecht den Arzt um Verordnung von Teststreifen für die Selbstkontrolle bitten. Am besten kann Sie Ihr Arzt beraten, wenn Sie neben Körpergewicht, Harnzucker- und Blutzuckermeßergebnissen und Diätveränderungen von der Rubrik »Bemerkungen« in Ihrem Tagebuch häufig Gebrauch machen. Alles, was von Ihrem »Alltagsleben« abweicht, können Sie niederschreiben: »Unterzuckerungen mit Uhrzeit, wie viele BE zusätzlich gegessen, Diätfehler, Party, Fahrradtour, Schwimmen, Ärger, Fensterputz, Insulin daneben gespritzt, Streß, keine Zwischenmahlzeit«, um nur einige Beispiele zu nennen, die viele schlechte wie auch gute Blut- und Harnzuckerwerte erklären können.

Das Zusammenspiel all dieser für Sie gegebenen Möglichkeiten, Ihren Stoffwechsel zu kontrollieren, erhöht die Chancen deutlich, Blutzuckerwerte, wie sie der Nichtdiabetiker aufweist, zu erreichen und Spätkomplikationen, wie sie dem Diabetes bei schlechter Führung zu eigen sind, zu vermeiden.

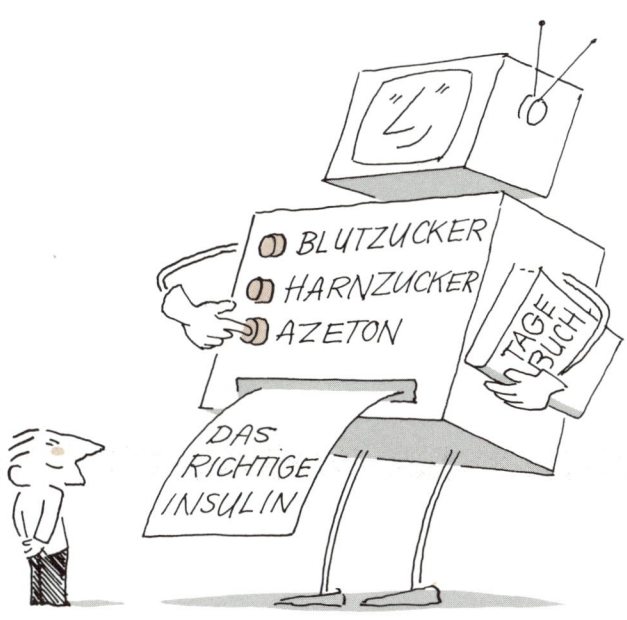

Konzepte und Beispiele zur Insulinbehandlung des Typ-I-Diabetikers

Die Bauchspeicheldrüse des Nicht-Diabetikers gibt ständig eine gewisse »basale« Menge Insulin in das Blut ab, auch im Nüchternzustand und während der Nacht. Werden Kohlenhydrate zugeführt, dann steigt der Blutzucker an und die Bauchspeicheldrüse schüttet entsprechend mehr Insulin aus.

Die nachfolgende Abbildung zeigt die Insulinspiegel im Blut bei einem Nichtdiabetiker, der tagsüber drei kohlenhydrathaltige Mahlzeiten gegessen hat:

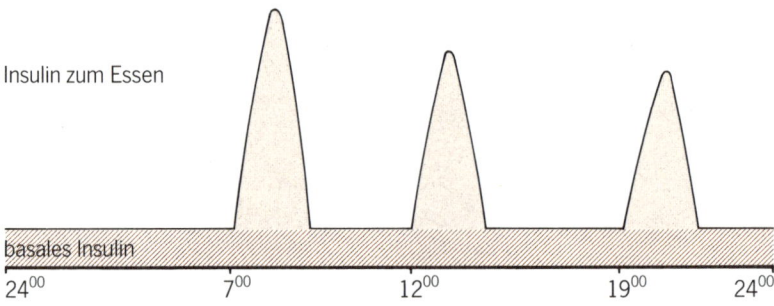

Auf diese Weise bleibt der Blutzucker im Normbereich.

☰ Strategien der Insulintherapie

Ziel der modernen Insulintherapie ist es, die soeben geschilderte Situation beim Nichtdiabetiker möglichst nachzuahmen.

☰ Die Insulinpumpe

Sie gibt kontinuierlich über 24 Std. eine bestimmte Menge an Insulin ab. Damit wird die basale Insulinausschüttung (Basalrate) nachgeahmt. Die Höhe dieser Basalrate wird individuell ermittelt (etwa 40–50 Prozent des gesamten Insulinbedarfs). Jeweils zu den Mahlzeiten wird zusätzliches Insulin (Zusatzrate) abgerufen. Die Höhe der Zusatzrate richtet sich nach der Menge der Kohlenhydrate sowie nach dem aktuell gemessenen Blutzuckerwert. Dieses Therapieschema ermöglicht große Flexibilität hinsichtlich der Essenszeiten sowie der jeweils zugeführten Kohlenhydrat-Menge.

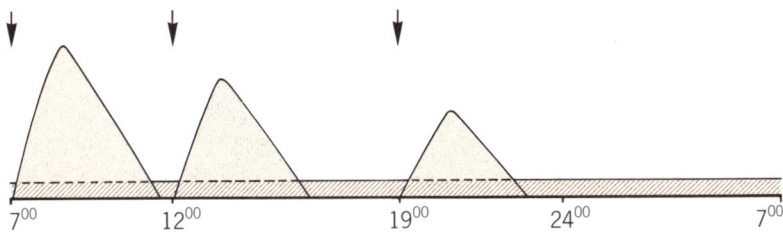

Die intensivierte konventionelle Insulintherapie

Diese Behandlung kommt einer Insulinpumpentherapie weitgehend nahe.

a) Als basalwirkendes Insulin wird morgens und vor dem Schlafengehen eine kleine Menge an Verzögerungsinsulin (vorzugsweise NPH-Insulin) gespritzt und jeweils vor den Hauptmahlzeiten Normalinsulin:

Hierbei wird je nach Nahrungsaufnahme und aktuellem Blutzukkerwert die Dosierung des Normalinsulins angepaßt. Der Zeitpunkt und die Zusammensetzung der Mahlzeiten kann auch damit einigermaßen variabel gestaltet werden. Durch die kleine Menge von Verzögerungsinsulin vor dem Schlafengehen ist genügend Insulin nachts und in den Morgenstunden vorhanden. Vielfach lassen sich damit gute Nüchternblutzuckerwerte erzielen. Das morgendliche Verzögerungsinsulin soll die basale Insulinwirkung tagsüber gewährleisten. Der Anteil des Verzögerungsinsulins an der Gesamtdosis beträgt dabei in etwa 50 Prozent.

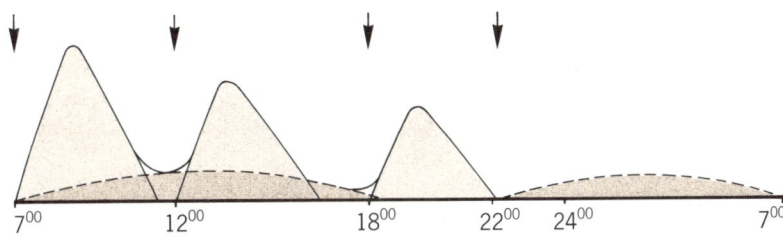

b) Als basalwirkendes Insulin wird morgens, mittags und vor dem Schlafengehen eine kleine Menge an Verzögerungsinsulin gegeben und jeweils vor den Hauptmahlzeiten Normalinsulin:

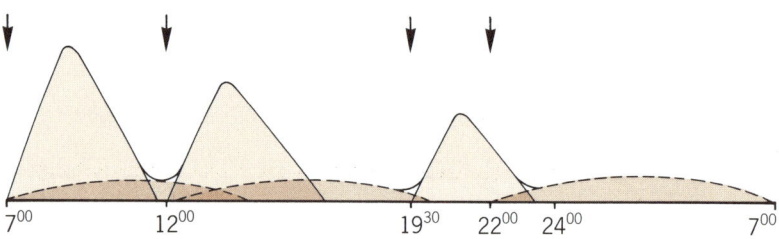

Diese Therapie unterscheidet sich von der oben genannten Therapie hinsichtlich einer dritten Gabe von Verzögerungsinsulin vor dem Mittagessen. Diese Maßnahme ist vor allem für Patienten nützlich, bei denen die Zeitspanne zwischen Mittag- und Abendessen besonders groß ist, oder bei denen sonst am späten Nachmittag der Blutzucker zu hoch ansteigt. Damit läßt sich auch die basale Insulinwirkung tagsüber gleichmäßiger verteilen.

c) Morgens wird eine freie Mischung von Normalinsulin und Verzögerungsinsulin gegeben, vor dem Abendessen Normalinsulin und vor dem Schlafengehen Verzögerungsinsulin:

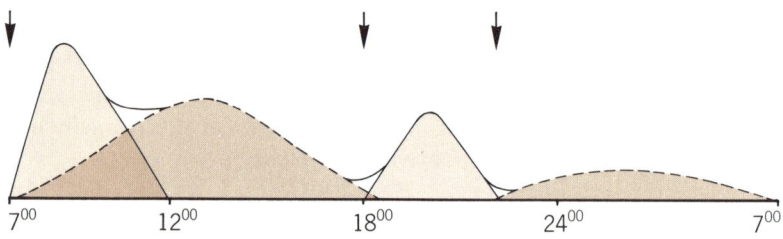

Diese Therapie engt allerdings tagsüber die Flexibilität der Nahrungsaufnahme ein. Werden die Essenszeiten und KH-Mengen nicht einigermaßen exakt eingehalten, können Unterzuckerungen insbesondere am späten Vormittag auftreten.

= Die freie Mischung von Normal- und Verzögerungsinsulin morgens und abends

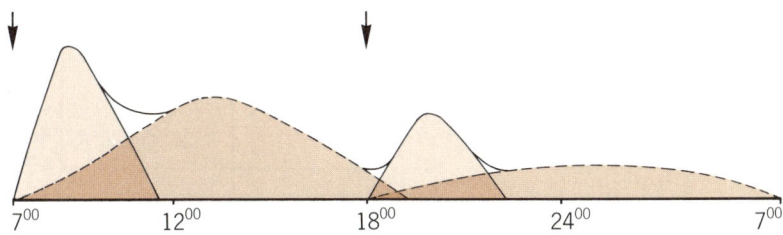

Durch die Zumischung von Normalinsulin erlaubt diese Therapie eine gewisse Anpassung an aktuelle Blutzuckerwerte und unterschiedliche KH-Mengen morgens und abends. Infolge des großen Verzögerungsinsulinanteils muß man sich tagsüber mit den Mahlzeiten unbedingt nach dem Wirkungsprofil des Insulins richten.

Zwar gibt es viele vorgefertigte feste Mischungen von Normal- und Verzögerungsinsulin, eine flexible Insulinanpassung ist damit aber kaum mehr gegeben.

Nun folgen einige Beispiele zur Anpassung der Insulindosis. Sie sind für die Patienten gedacht, die

   a) morgens und abends eine feste Mischung von Normal- und Verzögerungsinsulin spritzen oder,

   b) morgens und abends eine freie Mischung von Normal- und Verzögerungsinsulin anwenden oder,

   c) eine intensivierte Insulintherapie durchführen.

Unter intensivierter konventioneller Insulintherapie versteht man die (funktionelle) Nachahmung des Insulinspiegels beim Gesunden auf der Grundlage von mindestens 3 × täglichem Insulinspritzens nach vorheriger Blutzuckerselbstkontrolle.

Die ersten Beispiele gelten der Verminderung der Insulindosis nach einer Unterzuckerung.

Bei einem Diabetiker ist an zwei Tagen hintereinander mittags eine Unterzuckerung aufgetreten. Er spritzt morgens und abends eine feste Insulinmischung.

	Insulin			Harnzucker				Blutzucker				Bemerkungen (z. B. Unterzucker, Ketonurie) Körpergewicht
Datum	morgens	mittg.	abends	morg.	mittg.	abends	spät	morg.	mittg.	abends	spät	
Mo	24		12	0%	0%	0%						
Di	24		12	0%		0%						12⁰⁰ Hypo
Mi	24		12	0%		0%						11.³⁰ Hypo

Bevor der Patient nun die Insulindosis vermindert, sollte er überlegen, wodurch die Unterzuckerungen aufgetreten sein könnten. Hat er z. B. zum 2. Frühstück zu wenig Kohlenhydrate (BE) gegessen, oder morgens aus Versehen zuviel Insulin gespritzt, oder sich mehr als üblich am Vormittag bewegt. Wenn sich bei diesen Überlegungen eine Erklärung für die Unterzuckerungen ergibt, besteht kein Grund die Insulindosis herabzusetzen. Vielmehr sollte das Fehlverhalten in Zukunft vermieden werden. Läßt sich kein plausibler Grund für die Unterzuckerungen ausmachen, so wird am dritten Tag das morgendliche Mischinsulin um 2 E vermindert.

	Insulin			Harnzucker				Blutzucker				Bemerkungen (z. B. Unterzucker, Ketonurie) Körpergewicht
Datum	morgens	mittg.	abends	morg.	mittg.	abends	spät	morg.	mittg.	abends	spät	
Do	22		12	0%	0%	0%						

Am nächsten Tag tritt keine Unterzuckerung mehr auf und die Harnzucker-Teste bleiben trotz der verminderten Insulindosis mittags und abends negativ.

Bei einer Diabetikerin ist an zwei Tagen jeweils vormittags eine Unterzuckerung aufgetreten. Sie spritzt morgens und abends eine freie Mischung aus einem Normal- und Verzögerungsinsulin. Obwohl sie ausreichend »Ursachenforschung« betrieben hat, kann sie keine Gründe für die aufgetretenen Unterzuckerungen finden.

Datum	Insulin ☐ = Normalinsulin ▨ = Verzögerungsinsulin				Harnzucker				Blutzucker				Bemerkungen (z. B. Unterzucker, Ketonurie) **Körper- gewicht**
	morgens	mittg.	abends		morg.	mittg.	abends	spät	morg.	mitt g.	abends	spät	
Mo	12	16	6	12					130	150	120		
Di	12	16	6	12					120	80	180		9⁰⁰ Hypo (Bz ~ 50)
Mi	12	16	6	12					130	100	170		9³⁰ Hypo

Um weitere Unterzuckerungen zu vermeiden, wird sie am nächsten Morgen weniger Insulin spritzen. Da sie mit einer freien Mischung arbeitet, muß sie das Insulin verändern, welches für die Unterzuckerungen am frühen Vormittag verantwortlich war. Sie wird darum das morgendliche Normalinsulin um 2 Einheiten vermindern.

Datum	Insulin ☐ = Normalinsulin ▨ = Verzögerungsinsulin				Harnzucker				Blutzucker				Bemerkungen (z. B. Unterzucker, Ketonurie) **Körper- gewicht**
	morgens	mittg.	abends		morg.	mittg.	abends	spät	morg.	mitt g.	abends	spät	
Do	10	16	6	12					110	140	120		

Am nächsten Tag tritt keine Unterzuckerung mehr auf und die Blutzuckerwerte liegen nach verminderter Insulindosis im »normalen« Bereich.

Herr K. hat an zwei aufeinanderfolgenden Tagen nachmittags Unterzuckerungen gehabt und sie durch Einnahme zusätzlicher Kohlenhydrate behandelt. Er spritzt morgens und abends eine freie Mischung aus einem Normal- und Verzögerungsinsulin. Die aufgetretenen Unterzuckerungen hat Herr K. sich in sein Diabetes-Tagebuch unter der Spalte »Bemerkungen« eingetragen.

	Insulin				Harnzucker				Blutzucker				Bemerkungen (z. B. Unterzucker, Ketonurie) Körpergewicht
	□ = Normalinsulin ▨ = Verzögerungsinsulin												
Datum	morgens	mittg.	abends		morg.	mittg.	abends	spät	morg.	mitt g.	abends	spät	
Mo	14	20	8	14					120	150	110		
Di	14	20	8	14					110	130	160		15.⁰⁰ Hypo + 15 g Traubenzucker + 1 BE
Mi	14	20	8	14					120	140	200		14³⁰ Bz 50 mg/dl + 2 BE

Für den erhöhten Blutzuckerwert von 200 mg% vor dem Abendessen findet Herr K. zwei mögliche Erklärungen:

Entweder ist der erhöhte Blutzucker durch Gegenregulation nach Unterzuckerung aufgetreten, oder hat er doch zuviel Kohlenhydrate eingenommen, um die Unterzuckerung zu behandeln. Ursachen für die Unterzuckerungen hat er nicht finden können. Am nächsten Morgen spritzt er 2 Einheiten Verzögerungsinsulin weniger, das für die Unterzuckerungen an den beiden Nachmittagen verantwortlich war.

	Insulin				Harnzucker				Blutzucker				Bemerkungen (z. B. Unterzucker, Ketonurie) Körpergewicht
	□ = Normalinsulin ▨ = Verzögerungsinsulin												
Datum	morgens	mittg.	abends		morg.	mittg.	abends	spät	morg.	mitt g.	abends	spät	
Do	14	18	8	14					120	150	130		

Am nächsten Tag tritt keine Unterzuckerung mehr auf. Die Blutzuckerwerte sind auch nach verminderter Insulindosis im nahezu-normalen Bereich.

Herr B. hat regelmäßig morgens Nüchternblutzuckerwerte im normalen Bereich gemessen. Eines morgens wacht er auf, hat starke Kopfschmerzen und mißt einen Blutzucker von 240 mg/dl.

	Insulin			Harnzucker				Blutzucker				Bemerkungen
	☐ = Normalinsulin											(z. B. Unterzucker, Ketonurie)
	☐ = Verzögerungsinsulin											**Körper-gewicht**
Datum	morgens	mittg.	abends	morg.	mittg	abends	spät	morg.	mittg	abends	spät	
Fr	12 18		8 16					90	130	120	140	
Sa	12 18		8 14					240	160	140	120	*morgens Kopfschmerzen*

Was könnte passiert sein?

Reicht die Wirkung des nächtlichen Verzögerungsinsulins nicht bis zum nächsten Morgen mehr aus? Oder hat der Patient nachts eine Unterzuckerung nicht bemerkt und der Blutzucker ist durch die »Gegenregulation« angestiegen?

Für die letzte Möglichkeit sprechen sowohl der plötzlich erhöhte Blutzucker als auch die Kopfschmerzen am Morgen. Beweisend wären allein nächtliche Blutzuckerkontrollen (am häufigsten treten Unterzuckerungen zwischen 2 und 3 Uhr nachts auf). Herr B. entschließt sich, sein abendliches Verzögerungsinsulin um 2 Einheiten zu senken.

	Insulin			Harnzucker				Blutzucker				Bemerkungen
	☐ = Normalinsulin											(z. B. Unterzucker, Ketonurie)
	☐ = Verzögerungsinsulin											**Körper-gewicht**
Datum	morgens	mittg.	abends	morg.	mittg.	abends	spät	morg.	mitt g.	abends	spät	
So	12 18		8 14					120	140	120		

Am nächsten Tag beobachtet er die folgenden Blutzuckerwerte und eine Unterzuckerung tritt nachts nicht mehr auf.

Frau A. führt eine intensivierte Insulintherapie durch. Sie spritzt vor den Hauptmahlzeiten Normalinsulin und als sogenannte Basalrate morgens und vor dem Schlafengehen ein Verzögerungsinsulin. An zwei aufeinanderfolgenden Nachmittagen tritt eine Unterzuckerung auf.

Datum	Insulin					Harnzucker				Blutzucker				Bemerkungen (z. B. Unterzucker, Ketonurie) Körpergewicht
	morgens	mittg.	abends			morg.	mittg.	abends	spät	morg.	mittg.	abends	spät	
Mo	10	12	6	6	12					130	150	110	130	
Di	10	12	6	6	12					110	120	90	130	14³⁰ Hypo B2 50 + 1BE
Mi	10	12	6	6	12					110	130	120	150	14¹⁵ Hypo B2 60 + 1BE

(Legende: □ = Normalinsulin, ▨ = Verzögerungsinsulin)

Dabei hat sie sich bewegt wie immer und auch die BE-Menge nicht variiert. Also muß sie ihr Insulin vermindern.

Aber welches?

Das Normalinsulin mittags oder das Verzögerungsinsulin morgens? Beide könnten für die Unterzuckerungen ursächlich sein! Zunächst würde man empfehlen das Verzögerungsinsulin morgens um 2 Einheiten zu reduzieren und das Normalinsulin mittags beizubehalten.

Der zugrunde liegende Gedanke bei der intensivierten Insulintherapie ist: So wenig Verzögerungsinsulin wie eben nötig!

Datum	Insulin					Harnzucker				Blutzucker				Bemerkungen (z. B. Unterzucker, Ketonurie) Körpergewicht
	morgens	mittg.	abends			morg.	mittg.	abends	spät	morg.	mittg.	abends	spät	
Do	10	10	6	6	12					110	130	100	120	

(Legende: □ = Normalinsulin, ▨ = Verzögerungsinsulin)

Am nächsten Nachmittag tritt keine Unterzuckerung mehr auf und die Blutzuckerwerte bleiben trotz verminderter Verzögerungsinsulindosis im normalen Bereich.

Nun kommen wir zur Steigerung der Insulindosis bei erhöhtem Blutzucker:

Frau W., die morgens und abends eine feste Insulinmischung spritzt, mißt an mehreren Tagen vor dem Mittagessen 1 Prozent Harnzucker.

	Insulin			Harnzucker				Blutzucker				Bemerkungen (z. B. Unterzucker, Ketonurie) Körpergewicht
	☐ = Normalinsulin ▨ = Verzögerungsinsulin											
Datum	morgens	mittg.	abends	morg.	mittg.	abends	spät	morg.	mitt g.	abends	spät	
Mo	26		20	0%	0%	0%						
Di	26		20	0%	1%	0%						
Mi	26		20	0%	1%	0%						

Natürlich überlegt sie nun, was die täglich wiederkehrende Harnzuckerausscheidung von 1 Prozent hervorgerufen haben könnte. War z. B. die Bewegung am Vormittag weniger intensiv als an den anderen Tagen oder hatte sie sich bei der BE-Menge zum Frühstück verschätzt?

Lassen sich keine Gründe für eine erhöhte Harnzuckerausscheidung finden, so sollte sie ihre feste Insulinmischung morgens um 2 Einheiten erhöhen.

	Insulin			Harnzucker				Blutzucker				Bemerkungen (z. B. Unterzucker, Ketonurie) Körpergewicht
	☐ = Normalinsulin ▨ = Verzögerungsinsulin											
Datum	morgens	mittg.	abends	morg.	mittg.	abends	spät	morg.	mitt g.	abends	spät	
Do	28		20	0%	0%	0%						15⁺⁺ Hypo

Dies hat sie getan. Das hatte aber zur Folge, daß am Nachmittag eine Unterzuckerung aufgetreten ist.

Wie konnte das passieren?

Da Frau W. eine feste Mischung aus Normal- und Verzögerungsinsulin spritzt, führte die Erhöhung der Insulindosis dazu, daß beide Insuline in der festen Mischung anteilmäßig erhöht wurden. Durch die Erhöhung des Normalinsulinanteils trat vor dem Mittagessen keine Urinzuckerausscheidung mehr auf. Durch das gleichzeitige Erhöhen des Verzögerungsinsulins kam es aber am Nachmittag zu einer Unterzuckerung.

Was wären in diesem Falle eventuell bessere Wege gewesen? Folgende Möglichkeiten kommen in Betracht:

1. Verlängerung des Spritz-Eßabstandes von 30 Minuten auf 45 Minuten.

2. Eine Verlagerung von 1−2 Frühstücks-BE's auf den Nachmittag.

3. Eine Umstellung auf eine freie Insulinmischung, wobei dann nur das Normalinsulin gesteigert werden kann.

(N.B.: Besprechen Sie eine solche Entscheidung mit Ihrem Arzt.)

Die Blutzuckerwerte bei Herrn V. waren mehrmals vor dem Mittagessen erhöht. Herr V. spritzt morgens und abends eine freie Mischung von Normal- und Verzögerungsinsulin.

Datum	Insulin □ = Normalinsulin ▨ = Verzögerungsinsulin				Harnzucker				Blutzucker				Bemerkungen (z. B. Unterzucker, Ketonurie) Körpergewicht
	morgens		mittg.	abends	morg.	mittg.	abends	spät	morg.	mittg.	abends	spät	
Mo	12	18		6 12					110	130	150		
Di	12	18		6 12					120	200	150		
Mi	12	18		6 12					110	210	160		

Ehe er jetzt die Insulindosis erhöht, sollte er überlegen, warum der Blutzucker vor dem Mittagessen ansteigt.

War das zweite Frühstück in letzter Zeit zu reichlich?

Oder die Bewegung geringer als sonst?

Da keine dieser Ursachen zutrifft, erhöht er nun das vermutlich in Frage kommende Insulin, nämlich das Normalinsulin, um 2 Einheiten.

Datum	Insulin □ = Normalinsulin ▨ = Verzögerungsinsulin				Harnzucker				Blutzucker				Bemerkungen (z. B. Unterzucker, Ketonurie) Körpergewicht
	morgens		mittg.	abends	morg.	mittg.	abends	spät	morg.	mittg.	abends	spät	
Do	14	18		6 12					120	130	100		

Nach der Erhöhung des Normalinsulins am nächsten Morgen liegen die Blutzuckerwerte im normalen Bereich.

Frau U. spritzt morgens und abends eine freie Mischung von Normal- und Verzögerungsinsulin. Sie stellt betrübt fest, daß sie mit zu hohen Nüchternblutzuckerwerten aufwacht. Die daraufhin gemessenen Blutzuckerwerte vor dem Schlafengehen lagen im Normbereich. Jetzt hat sie auch nachts gegen 2 Uhr einen Blutzuckertest vorgenommen, um eine Unterzuckerung zu dieser Zeit auszuschließen. Der Blutzucker lag jedoch bei 90 mg/dl.

Datum	Insulin				Harnzucker				Blutzucker				Bemerkungen (z. B. Unterzucker, Ketonurie) Körpergewicht
	= Normalinsulin = Verzögerungsinsulin												
	morgens	mittg.	abends		morg.	mittg.	abends	spät	morg.	mitt g.	abends	spät	
Mo	16	18	8	10					150	120	130	110	
Di	16	18	8	10					180	140	120	130	
Mi	16	18	8	23.00 10					200	150	130	120	

Ratlos geht sie in die Diabetes-Ambulanz. Der behandelnde Arzt rät ihr von einer Erhöhung des abendlichen Verzögerungsinsulins ab, da dies bei dem gemessenen 2 Uhr-Wert mit großer Wahrscheinlichkeit zu nächtlichen Unterzuckerungen führen würde. Statt dessen schlägt er vor, die Abendspritze »zu teilen«. Das bedeutet, daß das Normalinsulin weiterhin vor dem Abendessen gespritzt wird, das Verzögerungsinsulin aber erst vor dem Schlafengehen.

Datum	Insulin				Harnzucker				Blutzucker				Bemerkungen (z. B. Unterzucker, Ketonurie) Körpergewicht
	= Normalinsulin = Verzögerungsinsulin												
	morgens	mittg.	abends		morg.	mittg.	abends	spät	morg.	mitt g.	abends	spät	
Do	14	18	8	23.00 10					110	120	140	130	

Diesen Rat hat sie befolgt und der Nüchternblutzucker ist nicht mehr erhöht.

Frau T. ist unzufrieden über ihre erhöhten Blutzuckerwerte vor dem Abendessen. Da sie eine Schwangerschaft plant, führt sie seit längerer Zeit eine intensivierte Insulintherapie durch. Sie mischt morgens ihr Normal- und Verzögerungsinsulin, vor dem Mittag- und Abendessen spritzt sie Normalinsulin und vor dem Schlafengehen Verzögerungsinsulin.

	Insulin □ = Normalinsulin ▨ = Verzögerungsinsulin				Harnzucker				Blutzucker				Bemerkungen (z. B. Unterzucker, Ketonurie) Körpergewicht
Datum	morgens	mittg.	abends	spät	morg.	mittg.	abends	spät	morg.	mittg.	abends	spät	
Mo	10 10	4	6	12					120	110	140	120	
Di	10 10	4	6	12					100	120	180	150	
Mi	10 10	4	6	12					120	100	200	160	

Da sie keine Gründe für den erhöhten Blutzuckeranstieg am Nachmittag finden kann, muß sie das entsprechende Insulin erhöhen.

Aber welches?

Das Verzögerungsinsulin morgens oder das Normalinsulin mittags?

Nun erinnert sich Frau T. daran, was sie in der Diabetiker-Schulung gelernt hat: Verzögerungsinsulin so wenig wie möglich aber soviel wie nötig. Deshalb erhöht sie das Normalinsulin mittags um 2 Einheiten, das Verzögerungsinsulin morgens behält sie bei.

	Insulin □ = Normalinsulin ▨ = Verzögerungsinsulin				Harnzucker				Blutzucker				Bemerkungen (z. B. Unterzucker, Ketonurie) Körpergewicht
Datum	morgens	mittg.	abends	spät	morg.	mittg.	abends	spät	morg.	mittg.	abends	spät	
Do	10 10	6	6	12					120	140	110	120	

Nachdem sie am nächsten Mittag das Normalinsulin erhöht hat, liegen die Blutzuckerwerte im normalen Bereich.

Herr O. führt eine intensivierte Insulintherapie durch. Er spritzt vor den Hauptmahlzeiten Normalinsulin und morgens und vor dem Schlafengehen ein Verzögerungsinsulin. Bisher hatte er sein Abendessen am späten Nachmittag eingenommen. Seine Blutzuckerwerte waren nahezu im normalen Bereich. Durch veränderte Arbeitsbedingungen verschieben sich seine Abendessenszeiten auf 19 Uhr. Daraufhin mißt er vor dem Abendessen erhöhte Blutzuckerwerte.

| | Insulin | | | | Harnzucker | | | | Blutzucker | | | | Bemerkungen (z. B. Unterzucker, Ketonurie) Körpergewicht |
| | ☐ = Normalinsulin ▨ = Verzögerungsinsulin | | | | | | | | | | | | |
Datum	morgens	mittg.	17⁰⁰	22⁰⁰	morg.	mittg.	abends	spät	morg.	mitt g.	abends	spät	
Mo	10	6	4	6	10					120	140	110	130	
Di	10	6	4	19⁰⁰ 6	10					110	130	200	160	
Mi	10	6	4	6	10					120	150	210	160	

Die Ursache für diese erhöhten Blutzuckerwerte liegt darin, daß durch den späteren Zeitpunkt des Abendessens die Wirkung des Insulins bis zum Abend nachgelassen hat. Um diesen Zeitraum zu überbrücken erhöht er das Normalinsulin mittags um 2 Einheiten.

| | Insulin | | | | Harnzucker | | | | Blutzucker | | | | Bemerkungen (z. B. Unterzucker, Ketonurie) Körpergewicht |
| | ☐ = Normalinsulin ▨ = Verzögerungsinsulin | | | | | | | | | | | | |
Datum	morgens	mittg.	17⁰⁰	22⁰⁰	morg.	mittg.	abends	spät	morg.	mitt g.	abends	spät	
Do	10	6	6	6	10					110	140	190	150	

Auch weitere Erhöhungen führen nicht zum gewünschten Ziel. Sein Arzt rät ihm daher, das Normalinsulin mittags wieder auf die ursprüngliche Dosis zu vermindern und stattdessen mittags eine kleine Menge Verzögerungsinsulin dazuzumischen.

| | Insulin | | | | Harnzucker | | | | Blutzucker | | | | Bemerkungen (z. B. Unterzucker, Ketonurie) Körpergewicht |
| | ☐ = Normalinsulin ▨ = Verzögerungsinsulin | | | | | | | | | | | | |
Datum	morgens	mittg.	17⁰⁰	22⁰⁰	morg.	mittg.	abends	spät	morg.	mitt g.	abends	spät	
Fr	10	6	4 4	6	10					120	140	110	120	

Erst diese Maßnahme bringt den gewünschten Erfolg. Die Blutzuckerwerte vor dem Abendessen haben sich wieder normalisiert.

Herr Z. ist seit über einem Jahr Diabetiker. Er spritzt mit einem Pen jeweils vor den Hauptmahlzeiten Normalinsulin und vor dem Schlafengehen Verzögerungsinsulin.

Bisher waren seine Blutzuckerwerte im Normbereich. Seit einigen Tagen mißt er vor dem Abendessen erhöhte Butzuckerwerte. Kurzfristig versucht er die erhöhten Werte durch eine zusätzliche Gabe von 2 E Normalinsulin zum Abendessen zu korrigieren.

	Insulin ☐ = Normalinsulin ▨ = Verzögerungsinsulin				Harnzucker				Blutzucker				Bemerkungen (z. B. Unterzucker, Ketonurie) Körpergewicht
Datum	morgens	mittg.	18³⁰	25⁺⁺	morg.	mittg.	abends	spät	morg.	mittg.	abends	spät	
Mo	10	5	6	8					100	120	140	130	
Di	10	5	6+2	8					100	130	200	120	
Mi	10	5	6+2	8					120	100	210	130	

Zur langfristigen Einstellungskorrektur sucht er nach Gründen für seine erhöhten Blutzuckerwerte vor dem Abendessen. Da er keine Gründe finden kann, erhöht er das Normalinsulin mittags um 2 Einheiten.

	Insulin ☐ = Normalinsulin ▨ = Verzögerungsinsulin				Harnzucker				Blutzucker				Bemerkungen (z. B. Unterzucker, Ketonurie) Körpergewicht
Datum	morgens	mittg.	18³⁰	23⁴⁵	morg.	mittg.	abends	spät	morg.	mittg.	abends	spät	
Do	10	7	6+2	8					100	120	200	120	

Trotzdem bleibt der Blutzucker vor dem Abendessen unverändert hoch. Auch eine weitere Erhöhung des Normalinsulins mittags bringt keinen Erfolg. Daraufhin schlägt ihm sein Arzt vor, das Normalinsulin mittags wieder auf die ursprüngliche Dosis zu vermindern und morgens eine kleine Menge Verzögerungsinsulin als »Basalrate« dazuzumischen.

	Insulin ☐ = Normalinsulin ▨ = Verzögerungsinsulin				Harnzucker				Blutzucker				Bemerkungen (z. B. Unterzucker, Ketonurie) Körpergewicht
Datum	morgens	mittg.	18³⁰	23⁴⁵	morg.	mittg.	abends	spät	morg.	mittg.	abends	spät	
Fr	10	8	6+2	8					100	130	190	100	
Sa	10 6	5	6	8					110	130	120	140	

Da sich die Blutzuckerwerte vor dem Abendessen wieder normalisiert haben, ist die Korrektur mit 2 Einheiten Normalinsulin zusätzlich vor dem Abendessen nicht mehr nötig.

Insulinbehandlung und -anpassung bei Typ-II-Diabetes

Im ersten Kapitel dieses Buches war davon schon die Rede: obwohl man eigentlich unter Typ-II-Diabetes einen (jedenfalls zunächst) nicht insulinbedürftigen Diabetes versteht, kann es gar nicht so selten nach einigen Jahren, meist mehr als einem Jahrzehnt, vorkommen, daß die Behandlung mit Ernährung und blutzuckersenkenden Tabletten nicht mehr ausreichend wirksam ist. Die Ärzte sprechen vom »Sekundärversagen« der Tablettenbehandlung. Häufig ist dieser Zustand von einer rasanten Gewichtsabnahme begleitet, ohne daß man tatsächlich weniger ist. Aber es ist wie verhext, die Blutzuckerwerte bleiben trotzdem hoch. Jetzt ist der Zeitpunkt gekommen, an dem auch der Typ-II-Diabetiker Insulin spritzen muß. Dabei produziert seine Bauchspeicheldrüse durchaus noch Insulin, aber es reicht nicht mehr aus:

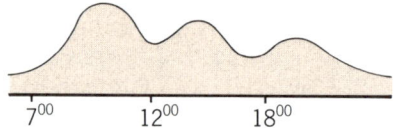

7^{00} 12^{00} 18^{00}

Insulinspiegel im Blut bei Einnahme von Sulfonylharnstoffen morgens und abends – Situation im beginnenden »Sekundärversagen« mit geringem Insulinmangel.

Zwei Alternativen der Behandlung kommen heutzutage in Frage
- die Kombinationsbehandlung mit Sulfonylharnstoffen und Insulin
- die alleinige Behandlung mit Insulin

Was im Einzelfall das Richtige ist, muß natürlich der behandelnde Arzt entscheiden.

☰ Kombinationsbehandlung mit Sulfonylharnstoffen plus Insulin

Dieses Konzept sieht eine möglichst niedrig dosierte Insulinbehandlung vor – unter Fortführung der bisherigen Behandlung mit Sulfonylharnstoffen. Durch die Wirkung der Sulfonylharnstoffe kann die noch bestehende (körpereigene) Insulinproduktion vorteilhaft genutzt werden.

Der trotzdem verbleibende – geringe – Mangel an Insulin wird durch zusätzliche Behandlung mit – ebenfalls – ganz geringen Insulindosen ausgeglichen.

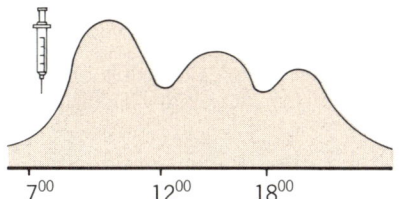

Insulinspiegel im Blut bei Einnahme von Sulfonylharnstoffen morgens und abends zuzüglich einer kleinen Dosis von einer Mischung aus NPH-Insulin und Normalinsulin vor dem Frühstück. Jetzt reichen die Insulinspiegel im Blut wieder für eine ausreichend gute Einstellung des Diabetes aus.

Nicht genug kann betont werden, daß mit kleinen Insulindosen von 4–6 Einheiten pro Tag begonnen werden muß, da sonst diese Behandlung nicht erfolgreich funktionieren kann. Notwendige Steigerungen der Insulindosen sollen langsam – erst nach mehreren Tagen und nur in Schritten von 2 Einheiten – erfolgen.

≡ Die alleinige Behandlung mit Insulin

Diese Behandlungsform versucht, den Diabetes allein mit Hilfe von Insulinspritzen zusätzlich zur richtigen Ernährung gut einzustellen. Dazu wird ein Verzögerungs- oder Mischinsulin vor dem Frühstück, häufig auch vor dem Abendessen gespritzt. Die dabei erreichten Blutspiegel für das gespritzte Insulin kann man sich wiederum in Kurvenform vorstellen. Meist werden fertige Mischungen aus 25 bzw. 30 Prozent Normalinsulin und 70 bzw. 75 Prozent NPH-Insulin verwendet (s. auch Tab. 2).

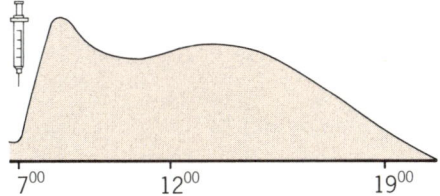

Insulinspiegel im Blut nach Einspritzung eines Mischinsulins (25 bzw. 30% Normalinsulinanteil, 70 bzw. 75% NPH-Insulinanteil) morgens vor dem Frühstück.

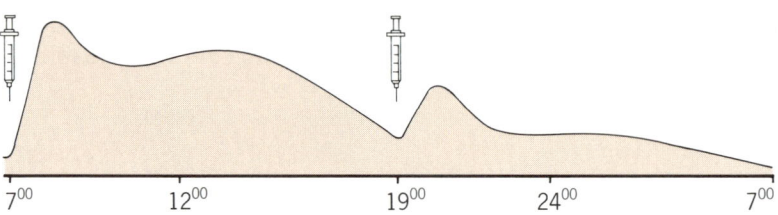

Insulinspiegel im Blut nach Einspritzung eines Mischinsulins (25 bzw. 30%
Normalinsulinanteil, 70 bzw. 75% NPH-Insulinanteil) morgens vor dem Frühstück
und vor dem Abendessen.

Wie bereits erwähnt, muß häufig das Insulin zweimal, d. h. vor
dem Frühstück und dem Abendessen, gespritzt werden, weil sonst am
Abend und nachtsüber die Blutzuckerwerte zu hoch liegen und man bereits
morgens mit überhöhten Blutzuckerwerten aufwacht. Wollte man die gleiche Gesamtdosis der 2 Spritzen auf eine einzige morgendliche Insulinspritze
zusammenziehen, hätte das vermutlich Unterzuckerungen vor dem Mittagessen oder am frühen Nachmittag zur Folge, ohne daß die Abend- und
Nachtwerte besser wären. Eine gute Insulinbehandlung muß auch beim
Typ-II-Diabetiker auf möglichst gleichmäßig gute Blutzuckerwerte abzielen und Unterzuckerungen vermeiden. Selbst mit 2 Insulinspritzen läßt
sich bei einer Reihe von Typ-II-Diabetikern der Diabetes nicht ausreichend
einstellen; sie müssen dann ähnliche Behandlungsformen wie Typ-I-Diabetiker (s. das vorige Kapitel) anwenden. Der behandelnde Arzt muß also für
den Typ-II-Diabetiker die Insulinbehandlung besonders gut »maßschnei-
dern«.

▆▆ Abstimmung mit den Mahlzeiten

Es ist eine Binsenweisheit, daß das gespritzte Insulin und die Mahlzeiten aufeinander abgestimmt sein müssen. Dabei geht es vor allem um die kohlenhydrathaltigen Nahrungsmittel, die den Blutzuckerspiegel erhöhen. Die nachfolgende Abbildung verdeutlicht, wie der Wirkablauf des gespritzten Insulins eine regelmäßige Zufuhr von entsprechenden Kohlenhydraten notwendig macht.

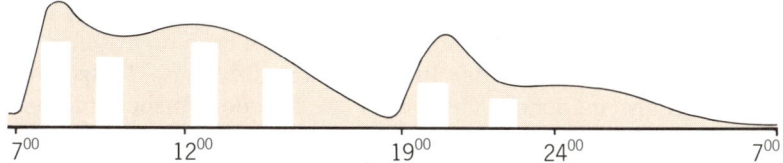

»Abdecken« der Insulinspiegel im Blut nach zweimal täglicher Einspritzung eines Mischinsulins durch 6 kohlenhydrathaltige Mahlzeiten (weiße Säulen).

Immer wieder kommen Diabetiker in Sprechstunde und Klinik, die ihre Zwischenmahlzeiten trotz Insulinbehandlung weglassen und dadurch in Unterzuckerungen geraten. Diabetiker, deren Aktivitäten in Beruf, Familie oder Sport täglich starken Schwankungen unterliegen, kommen besonders häufig in Schwierigkeiten mit ihrer Mahlzeitenabstimmung. Auch das flexible Anpassen des Insulins (s. u.) erspart nicht die Notwendigkeit, daß die vorgegebenen Zeiten für das Insulinspritzen und das Essen einigermaßen eingehalten werden. Es ist einfach ein Risiko für Unterzuckerungen, auch schwerer Art, wenn man z. B. morgens nach dem Spritzen ohne Frühstück das Haus verläßt im Vertrauen, daß man das dann am Arbeitsplatz oder während des Einkaufens schon nachholen wird. Auch der richtige Abstand zwischen der Spritze und der darauf folgenden Mahlzeit ist wichtig (s. auch Tab. 2). Erfahrungsgemäß wird dieser meist zu kurz gewählt.

Häufiges Variieren der Spritzzeiten bringt Nachteile für eine gleichmäßig stabile Stoffwechseleinstellung. Wer am Wochenende ausschlafen möchte, sollte das Insulinspritzen (und natürlich das anschließende Essen) nicht mehr als eine bis maximal eineinhalb Stunden hinausschieben. Infolge der dann fehlenden körperlichen Aktivität kommt dabei möglicherweise auch eine Verminderung der Kohlenhydratmenge in Betracht. Zu denken ist auch daran, daß bei Verschieben einer Insulinspritze u. U. auch die nächstfolgende ein wenig mitverschoben werden muß.

Das gilt auch, wenn man bei Tagesausflügen oder Theaterbesuch die Spritzzeit morgens bzw. abends einmal vorverlegt.

Ambulant oder stationär?

Eine stationäre Behandlung ist zur Einleitung der Insulinbehandlung bei Typ-II-Diabetikern nicht unbedingt erforderlich, allerdings nur unter der Voraussetzung, daß auch ambulant die wirklich dringend notwendige Schulung gewährleistet ist. Speziell beim Beginn mit einer Kombinationsbehandlung Sulfonylharnstoffe plus Insulin hat man Zeit, weil die Tabletten ja weiter eingenommen werden und man nicht sofort mit seinem Stoffwechsel »allein von der Insulinspritze abhängt«. Trotzdem ist natürlich ambulant manches schwieriger zu erlernen, insbesondere auch, was eventuelle Nebenwirkungen der neuen Behandlung anbelangt. So gesehen hat eine Ersteinstellung auf Insulin im Krankenhaus durchaus auch Vorteile, da man dort wesentlich intensiver unter Beobachtung steht.

Auch ist es bis zu einem gewissen Grad sogar nützlich, wenn man bereits in der Klinik – unter Beobachtung – die Nebenwirkungen der Insulinbehandlung, z. B. eine Unterzuckerreaktion, erlebt, damit die Warnzeichen richtig gedeutet und für Zuhause auch die richtigen Maßnahmen dagegen gelernt werden können.

Das Erlernen der richtigen Spritztechnik unter Aufsicht von geschultem Personal ist besonders wichtig (s. das Kapitel »Das Wundermittel Insulin« bzw. die entsprechenden Abschnitte aus »Für Typ-II-Diabetiker: Wissenswertes und Praktisches in Kurzform«). Gleiches gilt natürlich für Hilfspersonen, die bei älteren oder behinderten Diabetikern die Insulininjektionen vornehmen. Im übrigen soll jeder Diabetiker sein Insulin möglichst selbst spritzen, damit er unabhängig ist von fremder Hilfe.

Die Anpassung der Insulindosis

Nicht jeder Typ-II-Diabetiker muß auch seine Insulindosis regelmäßig anpassen. Patient und Arzt legen am besten gemeinsam fest, ob überhaupt und wann Änderungen der Insulindosis durch den Patienten selbst in Betracht kommen. Wenn möglichst normale Blutzuckerwerte das Behandlungsziel sind – und das wird für eine Vielzahl der jüngeren Patienten besonders zutreffen – dann ist es auch für den Typ-II-Diabetiker häufig erforderlich, die Insulindosis zu Hause selbständig anzupassen. Zunächst sollten Sie sich aber darüber im klaren sein, daß das Anpassen der Insulindosis an ganz bestimmte Voraussetzungen geknüpft ist:

Die Anpassung der Insulindosis ist nur möglich, wenn Sie regelmäßig täglich Selbstkontrollen (Blut- oder Harnzucker) durchführen. Diabetiker, die ausschließlich Insulin spritzen, sollten vor jeder Insulinspritze messen (mind. 2 × täglich).
Diabetiker, die nur morgens Insulin spritzen und zusätzlich blutzuckersenkende Tabletten einnehmen (Kombinationstherapie) sollten vor der Insulinspritze und 1−2 Stunden nach dem Frühstück messen (mind. 2 × täglich).
Die Veränderung der Insulindosis ist nötig bei zu niedrigen und zu hohen Blutzuckerwerten.

Die Verminderung der Insulindosis

Nach einer Unterzuckerung sollten Sie sich zunächst immer überlegen, warum es zu dieser Unterzuckerung gekommen ist. Mögliche Ursachen dafür wären,

- zu wenig BE (z. B.: Zwischenmahlzeit vergessen)
- mehr körperliche Bewegung (z. B.: Gartenarbeit)
- Alkohol
- zuviel Insulin (z. B.: zuviel Insulineinheiten aufgezogen)

War keiner dieser Gründe für die Unterzuckerung verantwortlich, spritzen Sie zuviel Insulin und sollten es langfristig reduzieren.

■ Tritt an zwei Tagen nacheinander eine Unterzuckerung tagsüber auf, so sollte das morgendliche Insulin am dritten Tag um etwa 10 Prozent reduziert werden.

■ Tritt in der Nacht eine Unterzuckerung auf, sollte sofort am nächsten Tag das abendliche Insulin um ca. 10 Prozent reduziert werden.

Außerdem brauchen Sie weniger Insulin,
- wenn Sie an Gewicht abnehmen
- wenn Sie sich grundsätzlich regelmäßig mehr bewegen (z. B.: In den Sommermonaten viel mit dem Fahrrad fahren)
- wenn der Blutzucker besser eingestellt ist, denn dann wirkt das Insulin besser!

Die Erhöhung der Insulindosis

Wenn Sie erhöhte Blutzuckerwerte messen, obwohl Sie Ihre BE-Verteilung eingehalten und richtig gespritzt haben, fehlt Ihnen Insulin. Ihr Insulinbedarf ist erhöht, daher brauchen Sie langfristig mehr Insulin.

- Messen Sie an zwei Tagen nacheinander tagsüber erhöhte Blutzuckerwerte, so sollte am dritten Tag das morgendliche Insulin um etwa 10 Prozent erhöht werden.
- Messen Sie an zwei Tagen nacheinander erhöhte Nüchternwerte (Blutzuckeranstieg über die Nacht), sollte das abendliche Insulin vorsichtig um ca. 10 Prozent erhöht werden.
- In folgenden Situationen kann der Blutzucker ansteigen, so daß Sie mehr Insulin benötigen (meist vorübergehend):
  - generell weniger Bewegung (z. B.: Fuß verstaucht, Liegen)
  - Infektion, Operation, Krankheit
  - Medikamente wie Kortison o. ä.
  - Gewichtszunahme (nicht wünschenswert!)

  Fallen diese Ursachen wieder weg (z. B.: Krankheit – Genesung), so muß das Insulin zügig reduziert werden.

Bitte sprechen Sie eine Erhöhung Ihrer Insulindosis zunächst immer mit Ihrem behandelnden Arzt ab!

Anpassungsbeispiele

Beispiel 1

Datum	Selbstkontrolle (Blut- oder Urinzucker)				Insulin		Bemerkungen z. B. Unterzuckerungen (Uhrzeit), außergewöhnliche körperliche Anstrengung, Krankheit, Feier usw.
	morgens	mittags	abends	spät	morgens	abends	
Mo	0%		150		20	12	
Di	130		170		20	12	11⁰⁰ Unterzucker + 2 BE
Mi	120		150		20	12	11⁰⁰ Unterzucker + 2 BE
Do	130		140		(18)	12	

Nachdem am Dienstag und Mittwoch jeweils vormittags eine Unterzuckerung aufgetreten ist und Sie dafür keine Ursache finden, wird am Donnerstag das morgendliche Insulin von 20 E. auf 18 E. reduziert (10 Prozent). Tritt am Donnerstag dann keine Unterzuckerung mehr auf, wird diese Insulindosis von 18 E. beibehalten.

Beispiel 2

Datum	Selbstkontrolle (Blut- oder Urinzucker)				Insulin		Bemerkungen z. B. Unterzuckerungen (Uhrzeit), außergewöhnliche körperliche Anstrengung, Krankheit, Feier usw.
	morgens	mittags	abends	spät	morgens	abends	
Mo	150		170		28	16	
Di	140	0%	150		28	16	13³ nachts Herzklopfen, Schwitzen + 2 BE
Mi	150	0%	160		28	(14)	
Do	140		160		28	14	

In der Nacht von Dienstag auf Mittwoch ist eine Unterzuckerung aufgetreten. Sie können dafür keine Ursache (Alkohol, Bewegung, Spätmahlzeit vergessen) finden und reduzieren daher sofort am Mittwoch das abendliche Insulin von 16 E. auf 14 E. (10 Prozent). Ist die Unterzuckerung nachts beseitigt, bleiben Sie bei der reduzierten Insulinmenge von 14 E.

Beispiel 3

Datum	Selbstkontrolle (Blut- oder Urinzucker)				Insulin		Bemerkungen z. B. Unterzuckerungen (Uhrzeit), außergewöhnliche körperliche Anstrengung, Krankheit, Feier usw.
	morgens	mittags	abends	spät	morgens	abends	
Mo	0%	0%	0,1%		32	20	
Di	0%	2%	1,5%		32	20	abends 1 BE weniger
Mi	0%	2%	0,25%		32	20	abends 1 BE weniger
Do	0%	0,1%	0%		(34)	20	

Da Sie am Dienstag und Mittwoch tagsüber erhöhte Urinzuckerwerte gemessen haben und keine Ursache dafür finden, erhöhen Sie am Donnerstag das morgendliche Insulin vorsichtig von 32 E. auf 34 E. Bessern sich die Werte daraufhin, behalten Sie die geänderte Dosis von 34 E. morgens bei.

Beispiel 4

Datum	Selbstkontrolle (Blut- oder Urinzucker)				Insulin		Bemerkungen z. B. Unterzuckerungen (Uhrzeit), außergewöhnliche körperliche Anstrengung, Krankheit, Feier usw.
	morgens	mittags	abends	spät	morgens	abends	
Mo	150		0%		18	12	
Di	140		220		18	12	abends 1BE weniger
Mi	150		240		18	12	abends 1BE weniger
Do	170	0%	140		(20)	12	

Messen Sie zwei Tage nacheinander erhöhte Blutzuckerwerte vor dem Abendessen (mögliche Ursachen ausgeschlossen), so erhöhen Sie am dritten Tag das morgendliche Insulin von 18 E. auf 20 E. Sind die Blutzuckerwerte dann vor dem Abendessen wieder normal, behalten Sie die geänderte Dosis von 20 E. bei.

Beispiel 5

Datum	Selbstkontrolle (Blut- oder Urinzucker)				Insulin		Bemerkungen z. B. Unterzuckerungen (Uhrzeit), außergewöhnliche körperliche Anstrengung, Krankheit, Feier usw.
	morgens	mittags	abends	spät	morgens	abends	
Mo	140	120	170		40	22	
Di	150		230		40	22	abends 1BE weniger
Mi	160	150	240		40	22	abends 1BE weniger
Do	150		160		(44)	22	10³⁰ Unterzucker + 2 BE
Fr	150		180		(42)	22	
Sa							

Nachdem am Dienstag und Mittwoch der Blutzucker jeweils vor dem Abendessen über 200 mg/dl lag, wird am Donnerstag das morgendliche Insulin um 10 Prozent auf 44 E. erhöht. Daraufhin tritt am Donnerstag Vormittag eine Unterzuckerung auf. In diesem Beispiel wäre es sicher

günstiger gewesen, das Insulin vorsichtig um 2 E. zu erhöhen (große Insulinmenge) oder besser noch, die Insulinmenge beizubehalten und die Zwischenmahlzeit am Nachmittag zu kürzen.

Beispiel 6

	Selbstkontrolle (Blut- oder Urinzucker)				Insulin		Bemerkungen z. B. Unterzuckerungen (Uhrzeit), außergewöhnliche korperliche Anstrengung, Krankheit, Feier usw.
Datum	morgens	mittags	abends	9⁰⁰	morgens	abends	
Mo	0%			0%	8		Euglucon 2-0-1
Di	0%			—	8		10²² Unterzucker + 2 BE
Mi	—			0%	8		10¹⁵ Unterzucker + 2 BE
Do	0%			0%	⑦		
Fr							

In diesem Beispiel führt der Diabetiker eine Kombinationsbehandlung (1 × Insulin + Tabletten) durch. Zwei Tage nacheinander, Dienstag-
und Mittwochvormittag ist eine Unterzuckerung aufgetreten, ohne daß
der Diabetiker sich dies erklären kann. Daher reduziert er das morgendliche Insulin um ca. 10 Prozent von 8 E. auf 7 E. Ist die Unterzuckerung
damit beseitigt, behält der Diabetiker diese Dosis von 7 E. bei.

Beispiel 7

Datum	Selbstkontrolle (Blut- oder Urinzucker)				Insulin		Bemerkungen z. B. Unterzuckerungen (Uhrzeit), außergewöhnliche körperliche Anstrengung, Krankheit, Feier usw.
	morgens	mittags	abends	9⁰⁰	morgens	abends	
Mo	0%			0,1%	16		Euglucon 2-0-1
Di	1%			0,1%	16		morgens 1 BE weniger
Mi	2%		0,5%	1%	16		morgens 1 BE weniger
Do	3%	1%	0,5%	1%	16	④	morgens 1 BE weniger Arztbesuch
Fr	0,1%		0%	0,5%	16	4	
Sa	0%			0%	16	4	

Dieser Diabetiker wird ebenfalls mit einer Kombinationstherapie behandelt. Er mißt morgens nüchtern ständig hohe Urinzuckerwerte, die auch über den Tag nicht abfallen. Daher geht er zu seinem Hausarzt, der ihm erklärt, daß sich die Nüchternwerte nur durch eine abendliche Insulingabe senken lassen. Der Diabetiker spritzt also gleich am Donnerstag Abend 4 E. Insulin, woraufhin sich die Nüchternwerte langsam verbessern.

Allgemeines zur Anpassung des Insulins

Die Fähigkeit, liebe Leser, Ihre Insulindosis an Ihren persönlichen Insulinbedarf selbständig anpassen zu können, gibt Ihnen Freiheit und innere Ruhe, weil Sie wissen, daß Sie Ihren Diabetes beherrschen können und der Diabetes nicht Sie selbst beherrscht. Die nachfolgenden Grundregeln gelten in erster Linie für Typ-I-Diabetiker, mit Abstrichen auch für Typ-II-Diabetiker mit Insulinbehandlung.

Regel 1
Testen – Nachdenken – Anpassen

Das Fundament der Insulinanpassung sind Ihre täglichen Aufzeichnungen der Selbstkontrollergebnisse in Ihrem Diabetiker-Tagebuch. Nur die Einzelbausteine der Blut- und Harnzuckerkontrolle ergeben über mehrere Tage hinweg beobachtet ein Mosaik, das Ihnen Ihre „schwachen Stellen" der Diabeteseinstellung aufzeigt. Bevor Sie Änderungen Ihrer Insulindosis vornehmen, sollten Sie eine kleine Denkpause einlegen, um zu ergründen, mit welchen Maßnahmen Sie welches Ziel erreichen können.

Regel 2
Einmal ist keinmal

Ein einzeln gemessener Harnzuckerwert von zum Beispiel 3 Prozent bei sonst Harnzuckerfreiheit muß Sie nicht stark beunruhigen, selbst wenn Sie keine Gründe dafür finden können. Eine voreilige Erhöhung Ihrer Insulindosis wäre nicht angebracht, vielmehr könnte eine Hypoglykämie am nächsten Tag Folge ihres voreiligen Handelns sein. Ähnliches gilt auch für einen einzelnen (unerklärlichen) »Ausreißer« bei den Blutzucker-Selbstkontrollen.

Regel 3
Immer nur einen Hebel bedienen

Sie haben mittlerweile erfahren, daß die Güte Ihrer Blutzuckerwerte von vielen Faktoren abhängig ist, so zum Beispiel von der Zahl der täglichen Insulininjektionen, von der Insulinmenge, von dem Spritz-Eß-Abstand, von den Spritzzeiten, von der Diätverteilung und von der körperlichen Aktivität. Die überlegte Insulinanpassung verbietet das Verändern verschiedener Faktoren zur gleichen Zeit, denn allzu leicht könnten Sie die Übersicht verlieren und mehr Schaden als Nutzen aus Ihrem Handeln ziehen.

Regel 4
Einstellung der kleinen Schritte

Halten Sie eine Änderung der Insulindosis für notwendig, sollten Sie diese vorsichtig in die Tat umsetzen, um die Blutzuckereinstellung langsam auf einen neuen Kurs zu lenken. Wir empfehlen die Senkung oder Erhöhung der Insulindosis in 2-Einheiten-Schritten bzw. nach der 10-Prozent-Regel. Nach jeder Änderung sollten Sie 2–3 Tage das Ergebnis beobachten, bevor Sie eine weitere Änderung vornehmen.

Regel 5
Notfall fordert Handeln

Eine plötzliche Verschlechterung Ihrer Testergebnisse mit hohen Blutzuckerwerten bzw. hoher Harnzuckerausscheidung und gleichzeitigem Nachweis von Azeton im Urin, z. B. während einer Infektion, signalisiert »Insulinmangel!«. Hier benötigen Sie zusätzlich Insulin und müssen deshalb unverzüglich handeln. In dieser Situation sind Verbesserungen durch Abwarten nicht zu erhoffen.

Regel 6
Keine Insulinerhöhung bei Hypoglykämien

Gelegentliche Hypoglykämien lassen sich auch bei einer guten Einstellung des Diabetes nicht immer vermeiden. Auch wenn im Anschluß an eine »Unterzuckerung« Blut- und Harnzucker überschießend hoch ansteigen und über Stunden erhöht bleiben, sollten Sie bei solch gegenregulatorisch, d. h. nach einer Hypoglykämie, erhöhten Blutzuckerwerten, die Insulindosis keinesfalls erhöhen. Das Problem würde sich nur noch verstärken! Hier muß man die Gegenregulation abklingen lassen, auch wenn es schwer fällt, und das in Frage kommende Insulin vorsichtig um ca. 2 Einheiten bzw. nach der 10-Prozent-Regel herabsetzen, wenn die Unterzuckerungen regelmäßig auftreten und »andere« Gründe ausscheiden. Ganz besonders gilt dies für schlechte morgendliche Testergebnisse und nächtliche Unterzuckerungen. Zur Vermeidung von nächtlichen Hypoglykämien sollte man möglichst auf Nüchternblutzuckerwerte zwischen 100–120 mg/dl abzielen. Liegen die Werte regelmäßig tiefer, steigt die Gefahr nächtlicher Unterzuckerungen.

≡ Keine Anpassung, sondern vorbeugende Änderung...

Wenn man in Erwartung stärkerer oder drastisch verminderter körperlicher Aktivität die entsprechende Insulindosis herab- bzw. heraufsetzt, handelt es sich nicht um eine Anpassung der Insulindosis im eigentlichen Sinn, sondern um eine vorbeugende Änderung. Trotzdem ist gerade diese Maßnahme besonders wichtig, auch für Typ-II-Diabetiker mit Insulinbehandlung. So soll der im Büro tätige Angestellte, der zum Wochenende intensiv Sport treibt oder in die Berge geht, weniger Insulin spritzen – zunächst nach Absprache mit dem Arzt, später aber selbständig um ca. 4–12 Einheiten weniger – und die Richtigkeit der Änderung mit den Selbstkontrollen überprüfen. Außerdem wird es oft nötig sein, zusätzlich 1,2 oder mehr BE zu essen. In geringerem Ausmaß gilt dies auch für »Alltagsaktivitäten« wie Gartenarbeit oder Hausputz. Hingegen muß der körperlich schaffende Schwerarbeiter, der sich am Wochenende ausruhen will, mehr Insulin spritzen und weniger Kohlenhydrate essen. Über Sport und Diabetes gibt ein eigenes Kapitel Auskunft (»Trimm Dich für den Diabetes!«).

≡ Wirkungsablauf entscheidend

Bevor Sie sich an jedwede Anpassung der Insulindosis heranwagen, haben Sie eine wichtige Frage zu beantworten: »Kennen Sie den Wirkungsablauf Ihres eigenen Insulins?« Wenn nicht, sollten Sie besser nochmals Tabelle 2 im Kapitel »Das Wundermittel Insulin« konsultieren!

Der Wirkungsablauf des verwendeten Insulins spielt für die Selbstanpassung der Insulindosis eine ganz entscheidende Rolle. Besonders Human-Insuline werden häufig in »freier« Mischung verordnet. Ein schnell wirkendes Alt-Insulin wird mit einem länger wirkenden Verzögerungsinsulin sozusagen »maßgeschneidert« gemischt. Hier muß zusätzlich die Frage diskutiert werden, welchen Anteil des Mischinsulins Sie verändern sollen.

Da Alt-Insuline nur ca. 4–6 Stunden wirken, läßt sich verallgemeinernd sagen, daß notwendige Änderungen am früheren Vormittag eher mit Hilfe des Alt-Insulinanteiles vorgenommen werden, während der Mittags- und Nachmittagsstunden aber eher mit Hilfe des Verzögerungsinsulinanteils.

══   Ärztliche Kontrollen nicht zu ersetzen

Wie auch die Beispiele aus den vorangegangenen Kapiteln zeigen: zwar kann der geschulte Diabetiker vielfach durch entsprechendes Verhalten und Anpassen von Insulin und Essen Stoffwechselentgleisungen vermeiden bzw. abmildern. Das soll und muß auch so sein!

> Die regelmäßige Kontrolle im ärztlichen Labor zur Überprüfung der eigenen Messungen und Bestimmung des HbA_1-Wertes sowie das Gespräch mit dem Arzt sind jedoch durch nichts zu ersetzen.

Im Gegenteil, die Besuche beim Arzt können eine neue Qualität gewinnen: als Partner bei der Verwirklichung einer möglichst guten Diabeteseinstellung. Die gute Zusammenarbeit mit dem Hausarzt kann einen auch vor manchen Irrwegen bewahren und erlaubt die regelmäßige Beurteilung auch anderer Organe, die bei Diabetikern beeinträchtigt sein können.

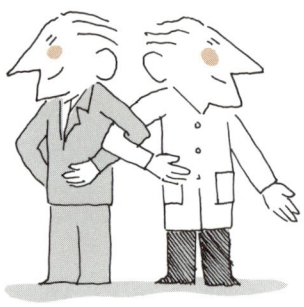

Insulinpumpen

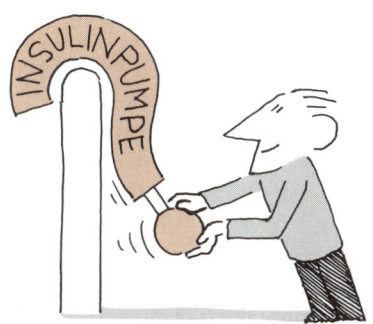

Vielleicht sind Sie bereits rein zufällig einem Bekannten, der ebenfalls Diabetes hat, begegnet und haben dabei ein kleines Kästchen an seinem Gürtel bemerkt, das Sie ursprünglich für einen kleinen Kassettenrecorder hielten. Als er sich kurz vor dem Essen daran zu schaffen machte, gab es lediglich leise Pieptöne von sich. Vielleicht haben Sie auch in der Presse über »Die Pumpe«, als neuem Weg in der Behandlung der Zuckerkrankheit, wahre Wunderdinge gelesen. Vielleicht hat Sie Ihr Hausarzt auch selbst schon auf dieses Instrument hingewiesen, da sich Ihre Diabeteseinstellung als sehr schwierig gestaltete. Auf irgendeine Art und Weise sind fast alle Diabetiker schon mit der »Pumpe« konfrontiert worden (s. auch das Kapitel »Das Wundermittel Insulin«).

In diesem Kapitel soll besprochen werden, was es mit »der Pumpe«, die inzwischen zu einem Begriff in der Diabetesbehandlung geworden ist, auf sich hat. Dabei sollen die am häufigsten gestellten Fragen beantwortet werden:

1. Was ist und wie funktioniert eine Insulinpumpe?
2. Was ist das Besondere an der Pumpenbehandlung?
3. Ist die Behandlung gefährlich, welche Komplikationen können auftreten?
4. Was muß ich selbst bei dieser Behandlung tun, was kann ich von der Behandlung erwarten?
5. Wer kommt für eine Behandlung mit Insulinpumpen in Frage?
6. Was ist in naher Zukunft an Neuentwicklungen auf diesem Gebiet zu erwarten?

Was ist und wie funktioniert eine Insulinpumpe?

Die derzeit in der ambulanten Behandlung von Diabetikern gebräuchlichen »Pumpen« (s. auch Abb. 3) werden am einfachsten als batteriegetriebene, elektronisch gesteuerte Präzisionsspritze beschrieben, mit deren Hilfe versucht wird, das für den Diabetiker dringend benötigte Insulin bedarfsgerechter über den Tag zu verteilen. Auf diesem Weg soll eine Verbesserung der Diabeteseinstellung erreicht werden. Über einen dünnen Plastikschlauch mit einer eingeschweißten Nadel gelangt das Insulin wie beim Spritzen in das Unterhautfettgewebe. Die Nadel kann vom Patienten, z. B. beim Schwimmen oder Duschen entfernt und anschließend neu plaziert werden. Verwendet wird in den Spritzen nur schnell wirksames (Alt-)Insulin. Der »Vorrat« schwankt zwischen 60 und 600 Einheiten Insulin, reicht also für mindestens 1 bis mehrere Tage. Verschiedene Modelle sind derzeit auf dem Markt, einige werden mit einer Batterie, andere mit einem täglich zu wechselnden Akkumulator angetrieben. Alle besitzen sie bestimmte Alarmeinrichtungen, z. B. wenn der Katheter verstopft oder die Batterie nicht ausreichend geladen sein sollte. Auch gegen eine nicht gewollte Insulinabgabe ist der Patient geschützt. Je nach Elektronik haben diese Insulinpumpen auch unterschiedliche Preise, die sich derzeit von knapp DM 3000.– bis über DM 6000.– bewegen.

=====   ## Was ist das Besondere an der Pumpenbehandlung?

Im Gegensatz zur Insulinspritze wird mit der Pumpe das Altinsulin (bzw. Normalinsulin, Actrapid, Velasulin) in Form von kleinen Pulsen als sog. »Basalrate«, die den Grundbedarf des Organismus an Insulin sicherstellt, konstant unter die Haut gepumpt. Es hat sich in den vergangenen Jahren gezeigt, daß dieser Grundbedarf bei den Patienten sehr verschieden ist und tageszeitlichen Schwankungen (z. B. Tag und Nacht) unterliegt, so daß mit Hilfe der Elektronik verschiedene Basalraten eingestellt werden müssen. Interessanterweise reagiert unser Körper sehr empfindlich auch auf kleinste Insulinmengen; so liegen die Basalraten bei den Patienten im Durchschnitt zwischen 0,5 und 1,25 E Insulin/Std.!

Zur Abdeckung der Hauptmahlzeiten wird je nach Größe der Mahlzeit eine sog. Zusatzrate, auch Bolus genannt, vom Patienten selbst abgerufen. Auf diesem Wege wird also versucht, die Insulinabgabe der gesunden Bauchspeicheldrüse – nämlich kleine Mengen Insulin zwischen den Mahlzeiten und in der Nacht sowie größere Mengen Insulin zu den Mahlzeiten – nachzuahmen. »Die Pumpe« ist also nichts anderes als ein *Insulindosiergerät*. Das Gerät muß Tag und Nacht getragen werden, eine automatische Regelung des Blutzuckers über eine andauernde Blutzuckermessung ist derzeit noch nicht möglich, an ihrer Entwicklung wird gearbeitet. Da der Patient jedoch das Insulin selbständig zu den Mahlzeiten »abrufen« kann und da der Grundbedarf durch die Basalrate automatisch abgedeckt wird, muß der Patient sich mit seiner Nahrungsaufnahme nicht nach dem Wirkungsablauf des gespritzten Insulins richten, sondern kann den Zeitpunkt des Essens weitgehend selbst bestimmen. Dies wird von den Pumpenträgern als der größte Vorteil dieser Insulinbehandlungen genannt. Bei der überwiegenden Mehrzahl der Patienten ist mit der besseren Verteilung des Insulins auch eine Verbesserung der Diabeteseinstellung verbunden.

━━ Ist die Behandlung gefährlich, welche Komplikationen können auftreten?

Die Behandlung mit einer Insulinpumpe ist nicht gefährlicher als die mit Spritzen. In beiden Fällen können bei der Bemühung um eine möglichst gute Stoffwechseleinstellung gelegentlich leichte Unterzuckerreaktionen auftreten, die jedoch durch eine sorgfältige Festlegung der Basalrate und durch intensive Schulung der Patienten weitgehend verhindert werden können. Sehr selten sind technische Fehler Ursache von Entgleisungen. Im Gegensatz zum Insulinspritzen kommt es beim Herausrutschen der Nadel oder des Katheters (was eine Unterbrechung der Insulinzufuhr bedeutet) zu einem rascheren Blutzuckeranstieg, einer hyperglykämischen Entgleisung, da der Pumpenpatient nur ein sehr kleines Insulindepot unter der Haut hat. Dies tritt relativ selten auf und kann vom Patienten schnell durch kleine zusätzliche Insulingaben ausgeglichen werden. Bei einigen Patienten kann es zu Hautreaktionen und Entzündungen an der Stelle der Metallnadel oder zu einer Pflasterallergie kommen, meist können diese Komplikationen jedoch durch Verwendung von Plastiknadeln bzw. eines anderen Pflasters beseitigt werden. Richtige Infektionen an der Einstichstelle sind relativ selten und treten meist bei langer Verweildauer der Nadeln auf.

━━ Was muß ich selbst bei einer Behandlung mit einer Insulinpumpe tun, was kann ich von der Behandlung erwarten?

In der obigen Beschreibung ist Ihnen wahrscheinlich aufgefallen, daß nirgends von einer automatischen Messung des Blutzuckers die Rede ist. Ein solches Gerät ist tatsächlich noch nicht verfügbar, der Patient muß deshalb täglich selbst regelmäßige Blutzuckerkontrollen (mindestens 3−4 pro Tag) durchführen.

Die Pumpe muß zwar im Prinzip Tag und Nacht getragen werden, kann aber für 1−3 Stunden abgelegt werden (Turnen, Sport, Schwimmen, Sexualverkehr). Für viele stellt das eine Behinderung dar, nicht zuletzt deshalb, weil sie auch mehr oder weniger sichtbar über 24 Std. am Tag die Patienten an ihren Diabetes erinnert.

Nicht in jedem Fall gelingt es, die gewünschte »normoglykämische« Einstellung (also mit normal hohen Blutzuckerwerten) zu erreichen. Es läßt sich jedoch grundsätzlich feststellen, daß dies mit Hilfe der Pumpen wesentlich einfacher möglich ist, wobei der Wegfall des strikten zeitlichen Regimes der Nahrungsaufnahme als größter Vorteil von den Patienten genannt wird.

Wer kommt für eine Behandlung mit Insulinpumpen in Frage?

Vorweg ist zu sagen, daß Patienten, die eine regelmäßige Selbstkontrolle ablehnen und nicht an einer Mitarbeit für eine strikte Stoffwechselführung interessiert sind, auch nicht für eine Behandlung mit Insulinpumpen geeignet sind. Ausgeprägte Spätkomplikationen oder schwere andere Erkrankungen erschweren die Behandlung mit einer Insulinpumpe, so z. B. bei Patienten mit einer gestörten Magenentleerung im Rahmen einer diabetischen Nervenschädigung oder bei Patienten, die wegen ihrer eingeschränkten Sehkraft die Geräte nicht mehr richtig bedienen können bzw. keine Selbstkontrolle durchführen können. Auch Patienten, die das Gefühl für einen Unterzucker verloren haben, sind bei einer solchen Behandlung erheblich mehr gefährdet und sollten nicht mit einer Pumpe behandelt werden.

Patienten, die problemlos mit 2−3 Insulininjektionen und Dosisanpassung entsprechend den Selbstkontrollen eingestellt werden können, haben einen geringeren Nutzen als diejenigen, bei denen trotz mehrfacher Insulininjektionen und regelmäßigen Kontrollen eine gute Einstellung nicht erreicht werden kann. Auch bei Patienten, die völlig allein leben, ist die Behandlung mit Insulinpumpen etwas problematisch.

Für eine Insulinpumpentherapie kommen also all diejenigen Typ-I-Diabetiker in Frage, die an einer Verbesserung der Stoffwechselkontrolle bereits selbst in Form von mehreren Insulininjektionen und regelmäßiger Selbstkontrolle (»intensivierte Insulintherapie«) mitgearbeitet haben und denen der volle Erfolg bisher versagt blieb. Fortgeschrittene diabetische Spätschäden sollten, wie oben ausgeführt, nicht vorhanden sein. So werden die Pumpen heute vor allem bei Patienten mit beginnenden Spätkomplikationen eingesetzt in der Hoffnung, durch die verbesserte Stoffwechselführung die Frühstadien dieser Schädigung (z. B. Neuropathie) zu beheben.

In zunehmendem Maße werden auch Pumpen für die notwendigerweise strikte Diabeteseinstellung bei diabetischen Schwangeren eingesetzt.

Kommt für mich persönlich eine Pumpentherapie in Frage?

Wenn Sie daran denken, eine Pumpentherapie zu beginnen oder zu versuchen, sollten Sie sich folgende Punkte vorher klar machen:

- Insulinpumpen sind nicht ein Ausweg zur Vermeidung von Insulinspritzen und Diät, sie sind kein Allheilmittel für Diabetiker. Sie können einerseits die Behandlung erleichtern, erfordern aber andererseits eine Menge Mitarbeit und Selbstverantwortung vom Patienten.
- Sie sollten die Grundprinzipien der Selbstkontrolle und Insulindosisanpassung bereits vorher beherrschen.
- Eine langdauernde Stoffwechselverbesserung wird mit den zur Verfügung stehenden Pumpen auf sicherem Wege nur dann erreicht, wenn neben der Motivation und eigenverantwortlichen Mitarbeit des Patienten folgende Bedingungen gegeben sind:
  - Behandlung durch ein in dieser Therapie erfahrenes Team mit der Möglichkeit einer Notfallbehandlung bzw. einer 24-Stunden-Rufbereitschaft.
  - Sorgfältiges Training in Programmierung, Bedienung und Handhabung der Pumpe im Rahmen eines Trainingsprogrammes.
  - Regelmäßige Blutzuckerselbstkontrollen mit Protokollierung.

Was ist in naher oder ferner Zukunft auf diesem Gebiet an Neuerungen zu erwarten?

Die neuen, wesentlich verkleinerten und mit einer ausgefeilten Elektronik versehenen, äußerlich tragbaren Pumpen werden in den nächsten 2−3 Jahren wohl kaum noch wesentlich verändert werden. Eine Hilfe wäre durch sog. Glukose-Sensoren (»Blutzucker-Uhr«, »Zuckerfühler«) zu erwarten, die möglicherweise ins Unterhautfettgewebe eingepflanzt die zum Teil lästigen Blutzuckerselbstkontrollen mit Teststreifen ersetzen könnten. Von einer völlig automatischen Blutzuckerregelung sind wir jedoch noch weit entfernt. Als neue Entwicklung bahnt sich eine mögliche Implantation (Einpflanzung) von Insulindosierungsgeräten an. Die Behandlung mit solchen Geräten ist jedoch vorläufig noch in einer Erprobungsphase, vielfältige Probleme bleiben noch zu lösen.

Zum Schluß ist zu sagen: Wie jede neue medizinische Behandlungsform unterliegt auch die Pumpenbehandlung einer ständigen Erneuerung und Verbesserung durch die Forschung.

Seien Sie sich dessen bewußt, daß wir erst am Anfang einer breiteren Behandlung mit Insulinpumpen stehen.

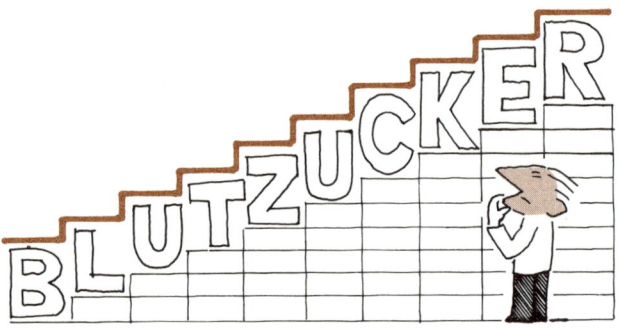

Wenn der Zucker trotzdem steigt

Speziell bei Typ-II-Diabetikern können die geschilderten Behandlungsmaßnahmen in seltenen Fällen einen weiteren Blutzuckeranstieg, also eine Verschlechterung der diabetischen Stoffwechselsituation, nicht sofort verhindern. Wenn ein übergewichtiger Typ-II-Diabetiker unter einer verordneten Kost trotz erfolgreicher Gewichtsabnahme noch immer zu hohe Blut- und Harnzuckerwerte aufweist, wird ihm sein Arzt zusätzlich Tabletten verordnen. Vielleicht wird mit einer kleinen Dosis eines stärker wirksamen Sulfonamidpräparates, oder aber mit einer größeren Dosis eines schwächer wirkenden Sulfonamidabkömmlings begonnen. Wenn auch dies – immer unter der Voraussetzung, daß die Diät eingehalten wird – keinen Erfolg hat, wird der Arzt größere Mengen stärker blutzuckersenkender Sulfonamide verabreichen. Dann kann er in Ausnahmefällen – wenn sich noch immer kein ausreichender Erfolg abzeichnet – zu einer Kombination von Sulfonamiden und Biguaniden übergehen, und schließlich hat er noch die Möglichkeit, den Patienten entweder zusätzlich oder auschließlich auf Insulin umzustellen. Was geschieht aber, wenn auch jetzt noch keine ausreichende Blutzuckersenkung erreicht wird, ja wenn der Blutzucker weiter ansteigt?

≡ Ursachenforschung betreiben

In einer solchen Situation ist wohl ein Krankenhausaufenthalt unvermeidbar, da nach den Ursachen dieser ständigen Stoffwechselverschlechterung gefahndet werden muß. Es gibt viele Gründe für eine sog. Insulinresistenz, d. h. für ein mangelndes Ansprechen auf körpereigenes oder injiziertes Insulin. Als weitaus häufigste Ursache hierfür ist das Übergewicht anzuführen. Auch spielen gelegentlich Infektionen oder selten die Erkrankung anderer Drüsen der inneren Sekretion eine Rolle (S. 26 ff). Bei insulinspritzenden Patienten kann es schließlich zu sog. »antikörperbedingten Insulinresistenzen« kommen, wie sie im Kap. »Das Wundermittel Insulin« besprochen wurden. Bei Verwendung von Humaninsulinen ist dies allerdings eine Rarität. Durch bestimmte Maßnahmen gelingt es eigentlich stets, die Ansprechbarkeit auf das Insulin wiederherzustellen, die Stoffwechselsituation zu beherrschen und – dieser Ausspruch ist hier am Platze – dem Patienten das Leben zu retten. Die wichtigsten Ursachen für eine Stoffwechselentgleisung sind nachfolgend zusammengefaßt. Vielleicht ist es einmal aufschlußreich, diese Tabelle zu konsultieren.

≡ Häufige Ursachen für einen Anstieg bzw. eine Verschlechterung der Blut- und Harnzuckerwerte

- Diätfehler
- Spritzfehler (zu wenig Insulin oder Insulin vergessen!)
- Fehler bei der Tabletteneinnahme (Tabletten vergessen!)
- Bewegungsmangel
- Infekte oder andere Krankheiten
- Zunahme des Körpergewichts
- Hormonelle Umstellung (besonders in der Schwangerschaft, Pubertät, im Wachstum)
- Einwirkung anderer Medikamente (besonders von Kortisontabletten oder -spritzen)
- Veränderungen im Alltagsrhythmus (Wohnungswechsel, Arbeitsplatzwechsel, Reisen)
- Streß und Aufregung (wird meist überschätzt)
- Gegenregulation nach einer Unterzuckerung
- Noch nicht ausreichende Insulinbehandlung

■   Nichts mehr zu machen?

Der ständig steigende Blutzucker ist also mehr ein Warnzeichen, etwas zu unternehmen und den Patienten auf Zweiterkrankungen und Komplikationen oder andere Besonderheiten zu untersuchen, als voller Sorge anzunehmen, hier wäre »nichts mehr zu machen«. Getrost darf man an diese Stelle das Wort setzen, daß es letztlich keinen Diabetes gibt, der sich nicht doch einstellen und führen ließe. Daß es besonders instabile Diabetesfälle und auch chronisch insulinresistente Zuckerkranke gibt, ist unbestritten.

An einem »zu hohen Blutzucker« stirbt aber bei rechtzeitiger Entdeckung und Bekämpfung dieser Stoffwechselentgleisung heutzutage niemand mehr!

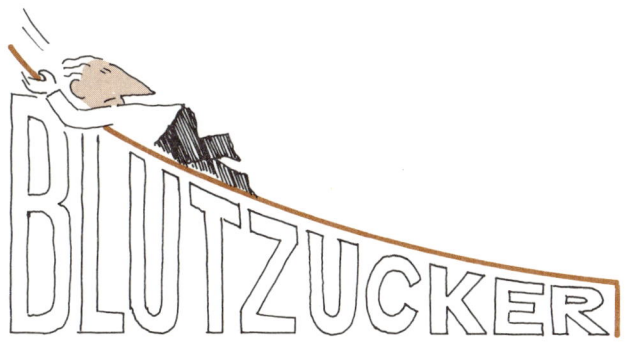

Wenn der Zucker zu tief absinkt

Jeder Diabetiker, der mit Insulin oder mit blutzuckersenkenden Tabletten behandelt wird, kann eine Unterzuckerung bekommen.

Der Arzt soll den Diabetiker zwar mit wenig Fremdwörtern belasten, aber neben dem Wort »Diabetes« sollte der Patient auch den Begriff der Hypoglykämie, der Unterzuckerung, kennen. Erfahrene Diabetiker sprechen ja direkt von ihren »Hypos«, wenn sie Reaktionen dieser Art nach Insulininjektion meinen.

Die häufigsten Ursachen für eine Unterzuckerung sind auf der nächsten Seite zusammengefaßt. Auch an anderen Stellen dieses Buchs ist auf Hypoglykämien immer wieder einzugehen. Im Prinzip können alle Maßnahmen, die blutzuckersenkend wirken, auch eine Hypoglykämie hervorrufen.

Lassen Sie sich aber durch gelegentliche, leichte Unterzuckerungen nicht von einer guten Diabeteseinstellung abhalten!

Allerdings sollen diese Hypoglykämien möglichst selten und – wie gesagt – leicht sein. Ständige schwere Hypoglykämien können vor allem im Kindesalter, aber auch bei alten Menschen, zu Schäden am Gehirn führen, die von schwerwiegenden Folgen begleitet sind. Einer Hypoglykämie vorzubeugen, ist also eine wichtige Aufgabe der guten Diabetesbehandlung.

─── *Häufige Ursachen für eine Unterzuckerung*

- Auslassen einer Mahlzeit oder zu geringe oder verspätete Kohlen-hydrat-(BE-)Zufuhr
- Erbrechen oder Durchfall
- Außergewöhnliche körperliche Bewegung (die Hypoglykämie kann auch erst hinterher auftreten)
- Aus Versehen zuviel Insulin gespritzt
- Überdosis an blutzuckersenkenden Tabletten
- Gesunkener Insulinbedarf des Körpers (z. B. bei Gewichtsab-nahme oder bei »Remission« eines Typ-I-Diabetes zu Beginn der Erkrankung)
- Alkohol (kann sich u. U. erst am nächsten Morgen bemerkbar machen)

═══ **Blutzucker unter 50 mg%**

Wenn der Blutzucker unter 50 mg% absinkt, spricht man von einer Hypoglykämie. Dabei müssen noch keine Beschwerden auftreten; sie werden in der Regel erst bei Werten unterhalb 40 mg% beobachtet. Die Erscheinungen bei einem hypoglykämischen Schock sind vielschichtig, sie laufen bei jedem Patienten etwas unterschiedlich und meist nach einem persönlichen Muster ab. Die Auswirkungen von hormonellen Gegenreak-tionen, psychischen Veränderungen und nervlichen Ausfallserscheinungen entwickeln sich oft nebeneinander. Die Zeichen einer leichten bzw. einer schweren Unterzuckerung sind nachstehend aufgelistet.

─── *Leichte Zeichen einer Unterzuckerung, teilweise hervorgerufen durch die Hormone der Gegenregulation*

Kribbeln
Pelzigkeitsgefühl um den Mund
Blässe
Schweißausbruch
Weiche Knie
Zittrigkeit
Nervosität
Herzklopfen
Angst und Druckgefühl
Kopfschmerzen
Heißhunger

—— *Schwere Zeichen einer Unterzuckerung, hervorgerufen durch zu wenig Zucker im Gehirn*

Konzentrationsstörungen
Sprachstörungen
Sehstörungen (Doppelbilder)
Schwindelzustände (als ob man betrunken wäre)
Aggressivität oder clownartiges Verhalten
Bewußtseinstrübung
Bewußtlosigkeit
Krampfanfall
»Schlaganfall«

»Anspringen« der Gegenregulation

Bei Unterzuckerungen leichteren Grades überwiegen die Zeichen der hormonellen Gegenreaktion. Das Nebennierenhormon Adrenalin ist in der Lage, den Reservezucker in der Leber (S. 39) zu mobilisieren und auf diese Weise den Blutzucker wieder zu erhöhen. Die Ausschüttung von Adrenalin und einer Reihe anderer Hormone (z. B. Glukagon, Wachstumshormon und Kortisol) während einer Hypoglykämie gewährleistet, daß der Körper im allgemeinen von selbst – wenn auch erst nach einiger Zeit – aus einer Unterzuckerung »herausfindet«. Besser ist natürlich die sofortige Zufuhr von Kohlenhydraten (s. weiter unten). Die hormonelle Gegenreaktion macht sich durch verschiedene Anzeichen bemerkbar.

Jeder Diabetiker muß diese warnenden Vorboten einer Hypoglykämie kennen. Hungergefühl, blasse und feuchtkalte Haut, leichte Kopfschmerzen, Unruhe, Zittern und Herzklopfen leiten die Zustände ein. Lippen und Finger können zu kribbeln beginnen. Außerdem können Sehstörungen auftreten.

Verwechslung mit einem Betrunkenen

Bei stärker ausgeprägten Hypoglykämien stehen nervliche Ausfallserscheinungen und psychische Veränderungen im Vordergrund, wobei die selbstkritische Erkennung des eigenen Zustands fortschreitend abnimmt. Die Skala der Verhaltensstörungen reicht von Clownerie bis zu Aggressivität; oftmals werden solche Patienten von unwissenden Mitmenschen mit einem Betrunkenen verwechselt. Die herabgesetzte Hirntätigkeit äußert sich in Lässigkeit, mangelndem Antrieb und häufigem Gähnen sowie im Unvermögen, einfache Rechnungen durchzuführen oder kurze Zahlenreihen zu wiederholen.

Der schwere hypoglykämische Anfall kann bis zur Bewußtlosigkeit, teilweise mit Krampfanfällen, fortschreiten. Solche Hypoglykämien sind glücklicherweise selten, sie erfordern jedoch immer die sofortige Hinzuziehung eines Arztes.

Auch tablettenbehandelte Patienten können gefährdet sein

In dem Kapitel über die »Behandlung mit Tabletten« wurde bereits erwähnt, daß Unterzuckererscheinungen auch nach der Einnahme von Tabletten vom Typ der Sulfonylharnstoffe beobachtet werden. Hier hat etwas völlig anderes zu gelten als bei den Hypoglykämien insulinspritzender Patienten: Wenn tablettenbehandelte Diabetiker solche Erscheinungen wie Zittrigkeit, Kopfschmerz, Hungergefühl, Blässe, Bewußtseinstrübung oder sogar Bewußtlosigkeit aufweisen, muß dem behandelten Arzt davon unter allen Umständen sofort Mitteilung gemacht und die Tablettenbehandlung abgesetzt oder geändert werden. Eine Änderung bedeutet eine Verminderung der Tablettenmenge oder den Wechsel auf ein anderes Präparat. An sich müßte es bei Diabetikern, die mit Tabletten behandelt werden, häufig im Laufe der Zeit zu solchen Erscheinungen kommen, wenn sie die verordnete Diät korrekt einhalten würden. Viele übergewichtige Patienten erhalten ja auch Tabletten verordnet, wenn sie nicht oder noch nicht ausreichend an Gewicht abgenommen haben. Wenn sie aber die Diät endlich doch befolgen und allmählich an Gewicht abnehmen, muß zwangsläufig der Zeitpunkt kommen, zu dem sie die Tablettenbehandlung nicht mehr benötigen. Denn Gewichtsabnahme bedeutet ja immer »verbesserte diabetische Stoffwechselsituation«.

Nicht selten passiert es übrigens, daß die beim Arzt bestimmten Blutzuckerwerte normal oder leicht erhöht sind, während sich gerade zu Hause Unterzuckerungserscheinungen häufen. Wenn der Patient den Arzt nicht davon unterrichtet, bleibt dieser Zustand unentdeckt. Dies gilt um so mehr, wenn zu Hause nur Harnzuckermessungen durchgeführt werden, weil daraus ein »Unterzucker« nicht abgelesen werden kann (s. a. Kapitel »Selbstkontrolle«, Stichwort Blutzuckermessungen, evtl. auch durch Angehörige).

Was tun bei Unterzucker?
Blutzuckermessen, wenn möglich;
in jedem Fall: Kohlenhydrate zuführen!

Zur Sicherheit und, um die Verläßlichkeit der eigenen Warnzeichen zu überprüfen, sollten Sie einen Blutzuckerschnelltest durchführen. Natürlich darf Sie das nicht vom Wichtigsten abhalten: von der umgehenden Zufuhr von Kohlenhydraten.

Bei einer *leichten* Unterzuckerung nehmen Sie 1−2 BE zu sich, vorzugsweise in Form von Obst, Fruchtsaft oder auch Brot, setzen oder legen sich hin und warten, bis die Hypoglykämie in einigen Minuten abgeklungen ist. Körperliche Aktivität muß unterbrochen werden, weil sie eine Unterzuckerung verstärkt.

Bei einer *schweren* Unterzuckerung essen Sie sofort 10−20 g Traubenzucker (das sind 2−4 Plättchen Dextro-Energen) oder die doppelte Menge an Rohrzucker (meist 4−8 Stück Würfelzucker) oder sonstige Süßigkeiten (»Not-BE«) und setzen oder legen sich wiederum hin.

Grundsätzlich führen in Flüssigkeit gelöste Kohlenhydrate zu einem rascheren Blutzuckeranstieg als feste Nahrungsmittel.

▬▬ Not-BE stets griffbereit

Traubenzucker in fester Form, z. B. Dextro-Energen, kann problemlos in jeder Tasche mitgeführt werden. Neuerdings gibt es auch ein Traubenzucker-Gel (Hypogluc), das rascher geschluckt werden kann.

Jeder – und gemeint ist wirklich jeder – mit Insulin behandelte Diabetiker, aber auch die Typ-II-Diabetiker mit Tablettenbehandlung müssen Tag und Nacht Traubenzucker bei sich griffbereit haben, also auch im Nachtkästchen.

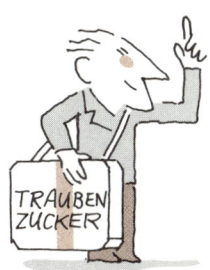

▬▬ Richtlinien für Angehörige

Wie aber kann man dem hypoglykämisch-bewußtlosen Diabetiker helfen? Am besten sollten Sie Ihre Angehörigen schon vorher einmal über diese Notfallsituation aufgeklärt haben, damit sie dann richtig handeln können:

Sofort den Arzt verständigen und nicht versuchen, dem bewußtlosen Patienten, der nicht schlucken kann, zuckerhaltige Getränke einzuflößen. Vielmehr Luft- und Atemwege freimachen, evtl. Mund von Speiseresten säubern, Gebiß herausnehmen, den Bewußtlosen in eine stabile Seitenlage legen. Wenn Glukagon zur Verfügung ist – wobei man sich bereits vorher einmal mit der Bereitung der Glukagonspritze beschäftigt haben sollte –, soll Glukagon (1 mg) gespritzt werden (s. unten).

Hilfreiche Glukagonspritze

Mit der Glukagonspritze kann eine Hypoglykämie mit Bewußtlosigkeit in der Regel innerhalb weniger Minuten und lange vor Eintreffen des Notarztes behoben werden.

Glukagon ist ein Hormon, das genauso wie Insulin in den Inselzellen der Bauchspeicheldrüse gebildet wird (falls zeitlich möglich, s. auch Abb. 1). Es führt zu einer Freisetzung von Zucker aus der Leber.

Die Glukagonspritze kann vom Arzt verordnet werden und ist im Kühlschrank zu lagern. Die Packung enthält ein Fläschchen und eine Spritze mit eingeschweißter Nadel. Im Fläschchen mit dem weißlichen, puderähnlichen Inhalt ist das Glukagon. Es muß mit dem Lösungsmittel aus der Spritze zunächst gelöst werden.

Dazu nimmt man die Spritze, entfernt die schwarze Schutzkappe und spritzt das Lösungsmittel in das mit Glukagon gefüllte Fläschchen. Der Inhalt wird so lange geschüttelt, bis das Glukagon gelöst ist. Danach wird die fertige Glukagonlösung in die Spritze aufgezogen.

Glukagon wird in das Fettgewebe (wie Insulin) oder in den Muskel (z. B. in den dicken Oberschenkelmuskel, etwas seitlich) gespritzt. Beide Formen der Einspritzung führen zu einem ähnlich raschen Anstieg der Blutzuckerspiegel. Nach dem Erwachen müssen dem Patienten sofort Kohlenhydrate (am besten in flüssiger Form) zugeführt werden, um die Zuckervorräte des Körpers wieder zu ergänzen. Andernfalls kann nach einer kurzen beschwerdefreien Zeit ein Rückfall in die Hypoglykämie auftreten.

Insgesamt ist die Glukagonspritze so hilfreich, daß es wünschenswert wäre, wenn jedem insulinspritzenden Diabetiker bei einer Unterzuckerung mit Bewußtlosigkeit diese Hilfe durch Angehörige zuteil werden könnte. Dazu muß man sich aber auch rechtzeitig um eine entsprechende Information kümmern bzw. an einer Schulung teilnehmen.

Zuckerspritze durch den Notarzt

Bei einem bewußtlosen, hypoglykämischen Diabetiker wird der Notarzt sofort Traubenzucker in die Vene spritzen und damit den Blutzucker wieder erhöhen. Diese Möglichkeit der Behandlung muß wohl stets dem Arzt vorbehalten bleiben. Dieser wird den Patienten in der Regel damit rasch zum Aufwachen bringen oder, bei besonders tiefgreifender Bewußtseinsstörung und bei den langwierigeren Unterzuckerungen durch Sulfonamidtabletten, eine ein- bis mehrtägige klinische Behandlung mit Zuckerinfusion veranlassen.

Unterzucker – Hypoglykämie, wie beugt man vor?

■ Einhalten der vorgeschriebenen Mahlzeiten, insbesondere der Kohlenhydratmengen (BE).

■ Achten auf die richtige Insulinmenge. Achten auf den vorgeschriebenen Spritz-Eß-Abstand; Injektionen zur gleichen Uhrzeit beibehalten.

■ Anpassen der Insulindosis (Verminderung) bei Sport und vermehrter körperlicher Bewegung (s. auch Kapitel über Dosisanpassung des Insulins) sowie Bereithalten von zusätzlichen BE.

■ Messen des Blutzuckers!

■ Reduzieren der Insulindosis, wenn die Blutzuckerwerte insgesamt sehr niedrig liegen (s. Kapitel über Dosisanpassung und Insulin).

■ Nie ohne Traubenzucker oder »Not-BE« aus dem Haus gehen.

■ Stets Diabetiker-Ausweis bei sich tragen. (Für »Pumpen-Patienten« empfiehlt sich ein entsprechender Hinweis im Diabetiker-Ausweis; s. S. 285.)

Nach jedem Unterzucker:
Nachdenken, was die Ursache der Unterzuckerung war
(siehe S. 166)!
Zur Vorbeugung sollten Sie die Regeln auf dieser Seite oben beachten!

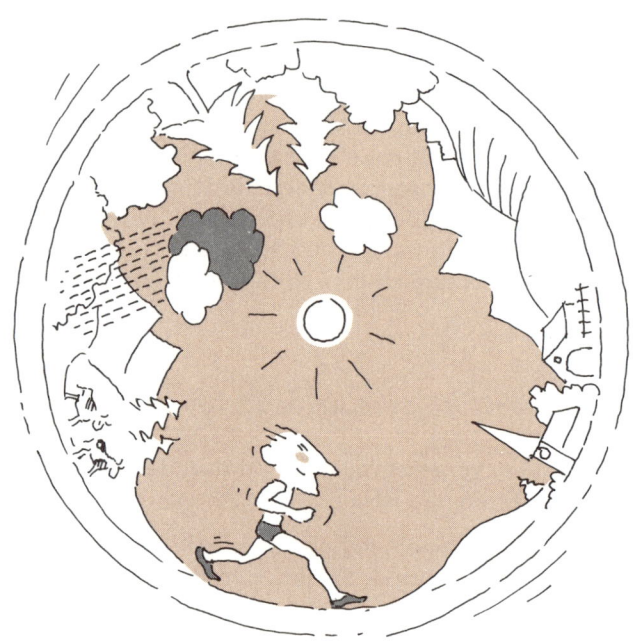

Trimm Dich für den Diabetes!

Für Typ-II-Diabetiker stellt körperliche Aktivität eine wirklich ursächliche Behandlungsmöglichkeit ihrer Krankheit dar; bei Typ-I-Diabetikern geht es vor allem darum, daß die blutzuckersenkende Wirkung muskulärer Betätigung sachgerecht in den Tagesablauf eingebaut wird.

Trimm Dich! Diese Aufforderung hört man heute allenthalben. Jeder begreift darunter ein bißchen etwas anderes. Was soll und kann der Diabetiker darunter verstehen? Wie soll er sich körperlicher Aktivität gegenüber verhalten?

■ Eine wirkliche Leistung ist gemeint

Die Begriffe Muskelarbeit oder körperliche Betätigung bedürfen einer Erläuterung. In erster Linie ist in diesem Zusammenhang eine wirkliche Leistung gemeint, die von der Muskulatur erbracht wird. Auf Tätigkeiten wie Spazierengehen, leichte Gartenarbeit, Gymnastik oder auch normale Hausfrauenarbeit trifft dies in aller Regel nicht zu, so wichtig sie sind, den Bewegungsapparat und den Blutkreislauf nicht »einrosten« zu lassen. Der Energieverbrauch bei dieser Art von Aktivität wird jedoch bei weitem überschätzt. Erst wenn man auch bei kühlerer Umgebungstemperatur ins Schwitzen gerät, leisten die Muskeln nachweislich Arbeit. Dies sollte man beim Lesen der folgenden Ausführungen nicht außer acht lassen.

Eine der Säulen der Behandlung

Allen Diabeteskennern und auch allen insulinbedürftigen Diabetikern ist geläufig, daß durch zusätzliche körperliche Betätigung die Insulindosis verringert werden kann, ja verringert werden muß, wenn man Unterzuckerreaktionen vermeiden will (S. 165 ff). Der Altmeister der Diabetologie, DR. JOSLIN, betonte stets, daß Ernährung, Insulin und Muskelarbeit die drei entscheidenden Säulen der Diabetesbehandlung sind. Dieser Grundsatz ist trotz der blutzuckersenkenden Tabletten, die in ihrer Wirkung ebenfalls auf das noch vorhandene körpereigene Insulin angewiesen sind, unverändert bedeutsam geblieben. Eines jedoch gleich vorweg: Muskelarbeit kann fehlendes Insulin nicht ersetzen.

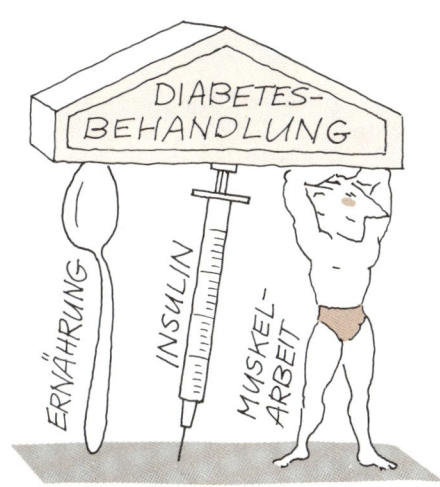

Muskelarbeit senkt den Blutzucker

Vereinfachend kann man sagen, aktive Betätigung der Muskulatur wirkt wie zusätzlich gespritztes Insulin oder auch wie zusätzlich eingenommene blutzuckersenkende Tabletten. Während in Ruhe für die Einschleusung von Zucker aus der Blutbahn in den Muskel und den Aufbau von Muskelstärke – auf S. 39 haben wir über diesen Reservezucker im Muskel gesprochen – eine verhältnismäßig große Insulinmenge notwendig ist, genügen für die arbeitende Muskultur schon recht geringe Insulinkonzentrationen, damit der Treibstoff Traubenzucker sozusagen als Nachschub in die aktiven Muskelzellen übertritt. Diesen Vorgang schätzt man erst richtig ein, wenn man weiß, daß die Muskulatur das größte Organ im menschlichen Körper ist. Ein 70 Kilogramm schwerer Mann besitzt eine Muskelmasse von etwas über 20 Kilogramm! Große Mengen von Zucker können daher innerhalb kurzer Zeit aus dem Blutkreislauf verschwinden, wenn viele Muskelgruppen gleichzeitig aktiv eingesetzt werden. Fehlt Insulin jedoch völlig, vermag auch körperliche Betätigung nicht mehr den Zucker zum Abströmen in die Muskulatur zu veranlassen und ein Koma zu verhindern.

Zwei Gesichtspunkte für den Diabetikeralltag

Zwei wichtige Gesichtspunkte sind für den Diabetikeralltag zu beachten:

1. Regelmäßige Muskelarbeit ist ein sehr wirkungsvolles Behandlungsprinzip der Zuckerkrankheit, das obendrein vom Patienten selbst gesteuert werden kann.
2. Man darf nicht ohne Vorbereitung plötzlich mit Sport beginnen oder umgekehrt mit regelmäßiger körperlich anspruchsvoller Betätigung einfach aufhören.

Starke Veränderungen des Blutzuckers nach unten im ersten Fall bzw. nach oben im zweiten Fall wären die Folgen. Hypoglykämiegefährdet durch Muskelarbeit sind vor allem insulinspritzende Diabetiker und – etwas weniger ausgeprägt – Patienten, die auf blutzuckersenkende Tabletten vom Typ der Sulfonamide eingestellt sind. Mit Diät allein behandelte Zuckerkranke brauchen sich allerdings kaum Sorgen zu machen. Typ-II-Diabetiker mit ihrer Unterempfindlichkeit gegenüber dem eigenen Insulin profitieren besonders viel von Muskelarbeit. Ihr Blutzuckerprofil verschiebt sich dadurch oft völlig in den Normbereich. Besonders günstig läßt sich körperliche Betätigung mit der Diabeteseinstellung abstimmen, wenn sie täglich im gleichen Ausmaß und zur gleichen Zeit ausgeübt wird.

»Lauf um Dein Leben«

Wenden wir uns nun sportlichen Aktivitäten im engeren Sinn zu. Fast ist es müßig, festzustellen, daß sportliches Training Durchblutungsstörungen vorbeugt und auch bei der Behandlung solcher Krankheiten – unter ärztlicher Anleitung – große medizinische Bedeutung besitzt. Geeignet sind vor allem Sportarten, die das Herz-Kreislauf-System sowie die Lungen in Anspruch nehmen. Geländelauf ist das Paradebeispiel dafür. »Lauf um Dein Leben«, mit diesem Slogan sollen die bewegungsarmen durchblutungsgefährdeten Zivilisationsmenschen zum Mitmachen angeregt werden. Ebenfalls zu empfehlen sind Schwimmen, Fußball und andere Mannschaftsspiele, Skilaufen und Bergsteigen sowie Radfahren. Sportarten, die mit Partner betrieben werden, wie beispielsweise Boxen, Ringen, Tennis, Tischtennis oder Federball, erfüllen nur dann den hier beabsichtigten gesundheitlichen Zweck, wenn sie regelmäßig und mit genügender Intensität betrieben werden.

Die Pulsregel

Welche Leistung soll erbracht werden oder, besser gesagt, wie sehr soll man sich belasten?

Nach einer alten Faustregel sollte die Zahl der Pulsschläge während eines Ausdauertrainings ca. »180 weniger dem Lebensalter in Jahren« betragen.

Dies entspricht in etwa einer Anstrengung von 50 % der maximalen körperlichen Leistungsfähigkeit. Man soll sich also nicht vollständig verausgaben. Außerdem empfiehlt es sich, langsam mit dem Training zu beginnen und dieses in kleinen Stufen zu steigern. Falsch wäre es, wollte man von einem Tag zum anderen die Versäumnisse von Jahren wiedergutmachen.

Hochleistungssport nicht gerade günstig

Für Diabetiker sind noch weitere Überlegungen beachtenswert. Insulinspritzende Patienten sollten wohl eher keinen extremen Hochleistungssport betreiben, weil hierbei weder die Dauer noch die Stärke der Beanspruchung voraussehbar und damit die Gefahr einer schweren Unterzuckerung zu groß ist. Ausnahmen, wie zuckerkranke Wimbledonsieger im Tennisspielen, bestätigen nur die Regel. Außergewöhnliche Leistungsspitzen und totale Erschöpfungszustände sollte jedenfalls jeder Diabetiker vermeiden. Patienten mit Gefäßveränderungen dürfen nur nach Anweisung ihres Arztes sportlich aktiv sein.

=== Stoffwechselmaßnahmen vorher überlegen

Wie soll man den Stoffwechsel anpassen? In jedem Fall ist erst einmal der Blutzucker zu messen, bei Werten von 250 mg/dl und darüber auch der Azetongehalt im Urin. Falls deutlich Azeton ausgeschieden wird, sollte jegliche sportliche Betätigung unterbleiben und die Stoffwechsellage umgehend verbessert werden, ansonsten kann eine schwerwiegende Diabetesentgleisung durch Sport die Folge sein. Signalisiert die Selbstkontrolle dagegen grünes Licht für Sport – was ja die Regel sein sollte – dann kommen zwei Maßnahmen zur Anpassung des Stoffwechsels in Frage: mehr Kohlenhydrate zuführen und weniger Insulin spritzen (S. 112)! Tablettenbehandelte Diabetiker können evtl. auch weniger Tabletten vom Typ der Sulfonamide einnehmen. Welcher Weg vorrangig beschritten werden soll, hängt u. a. maßgeblich vom Körpergewicht ab. Oft wird man beides zugleich tun müssen, also Erhöhung der Nahrungszufuhr und Verringerung der Medikamente. Übergewichtige Patienten, bei denen eine Gewichtsabnahme erwünscht ist, sollten bevorzugt versuchen, durch eine Verminderung der Insulin- oder Tablettendosis zum Ziel zu gelangen, während normalgewichtige Patienten vor allem den Ausgleich durch »Extra-BE« anstreben sollen. Das Vorgehen muß individuell abgestimmt und mit dem Arzt besprochen werden. Die nachfolgenden Angaben können dabei nur als Anhaltspunkt dienen.

=== Ausgleich durch Extra-BE

Pro Halbtag sportlicher Leistung dürfen vorher (je nach Blutzucker) und währenddessen etwa 2–4 Broteinheiten auf mehrere Mahlzeiten verteilt zusätzlich zur normalen Diät gegessen werden. Liegt der Blutzucker bereits vor dem Sport über 200 mg/dl, sollten zunächst keine extra BEs zugeführt werden. Bei Werten zwischen 100–200 mg/dl sind 1–2 Extra-BEs (in flüssiger bzw. leicht verdaulicher Form) angezeigt, bei Werten unter 100 mg/dl 2–3. Ein eventueller Unterzucker muß natürlich erst behandelt werden. Während des Sports – vorausgesetzt es wird wirklich eine Ausdauerleistung erbracht – sollte nach jeder halben Stunde eine weitere BE »nachgeschoben« werden, ggfs. auch alle 20 Minuten. Fruchtsäfte (bei stärkerem Flüssigkeitsverlust 1 : 1 mit Mineralwasser gemischt),

Sport-Zucker-Mineraldrinks, Bananen oder Orangen erweisen sich oft als besonders empfehlenswert und belasten den Magen während des Sports nur gering. Auf genaues Einhalten der vorgesehenen Essenszeiten ist unbedingt zu achten.

> Meist muß man auch nach dem Sport noch für zusätzliche BE sorgen. Vorsicht mit Alkohol wegen der damit verbundenen Hypoglykämiegefahr!

Verringerung der Insulindosis

Wie sieht es mit der Verringerung der Insulindosis aus? Wenn man noch keine einschlägigen Erfahrungen besitzt, sollte man anfänglich probeweise die Insulindosis vor der sportlichen Betätigung um 2–4 E kürzen und sich allmählich dem tatsächlichen Bedarf annähern. Eine längere Ausdauerleistung ist nur nach vorheriger Kürzung der Insulindosis möglich. Es gibt Diabetiker, die beispielsweise während ihres Skiurlaubs nur die Hälfte bis zwei Drittel ihrer sonst üblichen Insulindosis benötigen! Man kann daraus sofort ersehen, daß es unumgänglich notwendig ist, alle betroffenen Maßnahmen, Ausgleich durch Extra-BE und Verminderung der Insulin- oder Tablettendosis, anhand der Blut- und Harnzuckerselbstkontrolle auf ihre Richtigkeit hin zu überprüfen. Auch im Urlaub. Wie man das macht, wurde ausführlich in den Kapiteln »Selbstkontrolle« und »Anpassung des Insulins« besprochen. Außerdem ist es ratsam, die sportliche Leistung nur langsam zu steigern. Allzu abruptes Umschalten auf sportliche Aktivität verhindert eine rechtzeitige Anpassung an die tatsächlichen Erfordernisse.

Sport am Nachmittag läßt sich oft besonders gut einbauen. Die anschließende Abendinsulinspritze, zumindest deren Altinsulinanteil, ist dann etwas geringer zu wählen. Für Feier-»Abend«-Sportler empfiehlt sich die Herabsetzung sowohl der Abend- als auch nicht selten der darauffolgenden Morgen-Insulindosis.

Es folgen zwei Beispiele für ganztägige dauernde körperliche Belastung sowie für ein zweistündiges Tennistraining:

Beispiel 1:
Herr F. möchte mit seiner Familie am Sonntag eine ganztägige Radtour unternehmen und hat am Samstag alle Vorbereitungen für diesen Ausflug getroffen. Da die Radtour durch sehr hügelige Gegenden führt und darum mit starker körperlicher Belastung einhergeht, hat er sich ausreichend Proviant sowie schnell verdauliche KH eingepackt. Die Blutzucker-

teststreifen dürfen selbstverständlich ebenfalls nicht fehlen. Herr F. führt eine intensivierte Insulintherapie durch und spritzt ohne große körperliche Bewegung bei einer guten Blutzuckereinstellung morgens 14 E Normalinsulin und 8 E Verzögerungsinsulin, mittags 6 E Normalinsulin, abends 7 E Normalinsulin und spät 12 E Verzögerungsinsulin.

Am Sonntag morgen mißt er vor dem Frühstück seinen Blutzukker, der bei 130 mg/dl liegt. Angesichts der ganztägigen Radtour entschließt er sich, seine Insulindosis zu reduzieren. Aber um wieviel?

Aus Erfahrung weiß er, daß eine Reduzierung von 2−3 Einheiten wenig dazu beiträgt, einer Unterzuckerung vorzubeugen, und eine Verminderung der Insulindosis um ca. 50−60 Prozent sinnvoller wäre. Er spritzt deshalb an diesem Morgen 7 E Normalinsulin und 4 E Verzögerungsinsulin.

	Insulin				Blutzucker				Bemerkungen (z. B. Unterzucker, Ketonurie) Körpergewicht	
	☐ = Normalinsulin ▨ = Verzögerungsinsulin									
Datum	morgens	mittg.	abends		morg.	mitt g.	abends	spät		
Sa	14	8	6	7	12	120	140	110	130	
So	7	4	3	5	9	130	110	100		Radtour ganzen Tag 10.00 120,12.30 + 2 BE

Bei einem Zwischenstopp und einem gemessenen Blutzucker von 120 mg/dl nimmt er sein zweites Frühstück ein.

Für ca. 12.30 Uhr ist das Mittagessen vorgesehen und die Familie kehrt in ein Gasthaus ein. Herr F. mißt seinen Blutzucker, der Wert beträgt 110 mg/dl. Da sich nach dem ersten Teilstück der Route ein großer Hunger eingestellt hat, will er das mittägliche Insulin nicht ganz weglassen und er spritzt 3 E Normalinsulin.

Gegen abend kommt die Familie glücklich wieder nach Hause. Herr F. vermindert bei einem Blutzucker von 100 mg/dl vor dem Abendessen seine Normalinsulindosis auf 5 E und spät sein Verzögerungsinsulin auf 9 E. Warum tut er dies?

Er weiß aus Erfahrung, daß auch nach der Beendigung einer Muskelarbeit, in diesem Falle der Radtour, die Muskeln verstärkt Traubenzucker aufnehmen und er durch diese Maßnahme der nachträglichen Dosisreduzierung einer nächtlichen Unterzuckerung vorbeugen wird.

Beispiel 2:
Am nächsten Wochenende will Frau S. an einem Tennisturnier teilnehmen. Kurzfristig hat sie heute für die Zeit nach dem Mittagessen Trainerstunden bekommen, um für den anstehenden Wettkampf zu trainieren. Sie hat morgens 12 E Normalinsulin und 8 E Verzögerungsinsulin gespritzt. Für das Mittagessen benötigt sie normalerweise bei einem Blutzucker von 120 mg/dl 8 E Normalinsulin.

| Datum | Insulin | | | | Blutzucker | | | | Bemerkungen (z. B. Unterzucker, Ketonurie) Körpergewicht |
	morgens	mittg.	abends		morg.	mittg.	abends	spät	
Mo	12	8	8	7	10	110	120	140	130	
Di	12	8	–	7	10	120	100	130		13.30 Training 15.30 90 + 18E

= Normalinsulin
= Verzögerungsinsulin

Sie mißt jetzt vor dem Mittagessen einen Blutzucker von 100 mg/dl und entschließt sich, das Normalinsulin zum Mittag ganz wegzulassen. Die 2 Stunden Training haben sie körperlich geschafft. Der im Anschluß gemessene Blutzucker von 90 mg/dl zeigt ihr, daß es richtig war, die Insulindosis von mittags ganz zu streichen. Zur Sicherung nimmt sie noch mindestens 1 BE zu sich.

Trifft sie sich sonst mit ihren Freundinnen zum einstündigen Tennismatch am Nachmittag, wobei sie nicht immer die Spielstärke ihrer Gegnerinnen einzuschätzen weiß, beugt sie überlicherweise mit Zusatz-BE einer Unterzuckerung vor.

═ Auch für den Alltag zutreffend

Diese Regeln treffen abgestuft natürlich auch auf alltägliche körperliche Betätigung zu. Beispielsweise werden schon viele Diabetiker festgestellt haben, daß die Stoffwechseleinstellung im Krankenhaus, die ja praktisch unter körperlichen Ruhebedingungen erfolgt, erst an die Verhältnisse im täglichen Leben angeglichen werden muß. Zuckerkranke Menschen, die an Wochenenden körperlich wesentlich aktiver sind als unter der Woche (oder umgekehrt sich dann ausruhen), sollten am besten für jede dieser Möglichkeiten von vornherein unterschiedliche Diätpläne befolgen. Die Blutzucker- bzw. Harnzuckerselbstkontrolle erweisen sich auch bei diesen Gelegenheiten als unschätzbare Ratgeber, wie man sich möglichst »stoffwechselgerecht« verhalten soll.

══   Gerüstet sein

Sporttreibende Diabetiker benötigen nicht nur eine gute Sportausrüstung, sie müssen auch für ihren Stoffwechsel gerüstet sein. Dazu gehört, daß man seinen Diabetikerausweis mitzuführen hat, einschließlich des Vermerks, in welcher Weise andere Menschen dem Diabetiker beim Auftreten einer Hypoglykämie helfen können. Im Ausland soll man eine Übersetzung dieser Anweisung in die Landessprache bei sich haben (s. S. 286 ff). Für Pumpen-Träger kann der spezielle Hinweis auf die Insulinpumpe wichtig sein (s. Anhang, S. 285). Wie im Kapitel »Wenn der Zucker zu tief absinkt« näher erläutert wurde, erwecken hypoglykämische Diabetiker nur allzu leicht den Eindruck von Betrunkenen und bleiben ohne notwendige Hilfe. Zucker zur Beseitigung rasch einsetzender Unterzuckerungen sollte jeder sporttreibende Diabetiker griffbereit bei sich haben. Proviant in abgewogenen Portionen erleichtert die Berechnung der notwendigen Nahrung. Eine Glukagonspritze, in deren Handhabung ein Sportkamerad oder der Trainer eingewiesen ist, kann ebenfalls hilfreich sein (s. Kapitel: »Wenn der Zucker zu tief absinkt«). Die kleine Taschenapotheke soll ferner Merfen (zum Desinfizieren von Hautwunden) und Verbandspäckchen enthalten. Bei ausgedehnteren sportlichen Exkursionen können ein Ersatzfläschchen Insulin oder auch Ersatz-Pens sehr hilfreich sein.

Diabetiker ersparen sich manche Verlegenheit, wenn sie Sport nur in Begleitung von Kameraden ausüben, die über die Zuckerkrankheit und mögliche Unterzuckerungszustände aufgeklärt sind. Man sollte keinesfalls aus falscher Scham verheimlichen, daß man zuckerkrank ist.

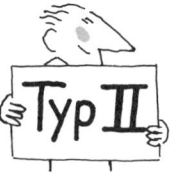

Wichtiger Hinweis für Typ-II-Diabetiker: Vor Neubeginn mit Sport den Arzt unbedingt fragen, ob das von seiten evtl. bestehender Durchblutungsstörungen unbedenklich ist.

Informiert sein und richtiges Verhalten wird von zuckerkranken Menschen in vielen Situationen gefordert. Dies sollte nicht als Fessel und Gängelei aufgefaßt werden. Vielmehr gibt das Verständnis um die Zusammenhänge die Freiheit zurück, das zu tun, was andere Menschen auch tun. Und nun trimmen Sie sich!

Gefäßschäden bestimmen das Schicksal

Man muß offen darüber reden: Gefäßkrankheiten bestimmen heute in weiten Kreisen unserer Bevölkerung die Lebenserwartung. Nicht nur beim Diabetiker. Tatsache aber ist, daß zuckerkranke Menschen noch häufiger, als es dem Durchschnitt entspricht, Gefäßstörungen entwickeln. Die chronische Stoffwechselkrankheit bereitet den Boden dazu. Man hat dies – wie bereits erwähnt – auch mit dem Schlagwort »das zweite Gesicht der Zuckerkrankheit« belegt.

Ziel der folgenden Ausführungen soll es nicht sein, Ängste zu erzeugen, sondern vielmehr Wege aufzuzeigen, wie man sich möglichst vor Gefäßkomplikationen schützt oder zumindest für eine Früherkennung die zum Teil sehr wirksamen Behandlungsmöglichkeiten voll ausschöpft.

Makro- und Mikroangiopathie

Zwei große Gruppen von Gefäßkrankheiten – von Angiopathien, wie man in der Fachsprache sagt – sind voneinander zu unterscheiden: die Makroangiopathie (von makros = groß), die sich an den großen und mittleren Arterien abspielt und die Diabetiker wie Nichtdiabetiker befallen kann, und die Mikroangiopathie (von mikros = klein), die nur bei Diabetikern die kleinsten Gefäße, die Kapillaren, befällt.

Arteriosklerose an Herz, Gehirn oder Beinen

Die Makroangiopathie entspricht dem Bild der Arteriosklerose, die praktisch jeder Mensch im Alter erlebt. Allerdings erkranken Diabetiker öfter, früher und stärker, Frauen genauso wie Männer. Die Art des Diabetes spielt dabei keine ausschlaggebende Rolle. Gerade bei Patienten mit dem oft so verharmlosend bezeichneten »leichten Zucker« erweisen sich in der Praxis als besonders anfällig. Sind die Herzkranzgefäße betroffen, droht ein Herzinfarkt. Die Beschwerden, die einem solchen Ereignis in der Regel vorangehen, wie Enge- oder Druckgefühl oder Brennen hinter dem Brustbein, ausgelöst durch körperliche Belastung, z. B. durch Treppensteigen, äußern sich bei Diabetikern oftmals nur gering ausgeprägt. Im Gehirn können die Störungen an den Gefäßen zu einem Schlaganfall führen. Schließlich können die größeren und mittleren Blutgefäße der Beine eingeengt oder sogar verschlossen sein. Die dadurch gestörte Blutzirkulation mag in Ruhe noch ausreichend sein, unter Belastung aber treten oft typische Beschwerden auf in Form von Schmerzen in der Wade oder auch im Oberschenkel. Der Betreffende muß stehen bleiben, »sich die Gegend ansehen oder die Schaufenster betrachten«. Nicht selten ist jedoch bei Zuckerkranken gleichzeitig die Schmerzempfindung in den Beinen gestört, so daß drohende Gefahr nicht sofort bemerkt wird. Mit Fortschreiten der Erkrankung können die Zehen oder der Fuß brandig werden; eine Gangrän entwickelt sich, wie der Arzt sich ausdrückt.

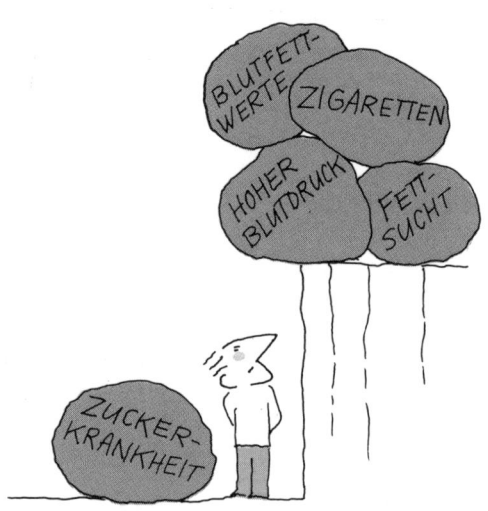

══ Risikofaktoren ausschalten

In der Medizin ist heute eine ganze Reihe von Risikofaktoren bekannt, die der Makroangiopathie Vorschub leisten. Dazu zählen Zigarettenrauchen, Übergewicht, hoher Blutdruck, erhöhte Blutfettwerte und die Zuckerkrankheit. Also nicht *nur* die Zuckerkrankheit! Daher ist es auch verständlich, daß nicht allein Diabetiker an Gefäßstörungen erkranken. Die Kombination von mehreren Risikofaktoren vervielfacht die Gefahr, daß die Blutgefäße sich arteriosklerotisch verändern. Das haben großangelegte Untersuchungsreihen bewiesen. Darüber hinaus scheinen Rauchen und hoher Blutdruck auch die diabetische Mikroangiopathie an Auge und Niere (s. unten) ungünstig zu beeinflussen.

Risiken für die großen Blutgefäße also sind

- Bluthochdruck,
- erhöhte Blutfette,
- Rauchen,
- erhöhter Blutzucker.

Risiken für die kleinen Blutgefäße sind

- erhöhter Blutzucker,
- Bluthochdruck,
- Rauchen.

Es lohnt sich, und dies gilt ganz besonders für Diabetiker, jeden einzelnen Risikofaktor anzugehen und auszuschalten. Daß man das Rauchen einstellen oder an Gewicht abnehmen kann, braucht nicht diskutiert werden, selbst wenn es in der täglichen Praxis oft die größten Schwierigkeiten bereitet. Auch einen Bluthochdruck kann man meist gut und dauerhaft behandeln, ebenso die erhöhten Blutfette. Über die gute Diabeteskontrolle und ihren Nutzen haben wir ja in diesem Buch schon zur Genüge gesprochen. Alle aufgeführten Risikofaktoren sind also wirksam zu bekämpfen. Gibt das nicht ein bißchen Zuversicht?

Erkennung mit dem Augenspiegel

Bei der Mikroangiopathie können besonders zwei Organe in Mitleidenschaft gezogen werden: Auge und Niere. Die diabetische Netzhauterkrankung, auch Retinopathie genannt, kann vom Arzt in einem recht frühen Stadium erkannt werden, da die Gefäße des Augenhintergrundes einer direkten Untersuchung mit dem Augenspiegel zugänglich sind. Wie der Augenhintergrund normalerweise aussieht, zeigt Abb. 12. Bei der diabetischen Retinopathie sieht man zunächst an den Kapillaren der Netzhaut kleine Aussackungen, die sog. Mikroaneurysmen. Später können noch fettartige Ablagerungen sowie kleinste Blutungen in der Netzhaut hinzukommen. Patienten mit diesen Veränderungen leiden glücklicherweise nur selten unter Sehstörungen.

Zu einem kleinen Prozentsatz verläuft die Retinopathie wesentlich schwerwiegender: Es bilden sich neue Blutgefäßchen, die Blut in das Augeninnere austreten lassen. Bei solchen Zuckerkranken ist das Augenlicht gefährdet. »Retinopathie ist also nicht gleich Retinopathie«.

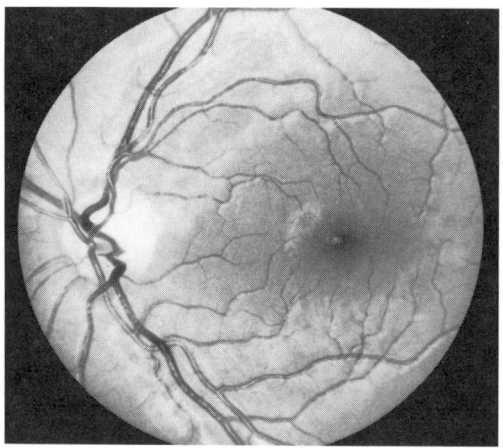

Abb. 12
Fotografie eines normalen
Augenhintergrundes. Die helle
Scheibe links ist der Sehnerv, die
dunkle Zone rechts die Stelle des
schärfsten Sehens (»Makula«). Die
Blutgefäße überziehen den
Augenhintergrund wie Straßen auf
einer Landkarte.

Entzündungen der Nieren erfolgreich zu behandeln

Ebenfalls ernst zu nehmen sind die Folgen der diabetischen Nierenerkrankung, meist eine Kombination von Mikro- und Makroangiopathie sowie von chronischen Nierenentzündungen. Die Entzündungen können erfolgreich mit sog. Antibiotika und ähnlich wirkenden Substanzen, also mit bakterienabtötenden Medikamenten, behandelt werden.

Mikroalbuminurie wegweisend

In letzter Zeit hat man herausgefunden, daß viele Jahre, z. B. ein Jahrzehnt, bevor schwerwiegende Störungen an den Nieren auftreten, bei gefährdeten Diabetikern bereits Minimengen von Eiweiß im Urin (eine sog. Mikroalbuminurie) auf das kommende Risiko hinweisen. Es gilt daher, diese Patienten durch entsprechende Untersuchungen frühzeitig zu erkennen; man kann nämlich durch eine möglichst vollkommene Normalisierung des Blutdrucks – neben einer möglichst guten Diabeteseinstellung – eine ernsthafte Verschlechterung der Nierenfunktion zumindest um Jahre hinausschieben, wenn nicht überhaupt noch aufhalten.

Eiweißverlust, Ansammlung von Gewebswasser und erhöhter Blutdruck kennzeichnen häufig die diabetische Nierenerkrankung, die in ein chronisches Nierenversagen einmünden kann. Auf die dann oft lebensrettenden und in den letzten Jahren wesentlich verbesserten Maßnahmen

der Blutwäsche (Dialyse) und der Nierenverpflanzung wurde bereits hingewiesen. Insgesamt bleibt festzuhalten, daß besonders die Mikroangiopathie
meist erst nach einer Reihe von Diabetesjahren, also nach 10−15 Jahren,
auftritt. Niemand darf sich daher in falscher Sicherheit wiegen, wenn eine
wenig zufriedenstellende Diabeteskontrolle einige Zeit »gut« gegangen ist.

Vorbeugen ist wichtiger als Heilen

Man soll nach einer Art Vorsorgeplan (s. Anhang: Merkblatt
»Vorsorgeprogramm für diabetesbedingte Gefäßkomplikationen und Folgekrankheiten«) verfahren, da die Frühdiagnose von Risikofaktoren ebenso
wie von bereits bestehenden Gefäßveränderungen die besten Behandlungs-
ergebnisse gewährleistet. Vorsorgeuntersuchungen werden heute schon
auf vielen medizinischen Gebieten durchgeführt, zum Teil sogar vom
Gesetzgeber garantiert. Manche Patienten müssen dabei erst eine psychologische Schranke überwinden, sie leben nach der Devise: »Solange keine
Spätschäden ausdrücklich festgestellt worden sind, werden schon keine
vorhanden sein«. Das ist ein Irrtum. Wertvolle Zeit für die Behandlung
kann verstreichen.

Jährlich sollten – falls keine komplizierenden Umstände zu öfteren
Kontrollen zwingen – die Blutfette Cholesterin und Triglyzeride gemessen,
der Augenhintergrund gespiegelt und die Zusammensetzung des Harns
(Harnstatus einschließlich der Suche nach einer evtl. Mikroalbuminurie)

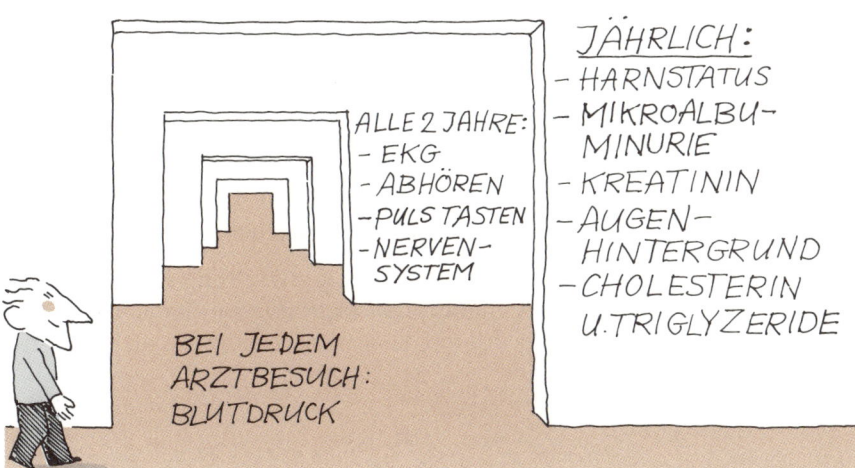

sowie Harnstoff bzw. Kreatinin im Blut (als Maß für die Nierenleistung) überprüft werden. Nach 10 Diabetesjahren sollte man beim Augenspiegeln auf einen halbjährlichen Rhythmus übergehen. Ebenso sind häufigere Kontrollen bei beginnender Retinopathie angebracht. Der Harnstatus ist nicht zu verwechseln mit den Harnzuckerkontrollen; der Harnstatus zeigt an, ob z. B. eine Harnwegsentzündung vorliegt oder ob – wie bereits erwähnt – Eiweiß durch die Nieren ausgeschieden wird.

Alle 2 Jahre sollte – vor allem bei über 35 Jahre alten Patienten – ein »Gefäßstatus« erhoben werden, einschließlich EKG, Abhören der Brustorgane und Blutdruckmessung, Aufsuchen der Pulse an den Beinen und am Hals, sowie eine grob orientierende Untersuchung des Nervensystems erfolgen. Darüber hinaus sind zur Erkennung der gefährlichen und bei Diabetikern bevorzugt auftretenden Hochdruckkrankheit bei jedem Arztbesuch Blutdruckmessungen erforderlich.

Behandlung mit Lichtstrahlen

Es braucht hier nicht auf die Behandlung der verschiedenen Gefäßstörungen im einzelnen eingegangen werden, die in Händen des behandelnden Arztes liegt und die sich im allgemeinen nur unwesentlich von der des Nichtdiabetikers unterscheidet. Wichtige Ausnahme ist die diabetische Netzhauterkrankung, die Retinopathie. Man muß wissen, daß es bis heute leider keine Medikamente gibt, welche die Retinopathie eindeutig und wirksam eindämmen können. Aber es steht seit einigen Jahren die sog. Lichtkoagulation als erfolgversprechende Maßnahme zur Verfügung. Es wird dabei versucht, mit Lichtstrahlen – zum Teil auch mit Laserstrahlen – veränderte Kapillaren am Augenhintergrund zu veröden und damit Blutungen vorzubeugen.

Es besteht kein Zweifel mehr, daß dieser den Patienten wenig belastende Eingriff gute Erfolgsaussichten eröffnet.

Die Durchführung ist einfach. Sie erfolgt z. T. in lokaler Betäubung und kann in der Regel ambulant vorgenommen werden.

Wichtig ist die regelmäßige weitere Überwachung des Netzhautbefunds, so daß bei Bedarf die Behandlung fortgesetzt werden kann. Wenn der Augenarzt Ihnen zu einer Lichtkoagulation rät, sollten Sie nicht zögern.

Entfernung des Glaskörpers

Schließlich kann bei dauerhaft blutig getrübtem Glaskörper des Auges dessen operative Entfernung (»Vitrektomie«) in Frage kommen, ein Verfahren, das in den letzten Jahren an verschiedenen Universitätskliniken entwickelt wurde und in einem recht großen Prozentsatz der Fälle das Augenlicht wieder verbessert. Auf Sehstörungen, die auf andere diabetesbedingte Ursachen zurückzuführen sind, kommen wir noch im übernächsten Kapitel zu sprechen. Im nächsten Kapitel finden sich Hinweise, was bei der Fußpflege alles beachtet werden muß, gerade im Hinblick auf das Vorliegen von Durchblutungsstörungen an den Beinen.

Kehren wir nochmals zum Ausgangspunkt zurück. Gefäßschäden bestimmen das Schicksal. In verstärktem Ausmaß trifft dieser Satz für zuckerkranke Menschen zu. Diabetiker haben aber auch die Chance, daß Gefäßkomplikationen frühzeitig erkannt werden, da sie unter regelmäßiger ärztlicher Überwachung stehen. Die Lebenserwartung eines Diabetikers unterscheidet sich heute nur mehr unwesentlich von der Durchschnittsbevölkerung.

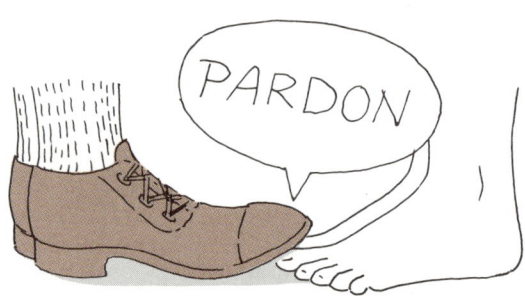

Die diabetischen Füße und ihre richtige Pflege

»Was hat denn die Fußpflege mit meinem Diabetes zu tun?« oder »Wollen Sie mir vielleicht auch noch vorschreiben, wann ich mir meine Füße waschen soll?« – Nicht selten werden solche oder ähnliche Antworten auf die Frage gegeben: »Haben Sie schon einmal etwas von der richtigen Fußpflege bei Diabetes (beim Diabetiker) gehört?« Keine Angst, lieber Leser – wir möchten Ihnen auf keinen Fall Vorschriften machen, sondern Ihnen lediglich einige wichtige Informationen und Ratschläge zur Fußpflege erteilen. Andererseits ist gerade dieses Kapitel für wirklich alle Diabetiker wichtig, gleichgültig ob man an einem Typ-I- oder Typ-II-Diabetes leidet. So alt kann man als Diabetiker gar nicht werden, daß es nicht mehr von großer Bedeutung wäre, Schädigungen an den Füßen vorzubeugen. Langwieriges und unangenehmes Kranksein kann sonst die Folge sein.

Die Füße des Diabetikers neigen, besonders nach längerer Diabetesdauer und vor allem bei hohen Blutzuckerwerten, zu Durchblutungs- und Nervenstörungen.

Wie sich Durchblutungs- und Nervenstörungen äußern

Durchblutungsstörungen werden durch Schmerzen beim Gehen, z. B. in den Waden, Oberschenkeln oder in den Füßen, bemerkt. Diese Beschwerden bessern sich meist nach Stehenbleiben innerhalb von 1–2 Minuten (Schaufensterkrankheit). Außerdem kann ein Kribbeln oder starkes Kältegefühl beobachtet werden.

Nerven- oder Gefühlsstörungen äußern sich durch Mißempfindungen in den Beinen und Zehen. Besonders nachts und in der Wärme belästigen einen taubes Gefühl, »Ameisenlaufen«, Brennen oder stechende Schmerzen.

Gleichzeitig, und das ist wahrscheinlich weniger bekannt, geht das Gefühl für Wärme, Kälte und Druck verloren. Dies hat zur Folge, daß Verletzungen am Fuß oft wochenlang nicht ernst genommen werden.

»Es tut doch nicht weh, also kann es auch nicht schlimm sein«, so denken leider viele Patienten. Geradezu verhängnisvoll wirkt sich das aus, wenn gleichzeitig noch die Durchblutung eingeschränkt ist. Es kann sich eine Entzündung bilden, die vom Körper schlechter abgewehrt wird. Auf diese Weise ist schon mancher »Brand« an den Füßen oder Zehen zustande gekommen, eine Gangrän, wie die Ärzte sagen.

Worauf ist zu achten?

Bei vielen Leuten führen die Füße, im Gegensatz zu den übrigen Körperteilen, nicht selten ein bedauerliches »Stiefkinddasein« bezüglich der Pflegemaßnahmen.

Nun wird sich der eine oder andere denken, so etwas kann mir nicht passieren! An Hand einiger Beispiele kann man aber unschwer sehen, wie schnell es manchmal zu Problemen kommen kann.

Die »Wanderer oder Bergsteiger« werden sicher zustimmen, daß es gerade bei ausgedehnten Spaziergängen oder Bergtouren mit ungeeignetem oder schlecht passendem Schuhwerk schnell zu Blasen an den Füßen kommen kann. Diabetiker mit Gefühlsstörungen an den Füßen bemerken diese Verletzung evtl. erst am Abend beim Schuhe- bzw. Strümpfeausziehen – durch Zufall –, es hat ja nichts weh getan! Das gleiche kann bei einem Besuch im Theater oder einer Tanzveranstaltung passieren – welche Frau verzichtet schon gerne auf elegantes, wenn auch nicht immer bequemes oder modernes Schuhwerk? Sportler, z. B. Fußball- oder Tennisspieler, Skifahren, Jogger ect., sollten nach ihren »Aktivitäten« immer die Füße auf Verletzungen (Risse oder Blasen) untersuchen, um spätere Komplikationen zu vermeiden.

Sollten Sie zu dem Personenkreis gehören, der berufsbedingt zum Tragen von speziellem Schuhwerk, z. B. Gummistiefeln, Gummischuhen, festen Lederschuhen (»Knobelbecher«), verpflichtet ist, gehört die »Inspektion« der Füße durch den Arzt zu den regelmäßig erforderlichen Untersuchungen.

Es ist für den Diabetiker wichtig, einmal täglich seine Füße sorgfältig zu betrachten!

Was kann man vorbeugend tun?

Wechseln Sie täglich Ihre Socken oder Strümpfe. Achten Sie auf deren hohen Naturfasergehalt (z. B. Baumwolle), außerdem sollten sie zur Desinfektion bei mindestens 60 Grad gewaschen werden.

Beim Schuhkauf sollten Sie auf breite, nicht zu flache, aber auch nicht zu hohe Schuhe achten. Ihr »Schuhwerk« soll bequem und nicht zu eng sein. Neue Schuhe sollten zunächst nur stundenweise getragen werden, damit sie sich allmählich anpassen können.

Das Material sollte vorwiegend aus Leder und stabil sein (Sohlen möglichst fußgepolstert). Gummi- und Turnschuhe steigern die Neigung zu Fußschweiß. Wander-, Berg- und Skischuhe stets zu Hause zur Probe tragen. Nur Sandalen mit gutem Halt kaufen. Allen Sportlern sei ganz besondere Sorgfalt beim Schuhkauf empfohlen.

Bei sportlicher Betätigung werden die Füße stärker belastet. Nehmen Sie sich also genügend Zeit, die richtigen Schuhe zu finden, denn die Freizeitgestaltung sollte zum Vergnügen und nicht zur Qual werden! Abgetragene Schuhe gehören auf den Müll! Auch sollten Sie Ihre Schuhe stets innen mit der Hand auf Unebenheiten überprüfen, um Verletzungen zu vermeiden (Nägel, Steinchen, loses Futter usw.).

Bei Fußdeformierungen (wie Hammerzehen, Überbein etc.) evtl orthopädische Schuhe, bei Spreizfuß und Plattfuß frühzeitig angepaßte Einlagen tragen.

Nicht barfuß laufen, insbesondere nicht in Hallenbädern, Hotelzimmern (Fußpilzinfektion). Am Strand besteht durch herumliegende Glasscherben, Seeigel, zerbrochene Muschelteile, spitze Steine etc. Verletzungsgefahr mit nachfolgender Infektion.

Tägliche Fußgymnastik und regelmäßige Bewegung fördert die Durchblutung, z. B. Zehenstände, Zehengreifübungen, Fußkreisen, Trockenradfahren im Liegen usw. (Anleitungen für Fußgymnastik s. Anhang; wie die Blutgefäße bei bereits vorhandenen Durchblutungsstörungen trainiert werden können s. unten).

Bei Behandlung durch die Fußpflegerin unbedingt auf den Diabetes hinweisen.

Fußpflege – wie macht man es richtig?

Sie sollten – wie bereits erwähnt – täglich die Füße auf jegliche Veränderung hin ansehen, insbesondere die Zehenzwischenräume und die Fußsohlen betrachten. Benützen Sie notfalls dazu einen Spiegel! Oder bitten Sie einen Angehörigen!

Waschen Sie die Füße täglich mit lauwarmem (ca. 37°) Seifenwasser, aber höchstens 5–10 Minuten, damit die Haut nicht zu sehr aufweicht. Die Wassertemperatur bei Gefühlsstörung an den Füßen mit dem Ellenbogen oder einem Thermometer vor dem Fußbad prüfen.

Die Füße gut trocknen, besonders zwischen den Zehen. Verwenden Sie am besten ein weiches Handtuch, damit die Haut durch das Trockenreiben nicht verletzt wird.

Hornhautpartien (Ferse und Sohle) mit sehr fetthaltiger Creme oder Salbe einreiben, um Risse zu vermeiden. Diese Salben aber nicht zwischen die Zehen oder auf wunde Stellen bringen.

Die Hornhaut kann durch Abreiben mit Bimsstein oder mit einem batteriebetriebenen Hornhautrubbel (z. B. Mani-quick) entfernt werden.

Die Fußnägel gerade abzwicken und mit einer guten Nagelfeile gerade abfeilen und nur soweit kürzen, daß sie mit dem Zehenrand abschließen.

Nagelhäutchen nach Einwirken eines Nagelhautentferners mit dem Holzspatel vorsichtig zurückschieben, niemals schneiden!

Bei allen Veränderungen wie Blasen- oder Hühneraugenbildung, Geschwüren – ob schmerzhaft oder nicht –, Rötungen, Schwellungen, Einrissen und Löchern, Hautabschilferungen – besonders zwischen den Zehen (Pilzinfektion) – sofort zum Arzt gehen. Alle Veränderungen sehr ernst nehmen!

Was kann schädlich sein?

Die Benutzung von Gegenständen, mit denen man sich leicht verletzen kann. Dazu gehören: spitze Scheren, Nagelhautscheren, Hornhauthobel, Hautmesser und Rasierklingen.

Zu heiße Fußbäder, Wärmflaschen und Heizkissen. Wechselbäder nur nach Rücksprache mit dem Arzt anwenden.

Einengende Socken, Strumpfbänder und stramme Verbände stören die Durchblutung.

Sonneneinwirkung, die zu Sonnenbrand führt.

Nicht gewechselte Hühneraugenpflaster und andere Pflasterverbände. Sie können sich zu einem Infektionsherd entwickeln.

Feuchte Umschläge und Salbenverbände bei Wunden, sofern sie nicht vom Arzt verordnet wurden.

Wenn Verletzungen, gleichgültig welcher Art, nicht ernst genommen und nicht von einem Arzt behandelt werden.

Was kann Ihr Arzt vorbeugend untersuchen?

- Er kann durch Tasten der Fußpulse die Durchblutung prüfen.
- Er kann mit der Stimmgabel und dem Reflexhammer die Fußnerven prüfen.
- Er sollte regelmäßig Ihre Füße auf Veränderungen kontrollieren.

Auch Gefäße können trainiert werden

Diabetiker, die an Durchblutungsstörungen leiden, sollten durch entsprechende Übungen den Blutkreislauf in den Beinen trainieren. Solche Patienten kann man oft schon aufgrund ihrer typischen Beschwerden erkennen: Sie müssen beim Spaziergang alle 300 oder 400 Meter stehenbleiben und betrachten dann – bis der Schmerz schwindet – ein Schaufenster (»Schaufensterkrankheit«). Nicht durchgeführt werden dürfen die im folgenden beschriebenen Übungen, wenn bereits eine Gangrän oder schon in Ruhe durchblutungsbedingte Schmerzen in der Wade oder im Oberschenkel bestehen. Sofort unterbrochen werden müssen sie, falls Schmerzen dabei auftreten. (Anleitungen hinsichtlich einer für jedermann empfehlenswerten Fuß-Gymnastik s. S. 292.)

═══ Übungen nach Bürger ...

Das Gefäßtraining nach BÜRGER und die Rollübungen nach RATSCHOW sind die bekanntesten Methoden. Nach BÜRGER werden die Beine im Bett mit Hilfe eines Bretts im Winkel von 45 Grad hochgelagert. Anschließend werden für 2−5 Minuten die Zehen rhythmisch bewegt oder die Füße kreisförmig im Sprunggelenk gerollt. Dann läßt der Patient die Beine für 5 Minuten herabhängen und hierauf für weitere 5 Minuten in horizontaler Lage ausruhen. Diese Übungen sollen bis zu fünfmal hintereinander mehrmals täglich wiederholt werden.

═══ ... und nach Ratschow

Bei den RATSCHOWschen Rollübungen (Abb. 13) hebt der Gefäßkranke – ebenfalls im Bett liegend – die Beine senkrecht hoch und hält die Oberschenkel mit den Händen fest. Dann werden die Füße gerollt, und zwar mit einer Geschwindigkeit von einer Umdrehung pro Sekunde für 2 Minuten. Anschließend läßt der Patient die Beine 2 Minuten herabhängen und beginnt dann von neuem. Dieses Training soll ebenfalls mehrmals am Tag etwa 20 Minuten lang durchgeführt werden. Anschließendes Umhergehen verbessert die Effektivität.

Aber auch Gehübungen allein können bei Patienten mit einer »Schaufensterkrankheit« sehr wirksam sein. Zunächst wird die schmerzfreie Wegstrecke unter Standardbedingungen, d. h. ein Doppelschritt pro Sekunde, ausgemessen. Zum Training werden dann zwei Drittel dieser Strecke unter den gleichen Bedingungen und mehrmals hintereinander sowie einige Male täglich zurückgelegt. Oft läßt sich schon nach 8tägigem Training eine deutliche Verlängerung der schmerzfreien Wegstrecke feststellen; die Trainingsstrecke muß dann dementsprechend angepaßt werden. Alle diese Übungen müssen fortlaufend durchgeführt werden, weil sich sonst der Trainingseffekt rasch wieder verliert.

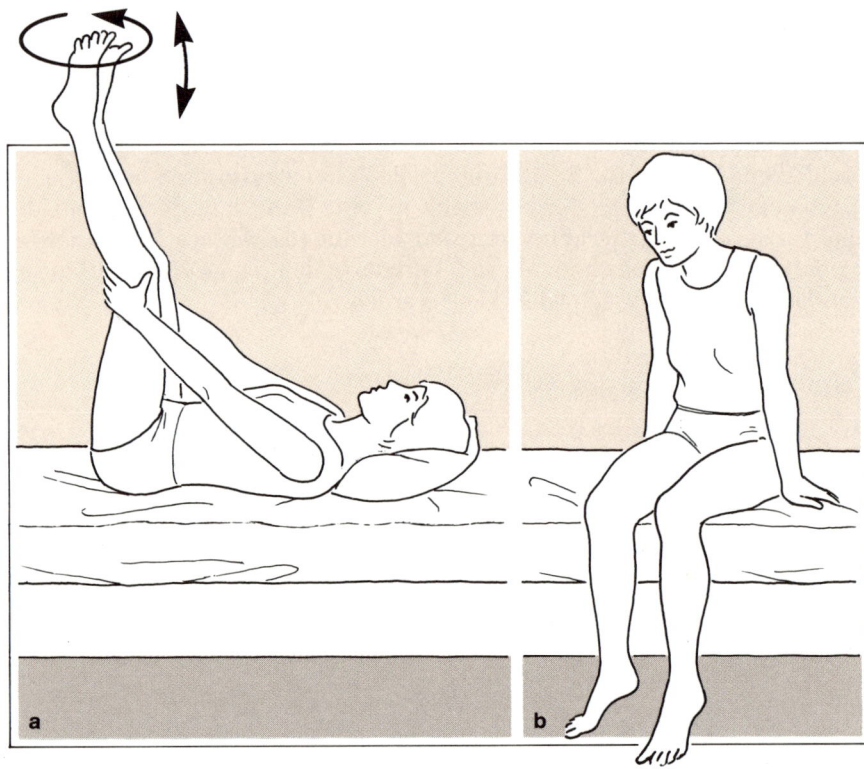

Abb. 13   Ratschowsche Rollübungen (nach Wieck). Einzelheiten siehe Text.

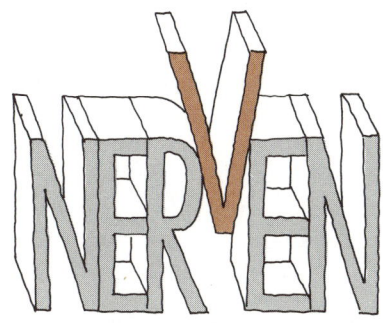

Nervenstörungen und sonstige Begleiterkrankungen

»Sonstige« klingt nach zweitrangig, wenig bedeutungsvoll. Dies ist aber im vorliegenden Fall durchaus nicht zutreffend. Eine Reihe von wichtigen Anmerkungen für den Diabetikeralltag und für manche Sondersituationen verbirgt sich hinter der Überschrift »Nervenstörungen und sonstige Begleiterkrankungen«.

Bereits seit mehr als 200 Jahren ist in der Medizin bekannt, daß bei Zuckerkrankheit auch Störungen der Nervenfunktion auftreten. In der Fachsprache bezeichnet man diese als diabetische Neuropathie. Anfangs führte die enge Verknüpfung von Nervenstörungen mit der Zuckerkrankheit sogar zu der Annahme, daß die Zuckerkrankheit von einer Schädigung des Nervensystems ausgeht. Heute besteht natürlich kein Zweifel mehr, daß die diabetische Neuropathie die Folge einer ungenügenden Einstellung des Diabetes ist.

☰ Alle Teile des Nervensystems können betroffen sein

Wie unangenehm sich die Neuropathie mit Ameisenlaufen, Kribbeln, Brennen, extremer Berührungsempfindlichkeit, aber auch Gefühlsverlust an den Füßen und Unterschenkeln bemerkbar machen kann, wurde im Kapitel über den diabetischen Fuß bereits eingehend erörtert. Prinzipiell aber können alle Teile des Nervensystems betroffen sein. Vereinzelt auftretende Lähmungen von Muskeln, die z.B. plötzliches Schielen bedingen, können ebenso auf die diabetische Neuropathie zurückzuführen sein wie Ausfälle des »unbewußten Nervensystems«, die sich in Magenentleerungsstörungen, Blasenlähmung oder Impotenz äußern können (s. unten).

Verbesserte Behandlungserfolge

Insgesamt haben sich die Behandlungserfolge bei diabetischer Neuropathie doch wesentlich verbessert. Größte Bedeutung kommt einer möglichst optimalen Stoffwechseleinstellung zu. Er war eine der ersten Erfahrungen mit den Insulinpumpen, daß sich die Nervenstörungen nach Normalisierung der Blutzuckerwerte rasch zurückbilden können. Immer ist zu überlegen, ob nicht eine Insulinbehandlung eingeleitet oder verbessert werden muß.

Auch sollte unbedingt auf Alkohol und Rauchen verzichtet werden, da Alkohol und Nikotin Nervengifte sind.

Neue Medikamente in Erprobung

Bisher standen zur medikamentösen Behandlung in erster Linie Abkömmlinge von Vitaminen, insbesondere Thioctsäure (Thioctacid) zur Verfügung. Ihre Anwendung bringt nur in »Spritzenform« (mehrmals täglich) Erfolge, die im Einzelfall eindrucksvoll, allgemein aber eher begrenzt sind. Ansonsten kamen Schmerzsensationen dämpfende Mittel wie Carbamazepin (Tegretal), allgemein beruhigende oder echte Schmerzmittel in Frage.

Nach der Erkenntnis jedoch, daß es bei hohen Blutzuckerspiegeln zu einer Anreicherung von Sorbit im Nervengewebe kommt, die zumindest z. T. für die Erscheinungen der Neuropathie verantwortlich ist, wurde nach neuen Medikamenten intensiv gefahndet. Man scheint mit der Entwicklung der sog. Aldose-Reduktase-Hemmer, die den Sorbitgehalt der Nerven wirksam auf den Normwert drücken, fündig geworden zu sein. Im Tierversuch und bei bereits längeren Erprobungen an Diabetikern waren die Ergebnisse sehr ermutigend, auch wenn eine endgültige Bewertung noch aussteht. Vor allem Nebenwirkungen müssen sorgsam untersucht und ausgeschlossen werden.

Nun zu einigen der vielen Gesichter der diabetischen Nervenerkrankung im besonderen.

Die diabetische Nervenerkrankung hat viele Gesichter

Die diabetische Neuropathie befällt gelegentlich auch die Eingeweide. Der Magen kann unbeweglich werden, die Speisen werden nur verlangsamt transportiert. Die Diagnose wird meist zufällig gestellt; es können aber auch Beschwerden, beispielsweise Erbrechen, auftreten. Manchmal kann diese Störung sogar für einen labilen Diabetes mitverantwortlich sein, wenn die Speisen zu lange im Magen verweilen und nur verzögert durch den Darm aufgenommen werden. Durchfälle können sich im Gefolge der sehr seltenen Neuropathie des Darms entwickeln. Erst wenn der Arzt die üblichen Ursachen für das Krankheitssymptom »Durchfälle« ausgeschlossen hat – wie z. B. eine Darminfektion – darf man die Diagnose »diabetes-bedingte Durchfälle« ernsthaft erwägen. Interessanterweise lassen sich diese Darmstörungen mit Antibiotika (Tetracyclin) oft sehr gut behandeln, obwohl ihnen ursprünglich keine Infektion zugrunde liegt. Für die Magenentleerungsstörung kann Cisaprid (Propulsin) sehr hilfreich sein.

=== Harnblase von »außen« ausdrücken

Auch der Harnwegs- und Geschlechtstrakt kann auf verschiedene Weise neuropathisch verändert sein. Am wichtigsten ist wohl die diabetische Blasenlähmung. Das hervorstechendste Merkmal ist dabei die anfängliche Beschwerdearmut, ehe sich das vollständige Krankheitsbild ausgeprägt hat. Die Abstände zwischen dem Wasserlassen vergrößern sich, der Harnfluß wird schwächer, es kommt zum Harnträufeln und zu dem Gefühl einer unvollständigen Blasenentleerung. Schließlich kann eine Harnsperre eintreten. Natürlich müssen andere Krankheitsursachen für diese Erscheinungen ausgeschlossen werden. Solche Patienten kommen meist gut zurecht, wenn sie die Anweisung befolgen, vierstündlich Urin zu lassen – sozusagen nach der Uhr – und durch Druck mit der Hand von außen die Blase vollständig zu entleeren.

=== Vorübergehende Muskellähmungen

Manchmal kann die Neuropathie auch vorübergehende Lähmungen, z. B. der Gesichtsnerven, besonders der Augenmuskelnerven, sowie am Fuß den sog. Fallfuß, verursachen. Diese Störungen bilden sich meist innerhalb kurzer Zeit spontan wieder zurück. Insgesamt, das sei wiederholt, sind alle Neuropathieformen, mit Ausnahme der Mißempfindungen und dem fehlenden Schmerzgefühl an den Beinen (S. 189), recht selten.

═══ Operative Verfahren kaum mehr nötig

Häufig dagegen treten Störungen der Sexualfunktion bei zucker-kranken Männern auf. Fast jeder zweite Diabetiker erlebt im Verlauf seiner Krankheit derartige Schwierigkeiten. Meist wird aus falsch verstan-denem Schamgefühl der Arzt nicht zu Rate gezogen, und der Betreffende quält sich mit Komplexen und Partnerproblemen. Dabei können diese Erscheinungen oft erfolgversprechend behandelt werden. Die gute Diabe-teskontrolle bildet auch hier eine unabdingbare Voraussetzung. Neuer-dings hat man recht positive Erfahrungen gemacht mit Einspritzungen in den Schwellkörper des männlichen Gliedes, die der Patient selbst einfach erlernen und durchführen kann. Bezüglich einer detaillierten Information und genauen Dosierung der Injektionslösung, z. B. eines »Prostaglandins« (Prostavasin) oder eines Gemischs aus einem »muskelrelaxierenden« Mittel und einem Nervenblocker (Papaverin/Phentolamin), wendet man sich am besten an einen darin versierten Urologen. Operative Verfahren zur Behe-bung der Impotenz sind jedenfalls kaum mehr nötig!

═══ Häufige Gallensteine

Übergewichtige Diabetiker neigen, wie alle übergewichtigen Men-schen, vermehrt zur Entwicklung von Gallensteinen. Diese lassen sich heute meist sehr einfach mit der überhaupt nicht belastenden Ultraschall-Diagnostik (»Sonographie«) feststellen. Allerdings bringt die akute Gallen-steinkolik bei Zuckerkranken häufig ernstere Probleme mit sich als bei Nichtdiabetikern; so ist beispielsweise die Komplikationsrate der Notfall-operationen wegen solcher Krankheiten viermal so hoch wie gewöhnlich. Je nach Beschwerden und Gesundheitszustand des Patienten muß daher rechtzeitig überlegt werden, was bei Gallensteinen zu tun ist.

═══ Mastfettleber verschwindet durch Gewichtsabnahme

Oft hört man Meinungen wie »Meine Leber ist durch den Diabetes angegriffen worden«. Das stimmt nur sehr bedingt, beispielsweise bei Patienten mit einer vorübergehenden Leberverfettung infolge ungenügen-der Stoffwechselführung. Meist verhält sich die Sache umgekehrt. Fettle-ber und Zuckerkrankheit sind Ausdruck der gleichen Ursache: des Überge-wichts des Patienten. Deshalb leiden so viele Erwachsenendiabetiker an einer Fettleber. Hinter der früher so gebräuchlichen, schicksalhaft klingen-den Bezeichnung »diabetische Fettleber« verbirgt sich nichts anderes als eine Mastfettleber. Die Gegenprobe zeigt die Richtigkeit dieser Feststellung: Magert ein übergewichtiger Diabetiker zum Normalgewicht ab, verschwindet auch die Fettleber.

Daß übermäßiger Alkoholgenuß zur Leberverfettung führt, sei nachdrücklich miterwähnt.

Wie steht es aber mit der Schrumpfleber des Diabetikers und der chronischen Leberentzündung? Man weiß heute mit ziemlicher Sicherheit, daß diese Krankheiten nicht als Folge der Zuckerstoffwechselstörung aufzufassen sind, sondern umgekehrt, sie begünstigen den Ausbruch eines erblich vorgegebenen Diabetes im Sinne eines Manifestationsfaktors, wie bereits auf S. 34 besprochen wurde.

═══ Fortschritt durch Einmal-Artikel

Schließlich muß noch darauf eingegangen werden, daß zumindest früher Diabetiker häufiger an einer akuten Leberentzündung mit Gelbsucht erkrankten, die besonders mit Blut und blutverunreinigten Instrumenten übertragen wird. Die Erreger (Viren) sind sehr widerstandsfähig und werden auch beim Abkochen der Instrumente nicht abgetötet. Die Situation hat sich allerdings geändert, seit bei den für Diabetiker notwendigen Kontrolluntersuchungen fast nur noch Einmal-Lanzetten und Wegwerfnadeln verwendet werden. Aus diesen Überlegungen heraus sollten Diabetiker übrigens auch ihr Spritzbesteck nicht an andere Patienten ausleihen.

═══ Anfällig für Hautinfektionen und Juckreiz

Auch die Haut, in welcher der Diabetiker steckt, kann Probleme bereiten. Meist handelt es sich um Infektionen wie Furunkulose oder Pilzkrankheiten, deren Entwicklung durch eine schlechte Stoffwechseleinstellung mit Austrocknung der Haut gefördert wird. Es kann aber auch aufgrund der gleichen Ursache zu einem quälenden Juckreiz kommen, bei Frauen vor allem an der Scheide. An dieser Erscheinung leiden fast 50% aller Frauen bei der Entdeckung ihres Diabetes. Bei der Behandlung muß neben guter Diabeteskontrolle und den vom Arzt zu verordnenden Heilmaßnahmen eine fast übertriebene Sauberkeit im Vordergrund stehen.

Eine seltene Hautveränderung bei Diabetikern ist die sog. Necrobiosis lipoidica. Die Necrobiosis ist weder ansteckend noch besonders gefährlich. Meist im Bereich der Schienbeine, aber auch an anderen Körperstellen, verdickt sich zunächst ein Hautbezirk fleischfarben und etwas höckrig. Im weiteren Verlauf wird die Hautstelle dünn und gelblich durchscheinend, umgeben von einem roten Rand kleinster Blutgefäßchen. Man sollte solche Bezirke vor Verletzungen schützen, weil Wunden in diesem Bereich nur sehr zögernd abheilen.

Noch ein Wort zu den Infektionen ganz allgemein:

Bei guter Diabeteseinstellung sind zuckerkranke Menschen nicht infektionsanfälliger als andere.

Gestörte Sehkraft

Vorweg, es geht jetzt nicht um diabetische Augenhintergrundsveränderungen. Aber hat sich nicht schon einmal Ihr Blick vorübergehend getrübt? Bedingt durch eine Stoffwechselentgleisung können Verschiebungen im Wasser- und Salzgehalt der Augenlinse auftreten, bei erhöhten Blutzuckerwerten kann man kurzsichtiger werden. Nach erfolgter Einregulierung des Diabetes geht diese Erscheinung langsam zurück, die Patienten werden nicht selten anschließend weitsichtig. Keinesfalls sollte man sich jetzt eine neue Brille verordnen lassen! Sie würde schon nach kurzer Zeit nicht mehr passen. Zu einer vorübergehenden Weitsichtigkeit kann es auch bei Unterzuckerung kommen. Außerdem können Sehstörungen bei Hypoglykämie dadurch verursacht werden, daß das Sehen als Leistung des Gehirns vom Nachschub mit Zucker abhängig ist, der während einer Unterzuckerung nur spärlich fließt. Über all diesen Ausführungen darf man natürlich nicht übersehen, daß Diabetiker, wie jedermann, auch andere Augenkrankheiten entwickeln können. Das sollte ein Grund mehr sein, die im Vorsorgeplan (s. S. 280 sowie Anhang) vorgeschlagenen augenärztlichen Kontrollen regelmäßig wahrzunehmen.

Informiert sein baut Ängste ab

Warum haben wir die Komplikationen und Begleitkrankheiten des Diabetes mellitus so ausführlich und mit dieser Deutlichkeit dargestellt? Ganz abgesehen von dem Recht des Patienten, auch über unangenehme Dinge informiert zu werden, glauben wir, daß Sie die Anweisungen Ihres Arztes nur dann überzeugt und mit besonderer Aufmerksamkeit befolgen können, wenn Sie um die geschilderten Zusammenhänge wissen.

Der kranke Diabetiker

»Bedingt gesund«, so bezeichnet man gemeinhin den Zustand, in dem Diabetiker leben. Was aber ist mit dem Diabetes. wenn Diabetiker, wie alle Menschen irgendwann einmal, eine andere Krankheit bekommen? Wie sollen sie sich z. B. mit dem Insulinspritzen verhalten, wenn sie infolge einer Halsentzündung oder einer Magen-Darm-Verstimmung nur wenig essen können (s. auch Kapitel »Anpassung des Insulins«)? Haben die verordneten Medikamente einen Einfluß auf den Diabetes oder auf die Harnzuckerkontrollen? Was ist zu beachten, wenn man ins Krankenhaus muß? Auf solche Fragen soll dieses Kapitel Antwort geben.

Insulin niemals weglassen

In jedem Fall ist es verkehrt, die Insulinspritze oder die blutzuckersenkenden Tabletten in der Annahme wegzulassen, man brauche diese Medikamente nicht, da man ja fast nichts esse. Auch der hungernde Organismus benötigt eine gewisse Menge an Insulin, sonst entsteht ein diabetisches Koma (S. 54). Ebenso ist es nicht ratsam, die gleiche Insulin- oder Tablettendosis wie bisher zu sich zu nehmen, ohne vorher den Stoffwechsel zu überprüfen. Die Dosis kann zu groß (Fall 1), zu gering (Fall 2) oder sogar richtig (Fall 3) sein. Jetzt zeigt sich, ob der zuckerkranke Patient gelernt hat, die richtigen Folgerungen aus den häuslichen Harnzucker- bzw. Blutzuckerselbstkontrollen zu ziehen.

Fall 1: Nachspritzen bei höheren Blutzuckerwerten

Der Patient leidet unter Übelkeit und Erbrechen, womöglich zusammen mit Durchfällen, oder an einer Halsentzündung oder allgemeiner ausgedrückt, an einem fieberhaften Infekt. Die Urinproben für Zucker und Azeton fallen stark positiv aus. Evtl. durchgeführte Blutzuckermessungen zeigen Werte über 300 mg%. In dieser Situation muß die gleiche Insulindosis gespritzt bzw. die gleiche Tablettenmenge eingenommen werden wie an anderen Tagen auch, obwohl man nur wenig Nahrung zuführen kann. Anschließend müssen die Harnuntersuchungen auf Zucker und Azeton jedesmal durchgeführt werden, wenn der Patient Wasser läßt, am besten komplettiert durch dreistündliche Blutzuckermessungen. Der Arzt ist unbedingt zu verständigen. Nur wer keinen Arzt oder kein Krankenhaus zu erreichen vermag, darf bzw. *muß* selbständig handeln, wenn nach 3 Stunden noch keine Besserung der Ergebnisse bei den Stoffwechselkontrollen eingetreten ist. Es werden jetzt 4–6 E Altinsulin, also schnell wirksames Insulin, nachgespritzt. Das ist auch für Patienten gültig, die normalerweise mit Diät und blutzuckersenkenden Tabletten eingestellt sind, falls sofort eine Möglichkeit zur Insulininjektion besteht. Hat sich nach weiteren 2 Stunden nichts an den Befunden geändert, spritzt man nochmals die gleiche Insulinmenge. Danach wartet man 3 Stunden und injiziert, falls auch dann keine Besserung eingetreten ist, weitere 8–12 E Altinsulin. Gegebenenfalls wird diese Maßnahme nach weiteren 3 Stunden wiederholt. Sofern nur die geringste Neigung zu günstigeren Blut- und Harnbefunden erkennbar ist, darf kein Altinsulin mehr gegeben werden.

In jedem Fall ist es vorteilhaft, kleinere Mengen Wasser oder Tee zu trinken.

Wenn es der Magen erlaubt, sollte Haferschleim oder Haferbrei gegessen werden. Auch wenn damit die akute Notfallsituation behoben ist, darf man nicht vergessen, die üblichen Insulinmengen zu spritzen. Ähnlich verhält es sich mit der Tabletteneinnahme. Solche Regeln können natürlich nur Anhaltspunkte liefern; die ärztliche Hilfe können und wollen sie keinesfalls ersetzen. Versuchen Sie daher rechtzeitig, ärztliche Hilfe zu erhalten. Bedenken Sie auch, daß Übelkeit und Erbrechen ein diabetisches Koma ankündigen können. Vergewissern Sie sich also nochmals über die einschlägigen Erscheinungen dieser schweren Komplikation im Kapitel: »Wann wird es gefährlich«.

Fall 2: Kein Zucker im Urin und normale bis niedrige Blutzuckerwerte

Der Patient leidet an ähnlichen Krankheitserscheinungen wie in Fall 1: Aber, und das ist der entscheidende Unterschied, im Urin ist kein Zucker nachweisbar, gemessene Blutzuckerwerte liegen um 100 mg% oder deutlich darunter. Daher sollte die Insulin- oder Tablettendosis auf drei Viertel bis zwei Drittel der sonst üblichen Menge verringert werden. Die Nahrung, vor allem die Kohlenhydrate, sollte in kleinen Mengen als Tee mit Zwieback oder als Haferschleim eingenommen werden. Stellt sich trotzdem eine Unterzuckerung ein, darf Tee mit Traubenzucker getrunken werden. Auch in diesem Fall müssen die Zuckerausscheidung im Urin bzw. die Blutzuckerwerte häufig kontrolliert werden, damit man sieht, ob man die Medikamentendosis nicht zu weit herabgesetzt hat und deshalb zum nächsten fälligen Zeitpunkt die Menge ein wenig erhöhen muß.

— *Fall 3: Wenig Zucker im Urin*

Die Situation ist dem Fall 2 sehr ähnlich. Allerdings besteht eine geringfügige, duldbare Harnzuckerausscheidung, gemessene Blutzuckerwerte liegen bei 150–200 mg%. Man ändert daher die gewöhnliche Insulinoder Tablettendosis nicht. Ansonsten verfährt man wie in Fall 2.

Welche anderen Medikamente beeinflussen den Blutzucker?

Wenn zusätzlich zur Diabetesbehandlung weitere Medikamente eingenommen werden müssen, lohnt es sich, zu überlegen, ob damit nicht die Blutzuckerwerte auf irgendeine Weise beeinträchtigt werden. Daß vor allem Kortison und seine Abkömmlinge, aber auch manche harntreibende bzw. blutdrucksenkende Mittel sowie die Antibabypille den Zuckerstoffwechsel belasten, wurde bereits auf S. 36 erwähnt. Die Diabeteseinstellung ist deshalb an die veränderten Gegebenheiten anzupassen. Ähnliches kann unter Umständen auch für Patienten gelten, die mit einem Nikotinsäurepräparat oder mit Indometacin, einem Mittel gegen rheumatische Gelenkschmerzen, behandelt werden müssen. Die örtliche Anwendung von Kortison, z. B. als Salbe, beeinflußt – wie schon früher erwähnt – die Güte der Stoffwechselkontrolle nicht. Dagegen können so harmlos erscheinende Medikamente wie Stärkungs- und Kräftigungsmittel oder Hustensäfte reinen Zucker enthalten, der natürlich auch in dieser Form für den Diabetiker nicht zuträglich ist.

Einige Medikamente steigern die Wirkung der blutzuckersenkenden Tabletten vom Typ der Sulfonylharnstoffe, indem sie deren Ausscheidung durch die Niere verzögern oder im übrigen Körper mit diesen in eine Wechselbeziehung treten. Auf diese Weise können Hypoglykämien (s. Kapitel: »Wenn der Zucker zu tief absinkt«, S. 165) entstehen. Zu dieser Gruppe von Medikamenten zählen »blutverdünnende« Substanzen wie Marcumar, ferner verschiedene »Rheuma-Medikamente«, Sulfonamide, Salizylate (in vielen Schmerz- und Fiebertabletten enthalten) sowie Pyrazolone (ebenfalls oft in fiebersenkenden Tabletten zu finden).

Verfälschte Harnzuckerergebnisse

Alle Bestimmungsmethoden für Zucker im Urin können durch Medikamente gestört werden.

So können z. B. Teststreifen und Teststäbchen ein falsch-negatives Resultat anzeigen, wenn der Askorbinsäuregehalt im Urin sehr hoch ist.

Wenn man ins Krankenhaus muß

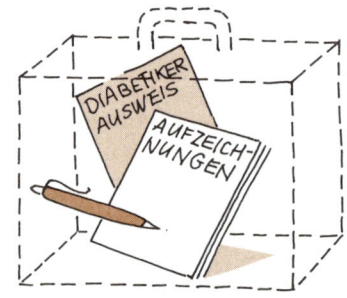

Was aber soll alles beachtet werden; wenn ein Diabetiker ins Krankenhaus muß? Meist geht es dabei nicht ohne Aufregungen ab. Man ist gar nicht vorbereitet auf alles, was einen bei der Einlieferung erwartet. Man vergißt, dem Arzt im Krankenhaus Dinge mitzuteilen, die dieser eigentlich erfahren sollte. Der Diabetikerausweis mit den regelmäßig eingetragenen ärztlichen Befunden sowie die Aufzeichnungen über die eigenen häuslichen Selbstkontrollen sind deswegen unbedingt mitzubringen. Es empfiehlt sich, auch am Morgen der Krankenhausaufnahme die übliche Menge Insulin zu spritzen oder die übliche Zahl Tabletten einzunehmen und zu frühstücken, es sei denn, es wäre mit den Ärzten im Krankenhaus ausdrücklich etwas anderes vereinbart worden.

Zu einigen Fragen, die mit Sicherheit im Krankenhaus gestellt werden, sollte man sich bereits zu Hause Notizen machen.

Dazu gehören: Wie lange besteht die Zuckerkrankheit? Wie wurde sie bisher behandelt? Diät? Insulin- oder Tablettendosis? Andere Medikamente? Wofür? Frühere Krankenhausaufenthalte? Weshalb? Liegen darüber evtl. Arztberichte vor? Grund für die jetzige Krankenhauseinweisung? Seit wann bestehen die jetzigen Beschwerden? Wie wurden sie bisher behandelt? Ferner sind alle Hinweise wichtig, die Rückschlüsse auf womöglich bereits vorhandene Diabeteskomplikationen ziehen lassen, also z. B. das Ergebnis der letzten augenärztlichen Untersuchung oder des EKGs. Wie hoch ist der Blutdruck? Präzise Angaben zu diesen Fragen können das Anlaufen der richtigen Behandlung wesentlich beschleunigen und sogar den Krankenhausaufenthalt verkürzen.

Gut eingestellter Diabetes kein Hindernis für Operation

»Ob ich denn als Diabetiker überhaupt operiert werden kann?« haben sich schon manche Patienten gefragt. Keine Angst!

Gut vorbereitete Diabetiker können genauso operiert werden wie Nichtdiabetiker in der gleichen Situation!

Allerdings sollten die Ärzte Erfahrung haben im Umgang mit Problemen der Stoffwechselführung. In der Regel sollte ein Internist die Diabetesüberwachung übernehmen. Diese Voraussetzungen sind vor allem in größeren Krankenhäusern gegeben.

Für Typ-II-Diabetiker: Wissenswertes und Praktisches in Kurzform

Dieses Kapitel wendet sich speziell an Typ-II-Diabetiker, die an einem besonderen, bundesweit angelaufenen Schulungsprogramm für diese Patientengruppe in Praxen von niedergelassenen Ärzten bereits mitgemacht haben. Es ist als Gedächtnisstütze gedacht, das Gehörte und Gelernte zu wiederholen und zu vertiefen; es kann und will aber eine eigenständige Information und Schulung von Typ-II-Diabetikern, wie sie auf vielen Seiten in diesem Buch angeboten wird, nicht ersetzen.

Gleichzeitig ist das nachfolgend in 4 (bzw. 5) Abschnitte und Frage und Antwort gegliederte »Wissenswerte und Praktische« geeignet, »neuen« Typ-II-Diabetikern einen ersten Überblick über ihre Krankheit und deren Behandlung zu verschaffen. Das beginnt bei den notwendigen Selbstkontrollen, setzt sich fort bei der richtigen Durchführung der Ernährung und bei der sachgemäßen Vorsorge für die Füße und hört auch bei der sinnvollen Verwendung der blutzuckersenkenden Tabletten noch nicht auf. Für Typ-II-Diabetiker mit Insulinbehandlung ist ein spezieller Insulin-Abschnitt angefügt. Natürlich sollte das Ganze dann in den entsprechenden Kapiteln dieses Buches – evtl. zusammen mit den Angehörigen – vertieft werden.

1. Schulungseinheit

Wichtige Fragen sind:
Was ist Diabetes mellitus?
Warum habe ich Typ-II-Diabetes?
Was ist Insulin?
Wie wirkt Insulin?
Was ist ein erhöhter Blutzucker?
Welche Beschwerden macht ein zu hoher Blutzucker?
Warum muß ein zu hoher Blutzucker gesenkt werden?

Wie kann man zu hohen Blutzucker selbst kontrollieren?
Was ist die »Nierenschwelle« bzw. wie hängen Blutzucker und Harnzucker zusammen?
Wie wird die »Nierenschwelle« bestimmt?

Was ist »Diabetes mellitus«?

Diabetes wird verursacht durch einen Mangel an (körpereigenem) Insulin bzw. eine mangelnde Wirkung des vorhandenen Insulins. Dadurch kommt es zu einer Störung des Stoffwechsels mit einer Erhöhung des Blutzuckers.

Warum habe ich Typ-II-Diabetes?

Diese Form des Diabetes tritt meist erst bei Erwachsenen über 40 Jahren. auf. Dabei produziert die Bauchspeicheldrüse zwar noch Insulin, aber es wird nur verzögert abgegeben und kommt zudem nicht richtig zur Wirkung. Mit steigendem Körpergewicht erschöpfen sich die insulinbildenden Zellen vorzeitig, bei stark übergewichtigen Patienten sogar besonders schnell. Übergewicht begünstigt also das Auftreten von Typ-II-Diabetes.

Was ist Insulin?

Insulin ist ein Hormon, das in der Bauchspeicheldrüse gebildet wird. Es wird in die Blutbahn abgegeben, wenn der Blutzucker ansteigt. Insulin fehlt beim Diabetiker bzw. es kommt nicht richtig zur Wirkung.

Wie wirkt Insulin?

- Insulin senkt den Blutzucker.
- Insulin ist entscheidend für den Aufbau von Körpersubstanz.

– Wenn Insulin fehlt bzw. wenn es nicht richtig zur Wirkung kommt – wie beim Diabetiker –, kommt es zu einer Überhöhung des Blutzuckers.

Was ist ein erhöhter Blutzucker?

Jeder Mensch hat Blutzucker. Normalerweise sinkt er im Nüchternzustand nicht unter **60** und steigt nach dem Essen nicht über **130–140 mg Prozent** an. Beim unbehandelten Diabetiker liegen die Werte deutlich höher: meist über 200, nicht selten bei 300 bis 400 mg Prozent. Die überhöhten Blutzuckerwerte nennt man Hyperglykämie.

Welche Beschwerden macht ein zu hoher Blutzucker?

Man muß nicht sofort Beschwerden haben, wenn der Blutzucker zu hoch ist. Längerfristig werden dadurch die Blutgefäße und die Nervenbahnen, speziell die Gefühlsnerven an den Beinen, geschädigt. Außerdem werden Infekte begünstigt, vor allem an der Haut und an den äußeren Geschlechtsorganen; unangenehmer Juckreiz kann sich einstellen.

Zu den mehr akuten Beschwerden gehören
– Müdigkeit und Schlappheit,
– häufiges Wasserlassen,
– Durst, Austrocknung,
– Gewichtsabnahme sowie
– Sehstörungen.

Das diabetische Koma ist die extremste – unter Umständen lebensbedrohliche – Komplikation bei zu hohem Blutzucker. Anzeichen dafür sind (neben den vorher geschilderten Beschwerden):
– Übelkeit,
– Erbrechen
– Bauchschmerzen,

– vertiefte, zwanghafte Atmung sowie
– Bewußtseinstrübung bis zum Bewußtseinsverlust.

Oft riecht man dabei nach Azeton (wie Nagellackentferner oder faule Äpfel) und scheidet Azeton im Urin aus.

Wichtig:
Bei einem diabetischen Koma muß man unbedingt sofort im Krankenhaus behandelt werden!

Warum muß ein zu hoher Blutzucker gesenkt werden?

Dies ist notwendig, wenn man die akuten und längerfristigen Beschwerden und Komplikationen wirksam bekämpfen will.

Aber auch wenn man (noch!) keine Beschwerden bemerkt, muß man den Blutzucker senken, damit akute Beschwerden sowie Schäden an den Blutgefäßen und Nervenbahnen gar nicht erst auftreten. Dies gilt ganz besonders für die Schäden an Herz, Gehirn, Beinen, Augen und Nieren.

Wie kann man zu hohen Zucker selbst kontrollieren?

Hierfür stehen heute Teststreifen zur Verfügung, mit denen man sehr einfach die Blutzuckerwerte und vor allem den Zucker im Urin messen kann. Für viele Patienten genügt es, wenn sie **zwei- bis dreimal pro Woche** ihren Urin **1–2 Stunden nach dem Frühstück** mit »Glukotest« bzw. »Diabur-Test 5000« oder »Diastix« auf Zucker kontrollieren. In der Regel sollte der Urin zuckerfrei sein. Solange Sie noch nicht harnzuckerfrei eingestellt sind, sollten Sie täglich testen. Ebenso sollten Sie bei akuten Krankheiten häufiger testen. Patienten, die möglichst ganz normale Blutzuckerwerte erreichen sollen, sind auch als Typ-II-Diabetiker auf Blutzucker-Selbstkontrollen angewiesen.

Was ist die »Nierenschwelle« bzw. wie hängen Blutzucker und Harnzucker zusammen?

Steigt der Zuckergehalt im Blut über einen bestimmten Bereich hinaus an (meist bei 180 mg Prozent), kann die Niere den Zucker nicht mehr zurückhalten. Er erscheint im Urin. Diese »Grenze« bezeichnet man als »Nierenschwelle«.

Die Harnzuckerausscheidung ist also ein Spiegelbild des Blutzuckers. Hohe Harnzuckerausscheidung bedeutet hohe Blutzuckerwerte. Umgekehrt weiß man bei Harnzuckerfreiheit, daß der Blutzucker unterhalb der Nierenschwelle liegt, also normalerweise unter 180 mg Prozent.

Wie wird die »Nierenschwelle« bestimmt?

Man kann die Nierenschwelle annähernd bestimmen, indem man den Blutzucker und den Urinzucker in frischen Proben einige Male gleichzeitig mißt und vergleicht:

Parallel zu den Blutzucker-Meßzeiten (z.B. beim Tagesprofil durch den Hausarzt) testet man jeweils einen frischen Urin. Dazu sollte man kurz vor der Blutzuckermessung seine Blase entleeren, etwas trinken und etwa 10–15 Min. später (also nach der Blutzuckermessung) erneut Urin lassen und diesen neugebildeten Urin testen.

Beispiel:

Harnzucker	*Blutzucker* (Labor)
2%	239 mg%
0%	75 mg%
1%	206 mg%
0,1%	185 mg%

Die Blutzuckerwerte, bei denen eine beginnende Harnzuckerausscheidung auftritt, entsprechen der Nierenschwelle (im Beispiel handelt es sich um den Wert 180).

Merke:

Alle Meßergebnisse sollten in einem kleinen **Protokoll-heft** notiert und zu jedem Arztbesuch mitgebracht werden. Dann können Sie mit Ihrem Arzt als »Partner« Ihre Einstellung besprechen. Bei hohen Meßergebnissen sollten Sie möglichst rasch mit Ihrem Arzt Kontakt aufnehmen.

2. Schulungseinheit

Wichtige Fragen sind:
Wodurch kann der Blutzucker ansteigen?
Womit kann man den Blutzucker senken?
Was bewirkt eine Gewichtsabnahme?
Was muß man bei der richtigen Kost beachten?
Warum muß man Zucker vermeiden?
Warum muß man viele kleine Mahlzeiten beachten?
Wie berechnet man Kohlenhydrate?
Wie berechnet man Fett?
Welche nicht-alkoholischen Getränke kann man trinken?
Was muß man über Alkohol wissen?
Sind besondere Diabetiker-Nahrungsmittel erforderlich?
Wie wirken blutzuckersenkende Tabletten?
Wie wirkt körperliche Bewegung?
Wann muß man Insulin spritzen?
Was ist ein »Unterzucker«?
Was muß man bei einer Unterzuckerung tun?

Wodurch kann der Blutzucker ansteigen?

Ursachen können sein:
- Fehler bei der **Ernährung;**
- Probleme oder Fehler bei der Einnahme der blutzuk-kersenkenden **Tabletten** (oder auch beim **Insulin** spritzen);
- zu wenig **Bewegung;**

– **Infekte,** Fieber und andere Krankheiten (ganz wichtig bei Grippe, Zahneiterung, Bronchitis, Harnwegsinfekten usw.);
– Fortschreiten des vorhandenen Insulinmangels in der Bauchspeicheldrüse;
– Medikamente, z. B. Kortison;
– Änderung der Lebensumstände, Aufregung und Streß (werden in ihrer Bedeutung meist unterschätzt).

Der gut eingestellte Diabetiker sollte Blutzuckerwerte wie ein Gesunder aufweisen. Mindestens aber sollte der Blutzucker Tag und Nacht unter 200, besser noch unter 180 mg Prozent liegen.

Womit kann man den Blutzucker senken?

Die wichtigsten Maßnahmen sind:
– richtige **Ernährung,**
– regelmäßige Einnahme von blutzuckersenkenden **Tabletten** und Anwendung von **Insulin,**
– regelmäßige körperliche **Bewegung.**

Was bewirkt eine Gewichtsabnahme?

Eine Gewichtsabnahme ist bei vielen übergewichtigen Typ-II-Diabetikern die **wichtigste Maßnahme** zur Senkung des Blutzuckers überhaupt.

Durch Verringerung des Fettgewebes wird der Körper wieder wesentlich empfindlicher gegenüber dem noch vorhandenen Insulin, so daß dann praktisch normale Blutzuckerwerte erreicht werden können. Auf diese Weise läßt sich Diabetes mehr oder weniger zum »Verschwinden« bringen. Blutzuckersenkende Tabletten können das nicht! Allerdings kann sich bei einer erneuten Gewichtszunahme der Diabetes – genauso regelhaft – wieder verschlimmern.

Was muß man bei der richtigen Kost beachten?

Beim Diabetiker ist vor allem der Kohlenhydrat-Stoffwechsel gestört. Kohlenhydrate sind enthalten in allen zucker- und stärkehaltigen Nahrungsmitteln. Alle Kohlenhydrate werden im Körper mehr oder weniger rasch zu (Trauben-)Zucker umgewandelt. Je mehr und je schneller sie in die Blutbahn kommen, desto höher kann der Blutzucker ansteigen.

Zuckerhaltige Nahrungsmittel schmecken häufig süß und sind allgemein bekannt:
- alle Obstsorten, Südfrüchte, Fruchtsäfte (Fruchtzucker);
- Weintrauben (Traubenzucker);
- alle Süßigkeiten sowie Marmeladen und Limonaden (Haushalts-, Rohr- und Rübenzucker);
- Milch, Buttermilch, Joghurt und Kefir (Milchzucker);
- Biere – auch alkoholfreies Bier und Malzbier (Malzzucker).

Stärke-haltige Nahrungsmittel sind: alle Getreideprodukte wie Brot, Teigwaren, auch Gries und Haferflocken sowie Kartoffeln, Reis, Hülsenfrüchte, Schwarzwurzeln und Mais. Weitere Nährstoffe sind **Fett** und **Eiweiß**.

NB.: Diabeteskost ist eine ideale Ernährung für jeden Menschen, ob Diabetiker oder nicht!

Warum muß man Zucker vermeiden?

Traubenzucker, Haushaltszucker und Malzzucker erhöhen »überfallartig« den Blutzucker. Für den Diabetiker geeignete Zucker sind Fruchtzucker und Milchzucker. Zum Süßen sollte vorwiegend Süßstoff verwendet werden.

Warum muß man viele kleine Mahlzeiten beachten?

Der Diabetiker benötigt alle 2–3 Stunden eine kleine Mahlzeit. Dann steigt der Blutzucker weder überschießend hoch an noch fällt er zwischendurch zu tief ab (»Unterzucker«). Dies ist besonders wichtig, wenn blutzuckersenkende Medikamente wie Insulin oder Tabletten verwendet werden.

Wie berechnet man Kohlenhydrate?

Kohlenhydrate können im Gramm oder in »Broteinheiten« (BE) berechnet werden. Eine Broteinheit entspricht 12 g Kohlenhydrate. Mit Hilfe dieser Recheneinheit können Nahrungsmittel gegeneinader ausgetauscht werden. Zum Beispiel entsprechen einer BE: 30 g Vollkornbrot, 80 g Kartoffeln, 15 g Reis (trocken), ¼ l Milch oder 190 g Erdbeeren.

Diabetiker sollten sich **ballaststoffreich** ernähren, also Nahrungsmitteln wie Vollkornbrot, Salaten, Gemüsen und Obst den Vorzug geben.

Wie berechnet man Fett?

Fett berechnet man in Gramm. In der vorgesehenen Fettmenge muß das Fett als **Brotaufstrich,** aber auch das Fett zum **Kochen, Braten usw.** und das **versteckte Fett** in Fleisch, Wurst, Milch usw. angerechnet werden.

Günstige Zubereitungsarten für Diabetiker sind Dünsten, Grillen, Garen im Tontopf, in Folie oder in Spezialgeschirr. **Fett ist besonders energiereich und macht dick!**

Welche nicht-alkoholischen Getränke kann man trinken?

Getränke **ohne** Anrechnung: Tee, Kaffee, Mineralwasser, Süßstofflimonaden, Zitronensaft, Sauerkrautsaft.

Getränke **mit** Anrechnung:
Obstsäfte (naturrein), Diabetikerfruchtsäfte, Milch, Buttermilch, Molke, Kefir, Joghurt, Dickmilch, Karottensaft.
Zu meiden sind:
Limonaden, Cola-Getränke, Süßmoste, Fruchtsaftgetränke, Kakao-Fertiggetränke, fertige Milchmixgetränke.

Was muß man über Alkohol wissen?

Alkohol ist ähnlich energiereich wie Fett und macht ebenfalls dick. In Absprache mit dem behandelnden Arzt sind bestimmte alkoholische Getränke für den Diabetiker möglich, wie 1 Flasche Diätbier, ¼ l trockener Wein (weniger als 4 g Restsüße pro Liter) oder auch ein Gläschen Cognac, Whisky bzw. klarer Schnaps. Ungünstig sind alle normalen Biere einschließlich Weißbier, Pils, Südweine, Liköre und normaler Sekt.

Sind besondere Diabetiker-Nahrungsmittel erforderlich?

Nützlich sind: Süßstoff, Diabetikermarmelade (möglichst kalorienreduziert), Diabetikerzwieback, Diabetiker-Obstkonserven.

Unter Vorbehalt zu verwenden sind: Diabetikerkuchen, Diabetikereis, Diabetikerpralinen und Diabetikerschokolade (BE und Fett anrechnen!). Zuckeraustauschstoffe wie Fruchtzucker und Sorbit müssen ebenfalls berechnet werden (12 g = 1 BE).

Unnötig sind: Diabetikermehl, Diabetikernudeln, Diabetikerbrot, Diabetikerpudding (BE-Gehalt verringert, aber anzurechnen. Kaloriengehalt gleich, da Eiweiß erhöht).

Wie wirken blutzuckersenkende Tabletten?

Die blutzuckersenkenden Tabletten vom Typ der Sulfonylharnstoffe (z. B. Euglucon N) wirken nur, solange noch eine Mindestmenge an eigenem Insulin in der Bauchspeicheldrüse vorhanden ist. Sie steigern die eigene Insulinabgabe ins Blut. Außerdem sollen sie den Körper gegenüber dem eigenen Insulin wieder empfindlicher machen. Die exakte Einhaltung der Diabeteskost ist dabei besonders wichtig. Oftmals können die blutzuckersenkenden Tabletten vom Typ des Euglucon deutlich reduziert oder ganz abgesetzt werden, wenn mit einer Reduktionsdiät »ernst« gemacht wird. Eigentlich müßte demnach bei vielen Patienten der Schulungsgruppe eine Herabsetzung der Tablettendosis möglich sein.

In bestimmten Fällen können auch Biguanid-Tabletten (z. B. Glucophage retard) in Frage kommen.

Seit 1990 zur Verfügung stehende Tabletten vom Typ der Acarbose (Glucobay) sind auch unabhängig vom körpereigenen Insulin wirksam. Sie verzögern die Aufnahme von Kohlenhydraten aus dem Darm ins Blut und senken so die Blutzuckerspiegel nach dem Essen. Glucobay ist besonders geeignet zu Beginn einer notwendigen Behandlung mit Tabletten, kann aber auch mit den anderen Tabletten sowie mit einer Insulinbehandlung kombiniert werden.

Wie wirkt körperliche Bewegung?

Regelmäßige körperliche Bewegung senkt den Blutzucker und macht den Körper des Diabetikers wieder empfindlicher gegenüber seinem noch vorhandenen Insulin in der Bauchspeicheldrüse.

Wann muß man Insulin spritzen?

Insulin muß dann gespritzt werden, wenn die Bauchspeicheldrüse nicht mehr in der Lage ist, genügend Insulin zur Verfügung zu stellen, und der Diabetes deshalb mit Diät oder auch mit blutzuckersenkenden Tabletten nicht mehr ausreichend eingestellt werden kann.

Für Typ-II-Diabetiker kommt unter Umständen auch eine »Kombinations-Behandlung« mit Insulin und Tabletten in Frage. Diese Behandlung sieht eine Fortführung der Tabletteneinnahme vom Typ des Englucon (»Sulfonylharnstoffe«) vor; zusätzlich werden kleine Mengen Insulin (beginnend mit 4−6 E) vor dem Frühstück gespritzt.

Was ist ein »Unterzucker«?

Von Unterzucker (Hypoglykämie) spricht man, wenn die Blutzuckerwerte unter 50 mg% absinken. Dies geschieht besonders, wenn Kohlenhydrate weggelassen werden oder man sich körperlich besonders anstrengt.

Warnzeichen können sein: Blässe, Schweißausbruch, Herzklopfen, Heißhunger, Kribbeln, Pelzigkeitsgefühl um den Mund, weiche Knie, Zittrigkeit, Nervosität, Angstgefühl, Kopfschmerzen.

Schwere Zeichen einer Unterzuckerung sind z.B. Sprach-, Seh- und Konzentrationsstörungen, Verwirrtheit (wie betrunken oder aggressiv), Bewußtseinstrübung, Bewußtlosigkeit, Krämpfe, Lähmung.

Von Patient zu Patient sind diese Warnzeichen verschieden, auch treten sie nicht alle gleichzeitig auf.

Was muß man bei einer Unterzuckerung tun?

In jedem Fall müssen umgehend Kohlenhydrate zugeführt werden. Bei leichter Unterzuckerung 1−2 BE, vorzugsweise als Obst oder Fruchtsaft, aber auch als (Weiß-)Brot, bei schwerer Unterzuckerung 10−20 g Traubenzucker, 4−8 Stück Würfelzucker oder mit Zucker gesüßte Limonaden oder Cola-Getränke. Hinsetzen oder hinlegen!

Bei bewußtlosen Patienten ist der Notarzt zu verständigen!

Tablettenbehandelte Diabetiker mit einer schweren Unterzuckerung müssen in jedem Fall für einige Tage im Krankenhaus behandelt werden. Eine solche Unterzuckerung kann über Stunden und Tage immer wieder auftreten.

Aber: Gelegentliche, leichte Unterzuckerungen dürfen nicht von der guten Diabeteseinstellung abhalten!

Und: Jeder Diabetiker muß immer eine »Not-BE« greifbar haben.

N.B.: Bei Einnahme von Glucobay sollte nur Traubenzucker zur Bekämpfung von Unterzuckerungen verwendet werden!

3. Schulungseinheit

Wichtige Fragen sind:
Warum ist die Fußpflege für den Diabetiker so wichtig?
Wie kann man Komplikationen an den Füßen vorbeugen?
Wie wird sachgemäße Fußpflege praktisch durchgeführt?
Worauf muß man bei den Füßen zusätzlich achten?
Was muß man tun, wenn am Fuß eine Verletzung aufgetreten ist?

Warum ist die Fußpflege für den Diabetiker so wichtig?

Die Füße eines Diabetikers sind besonders gefährdet; dort können sowohl Gefühlsstörungen als auch Veränderungen an den großen und kleinen Blutgefäßen sowie an den Knochen auftreten.

Die **Gefühls- oder Nervenstörungen** äußern sich zum Teil als unangenehmes **Brennen oder Kribbeln,** besonders in Ruhe und in der Wärme (z. B. unter der Bettdecke), aber auch als **Gefühl- und Empfindungslosigkeit.** Die Gefühllosigkeit ist besonders gefährlich, weil man nicht gewarnt wird, wenn der

Fuß geschädigt wird, z. B. durch kochendheißes Wasser, durch einen Reißnagel im Schuh oder durch zu enges Schuhwerk.

Durchblutungsstörungen können sich als (muskelkaterähnliche) **Schmerzen beim Gehen** im Fuß, häufiger in der Wade, aber auch im Oberschenkel und Gesäß bemerkbar machen. Typischerweise verschwinden diese Schmerzen nach ein- bis zweiminütigem Stehenbleiben, treten nach der gleichen Wegstrecke wieder auf. Man nennt dies auch »**Schaufenster-krankheit**«.

Wie kann man Komplikationen an den Füßen vorbeugen?

Die beste Vorbeugungsmaßnahme ist eine dauerhaft gute Diabeteseinstellung.

Außerdem sollte man als Diabetiker seine Füße täglich auf Veränderungen hin betrachten, vor allem auch die Zehenzwischenräume und die Fußsohle. Gegebenenfalls sollte man einen Spiegel zu Hilfe nehmen. Jegliche Verletzungen, Risse, Rötungen, Fußpilz, Hühneraugen, Hornhautschwielen, eingewachsene Zehennägel sind dem Arzt zu zeigen.

Der Arzt kann mit einfachsten Maßnahmen alle 1−2 Jahre die Durchblutung und das Empfindungsvermögen der Füße kontrollieren und entsprechende Verhaltensmaßnahmen empfehlen.

Der Patient selbst muß regelmäßig seine Füße sachgemäß pflegen.

Wie wird sachgemäße Fußpflege praktisch durchgeführt?

— Tägliches Waschen mit lauwarmem (35°) Seifenwasser, nicht länger als 5 Minuten, damit die Haut nicht aufweicht. Die Temperatur des Badewassers ist mit dem Ellenbogen oder einem Thermometer zu kontrollieren.
— Füße gut abtrocknen, vor allem auch die Zehen und Zehenzwischenräume.

– Hornhautpartien an der Ferse oder Fußsohle mit fetthaltiger Creme oder Salbe einreiben, um Risse zu vermeiden, nicht aber die Zehenzwischenräume oder gar etwa wunde Stellen.
– Hornhautschwielen täglich vorsichtig mit »Bimsstein« behandeln oder mit einem batteriebetriebenen »Hornhautrubbel« (z. B. Mani-quick).
– Zehennägel gerade abzwicken und mit Nagelfeile begradigen.
– Nichts zu suchen haben bei der Fußpflege Scheren, Hornhauthobel oder -raspel, Messer, Rasierklingen, Stricknadeln und ähnlich scharfe oder spitze Gegenstände!

Worauf muß man bei den Füßen zusätzlich achten?

– Täglich Socken oder Strümpfe (aus Baumwolle oder Wolle) wechseln
– Bequemes, aber haltgebendes Schuhwerk aus Leder tragen, keine zu hohen Absätze, Sandalen nur mit Fußbett. Alle Schuhe, auch Wander- oder Skischuhe, langsam »einlaufen«. Schuhe innen von Hand auf mögliche Gefahren kontrollieren, z. B. auf drückende Nahtstellen oder herausstehende Nägel. Nur ganze Einlegesohlen verwenden.
– Bei Fußdeformierungen, wie Hammerzehen und Überbeinen, genügend geräumige Schuhe, evtl. orthopädische Schuhe, tragen; bei Spreiz- oder Plattfuß entsprechende Einlagen verwenden.
– Wegen der Verbrennungsgefahr keine Wärmflaschen oder Heizdecken an den Füßen verwenden. Wollsocken bei kalten Füßen tragen.
– Nicht barfuß laufen, insbesondere nicht am Strand oder im Garten.
– Für regelmäßiges (tägliches) Training der Durchblutung sorgen: schnelleres Gehen, Zehenstandsübungen (30 × morgens und abends), Fußkreisen oder Trockenradfahren im Liegen (täglich für 2 Minuten) u. ä.; Unterbrechen, wenn Schmerzen auftreten (Anleitungen für die Fußgymnastik finden Sie auf S. 287).
– Beim Fußpfleger auf den Diabetes hinweisen.

Was muß man tun, wenn am Fuß eine Verletzung aufgetreten ist?

Alle Verletzungen und sonstige Veränderungen an den Füßen sollte man sehr ernst nehmen und vom Arzt behandeln lassen. Wenn Verletzungen aufgetreten sind, ist es unbedingt erforderlich, den Fuß ruhigzustellen.

4. Schulungseinheit

Wichtige Fragen sind:
Welche Risiken für Spätschäden gibt es?
Welche speziellen Vorsorgeuntersuchungen sollten bei Diabetikern regelmäßig durchgeführt werden?
Was ist eine vernünftige körperliche Bewegung?
Was muß man bei körperlicher Bewegung und Sport beachten?

Welche Risiken für Spätschäden gibt es?

Nicht nur zu hoher Blutzucker ist für die Blutgefäße schädlich. Das Erkennen und Ausschalten von weiteren Risiken ist für das längerfristige Wohlergehen entscheidend wichtig. Dies gilt sowohl für Veränderungen an den **großen Blutgefäßen (Herz, Hirn, Beine)** als auch für Störungen an den **kleinen Gefäßen (Auge, Niere, Füße, Herz)**.

Risiken für die großen Blutgefäße sind:
– Bluthochdruck,
– erhöhte Blutfette,
– Rauchen,
– erhöhter Blutzucker.

Risiken für die kleinen Blutgefäße sind:
– erhöhter Blutzucker,
– Bluthochdruck,
– Rauchen.

*Welche speziellen Vorsorgeuntersuchungen sollten bei
Diabetikern regelmäßig durchgeführt werden?*

Eine solche Liste könnte wie folgt aussehen:
Jährlich:
— Bestimmung der Blutfette (Cholesterin und Triglyze-
  ride);
— augenärztliche Untersuchung einschl. der Blutgefäße
  an der Netzhaut;
— Untersuchung des Urins auf einen Harnwegsinfekt
  sowie auf Eiweißausscheidung (einschließlich einer
  »Mikroalbuminurie«). Bestimmung der »harnpflichti-
  gen Substanz« Kreatinin im Blut.
Alle 2 Jahre:
— Untersuchung der großen Blutgefäße mit EKG und
  Blutdruckmessung sowie Tasten und (mit dem »Hör-
  rohr«) Abhören der Blutgefäße an den Beinen und am
  Hals (gehirnversorgende Gefäße);
— Untersuchung des Gefühlsempfindens an den Beinen.

Mit solchen Vorsorgeuntersuchungen werden Augenhin-
tergrundveränderungen so rechtzeitig festgestellt, daß man mit
einer »Laserbehandlung« einer Sehverschlechterung entgegen-
wirken kann. Dies gilt in ähnlicher Weise auch für das Erkennen
und Behandeln von Nieren- und Herzerkrankungen und des
Bluthochdrucks!

Was ist eine vernünftige körperliche Bewegung?

Sie soll Herz und Kreislauf »trainieren«, ohne daß es
dabei zur Überforderung kommt. Außerdem soll sie die Diabeteseinstellung verbessern helfen. Das wird am besten erreicht, wenn
sie regelmäßig und in genügendem Umfang und Ausmaß ausgeübt wird. Körperliche Bewegung wirkt wie zusätzliches Insulin:
Durch regelmäßige körperliche Bewegung sind demnach Insulin
und Tabletten einzusparen. Ohne blutzuckersenkende Medika-

mente behandelte Diabetiker können aber nicht durch körperliche Aktivität in einen Unterzucker geraten.

Geeignet sind
- schnelleres Spazierengehen und Wandern,
- Radfahren,
- Schwimmen,
- Gartenarbeit,
- Gymnastik,
- Tennis,
- andere Ballspiele,
- evtl. langsameres Laufen (»Joggen«),
- Tanzen.

Dagegen sind Kraftsportarten, Motorsport, Surfen oder auch Kegeln weniger geeignet.

Was muß man bei körperlicher Bewegung und Sport beachten?

Mit dem Arzt soll vorher besprochen werden, wie die medikamentöse Behandlung bei Sport angepaßt werden soll. Unliebsame Unterzuckerungen können sonst die Folge sein. In Frage kommen kann z. B. die Verminderung der vorhergehenden Insulindosis um 2−4 Einheiten. Extra Broteinheiten kommen erst in zweiter Linie in Betracht oder bei einer nahenden Unterzuckerung (1−2 BE Obst, Brot, Fruchtsaft).

Natürlich ist auf das Einhalten der sonst üblichen Mahlzeiten zu achten. Wichtig ist ferner, auch die Harn- bzw. Blutzuckerkontrollen entsprechend durchzuführen und ins Protokollheft mit den dazugehörigen Vermerken einzutragen.

5. Schulungseinheit
(nur für insulinspritzende Patienten)

Wichtige Fragen sind:
Wann muß man Insulin spritzen?
Welche Insulinarten gibt es?
Wie ist Insulin aufzubewahren?
Was müssen Diabetiker beachten, die Insulin spritzen?
Was braucht man zum Insulinspritzen?
Wohin spritzt man Insulin?

Wann muß man Insulin spritzen?

Insulin muß dann gespritzt werden, wenn die Bauchspeicheldrüse nicht mehr in der Lage ist, genügend Insulin zur Verfügung zu stellen und der Diabetiker deshalb mit Diät und blutzuckersenkenden Tabletten nicht mehr ausreichend eingestellt werden kann. Nicht selten kann auch eine Kombinationsbehandlung mit Tabletten vom Typ des Euglucon und mit Insulin nützlich sein.

Welche Insulinarten gibt es?

Wir unterscheiden
- schnell- und kurzwirkende **Alt-** oder **Normalinsuline** (stärkste Wirkung nach 2 Stunden, Wirkdauer etwa 4–6 Stunden),
- mittellang wirkende **Verzögerungs-** oder **Intermediärinsuline** (Wirkdauer zwischen 10 und 16 Stunden),
- **Mischinsuline** aus Alt- und Verzögerungsinsulinen.

Außerdem kann man klare und trübe Insuline voneinander unterscheiden, ferner Insuline, deren chemischer Aufbau entweder dem Insulin von Schwein oder Rind oder Mensch entspricht. Menscheninsulin (Humaninsulin) wird nicht vom Menschen, sondern aus Schweineinsulin hergestellt oder aus besonders gezüchteten Bakterien oder Hefepilzen.

Prägen Sie sich den Namen Ihres Insulins gut ein!

Wie ist Insulin aufzubewahren?

Ihren Insulinvorrat sollten Sie nach Möglichkeit im Kühlschrank (Gemüsefach – keinesfalls im Tiefkühlfach) aufbewahren. Das oder die jeweils in Gebrauch befindlichen Fläschchen können aber ohne weiteres bei Zimmertemperatur z. B. im Küchenschrank, in der Handtasche usw. aufbewahrt werden.

Auf Reisen genügt es, wenn das Insulin vor direkter Sonnenbestrahlung oder Hitzeeinwirkung geschützt wird. Spezielle Kühlvorrichtungen sind nicht notwendig. Verfalldatum beachten!

Was müssen Diabetiker beachten, die Insulin spritzen?

- Es gibt keine Situation, in der der insulinspritzende Diabetiker sein Insulin weglassen darf (z. B. Magenverstimmung)!!! Wenn man nichts essen kann, muß die Insulindosis in Absprache mit dem Arzt und entsprechend der Harnzucker- (bzw. Blutzucker-)Tests festgelegt werden.
- Das Insulin muß exakt dosiert werden (z. B. auch mit Hilfe eines »Pens«; für Sehbehinderte gibt es in der Apotheke auch einen Lupenaufsatz für die Insulinspritze).
- Der mit dem Arzt verabredete Spritz-Eß-Abstand muß eingehalten werden. Auch die übrigen Mahlzeiten sind auf die gewählte Insulinbehandlung abgestimmt und deshalb pünktlich einzunehmen.
- Ein Ersatzfläschchen Insulin sollte man immer vorrätig haben. Auf Reisen sollte man sich nie von seinem Insulin trennen. Auch am Wohnort sollte bei längerer Abwesenheit von zu Hause das Insulin mitgenommen werden.

Was braucht man zum Insulinspritzen?

- Das bzw. die entsprechenden Fläschchen mit Insulin,
- Plastikinsulinspritzen mit eingeschweißter Nadel, bei sauberer Behandlungsweise können die Spritzen mehrmals benutzt werden.
- Eine gute Möglichkeit zur einfachen Durchführung der Insulinspritzen stellen auch die Insulin-»Pens« dar. Sie sehen wie eine Art Füllfederhalter aus und funktionieren wie eine Spritze, die gleich das Insulinfläschchen enthält. Dosiert wird nach Vorwahl mit Knopfdruck.

Wohin spritzt man Insulin?

Die Spritzstellen (Außenseiten der Oberschenkel, Gesäß, Bauch) sollen täglich gewechselt werden, aber nicht wahllos, sondern nach Plan. Für eine täglich möglichst gleichbleibende Wirkung empfiehlt es sich, wenn die gleichen Spritzareale zur gleichen Tageszeit benutzt werden, etwa am Morgen das Bauchareal und abends die Oberschenkel. Das Insulin wird dort ins Unterhautfettgewebe gespritzt. Dazu hebt man eine Haut-Fett-Falte ab und sticht senkrecht zum Körper hin ein. Den Kolben der Spritze langsam vollständig herunterdrücken und erst nach einigen Sekunden die Spritze herausziehen. Falls ein »Pen« verwendet wird, gilt ein ähnliches Vorgehen.

Zeigen sich Unverträglichkeitserscheinungen an den Spritzstellen, informieren Sie Ihren Arzt.

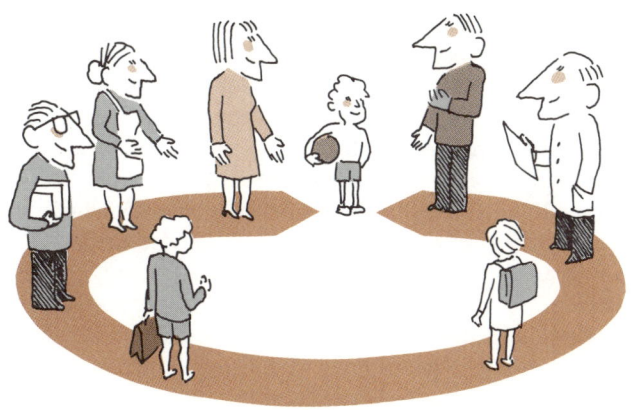

Das diabetische Kind

≡ Diabetes bei Kindern: Häufigkeit, Beginn, Verlauf

Es gibt ungefähr eine Million diabetische Kinder in der Welt. Diese Zahl ist im Vergleich zu den Erwachsenendiabetikern gering. Die Angaben über die Häufigkeit schwanken sehr. Dennoch darf man damit rechnen, daß in der Bundesrepublik Deutschland zwischen 8000 und 10000 Kinder und Jugendliche mit Diabetes leben. Man weiß, daß die Zuckerkrankheit in jedem Alter auftreten kann. Im Säuglingsalter ist sie allerdings äußerst selten. Die Häufigkeit nimmt dann zu und erreicht um das 7. und besonders um das 12. Lebensjahr deutliche Gipfel. Dabei bestehen keine Unterschiede, ob es sich um die Diabeteshäufigkeit von Buben oder Mädchen handelt.

≡ Meist typischer Insulinmangeldiabetes – Typ-I-Diabetes

Kinder und Jugendliche haben fast immer den typischen Typ-I-Diabetes mit ausgeprägtem Insulinmangel und der Bereitschaft zu starken Schwankungen der Blutzuckerwerte und eine hochgradige Insulinempfindlichkeit. Die meisten von ihnen sind heute mit einer intensivierten Insulintherapie eingestellt (s. a. Kapitel »Konzepte und Beispiele zur Insulinbehandlung des Typ-I-Diabetikers«).

Es soll jedoch noch ein anderer Diabetestyp erwähnt werden, der leider auch bei Kindern an Bedeutung gewinnt: Es handelt sich um das übergewichtige Kind, das durch die Unvernunft seiner Eltern und durch den eigenen Appetit allmählich so dick geworden ist, daß die Bauchspeicheldrüse die erforderliche Arbeit – Verwertung der im Übermaß zugeführten Nahrungsmittel – nicht mehr zu leisten vermag. Hier liegt sozusagen ein »Erwachsenendiabetes« im Kindesalter vor; denn wenn ein solches Kind an Gewicht abnimmt, wird es in der Regel – ebenso wie viele ältere Zuckerkranke – keinen nachweisbaren Diabetes mehr haben. Das bedeutet natürlich nicht, daß das Kind nicht gefährdet ist, in Zukunft wieder einen Diabetes mit erhöhten Blut- und Harnzuckerwerten zu bekommen. Im Gegenteil: Die familiäre Belastung und die eigene Bereitschaft, diabetisch zu werden, wurden ja durch die extreme Beanspruchung des Körpers (infolge erheblicher Gewichtszunahme) und durch die nachfolgende Blutzuckererhöhung und Harnzuckerausscheidung erkannt und sollten als Warnzeichen für die Zukunft gelten. Fast immer benötigen solche Kinder kein Insulin und verlieren durch eine Gewichtsabnahme alle Beschwerden.

Auf die Sonderform des MODY-Diabetes bei Kindern wurde bereits auf S. 27 eingegangen.

Ersteinstellung und Schulung in der Klinik

Zumeist beginnt der typische Typ-I-Diabetes bei normalgewichtigen Kindern mit einer enormen Gewichtsabnahme, mit Mattigkeit, Abgeschlagenheit und Durst sowie mit verstärktem Wasserlassen. Der Arzt stellt die Diagnose anhand der erhöhten Blutzuckerwerte und wird das Kind sofort in die Klinik einweisen. Dort wird es auf Insulin eingestellt und lernt mit der Diät umzugehen. Die gleichzeitige Schulung der Eltern ist in dieser Phase entscheidend wichtig. Außerdem kann ein Erfahrungsaustausch in den verschiedenen Elterninitiativen oder die Hilfestellung eines Psychologen wertvoll sein.

■   Keine falschen Hoffnungen in der »Remissionsphase«!

Häufig kann man nach der stets erfolgreichen Insulinbehandlung die Insulinmenge allmählich verringern. Man spricht von einer »Remission« (S. 42), wenn der Insulinbedarf immer geringer wird und schließlich womöglich überhaupt kein Insulin mehr gespritzt werden muß. Die Remission ist aber meist zeitlich nur sehr begrenzt. Nach wenigen Wochen kommt die absolute Insulinbedürftigkeit wieder zum Vorschein. Auf die laufenden Erprobungen von das Immunsystem beeinflussenden Medikamenten in dieser Diabetesphase wurde in diesem Buch bereits eingangs hingewiesen. Ganz besonders müssen hier die Begrenztheit und Vorläufigkeit der Ergebnisse sowie die möglichen Nebenwirkungen bedacht werden.

In jedem Fall ist es wichtig, daß auch und gerade in der Remissionsphase die Blutzuckerwerte – am besten durch Selbstkontrolle – regelmäßig überwacht werden. Die Insulinbehandlung kann dann sofort nachziehen. Eine »Heilung« des Diabetes ist nicht zu erwarten!

Kritische Phase während der Pubertät

Eine weitere unangenehme Phase – die schwierigste überhaupt – wird bei den kindlichen und jugendlichen Diabetikern während der Pubertät, also während der Entwicklungs- und Reifungszeit beobachtet.

Wahrscheinlich bewirkt das in der Hirnanhangsdrüse vermehrt gebildete Wachstumshormon eine besondere Instabilität mit großen Blutzuckerschwankungen. Danach stabilisiert sich dann die Stoffwechselsituation erfreulicherweise wieder bei den meisten Patienten. Als Grundregel darf gelten, daß diese Stabilisierung um so ausgeprägter ist, je mehr Mühe und Sorgfalt auf einen Ausgleich der Blutzuckerwerte in der labilen Phase verwendet werden. In dieser Zeit bedarf es sehr viel Fingerspitzengefühl von Seiten der Familie und des behandelnden Arztes, da der junge Mensch in dieser Phase mit so vielen Dingen beschäftigt ist und ihn der Diabetes dabei besonders stört.

Verräterischer Durst

Ein erster Hinweis, der an eine Zuckerkrankheit beim Kind denken lassen soll, ist, wie erwähnt, ein starker Durst, dem man aber oft auch bei gesunden Kindern begegnet. Der »diabetische« Durst jedoch geht stets mit einer bis dahin nicht vorhandenen enormen Harnflut einher, wobei große Mengen von zumeist wasserklarem Urin ausgeschieden werden. Manche Kinder nässen dann wieder ein, obwohl sie schon längst keine Windeln mehr benötigten. Kennzeichnend sind außerdem die Gewichtsabnahme und die mangelnde Konzentrationsfähigkeit der Kinder.

Unmittelbare Gefahr ist im Verzug, wenn die Kinder erbrechen, Bauchschmerzen haben und nach Azeton riechen (obstartiger Geruch der Ausatmungsluft). Das können Vorboten des diabetischen Komas sein (S. 54).

Zwei Aufgaben stehen bei der Behandlung des kindlichen Diabetes im Vordergrund: Einmal geht es darum, die lebensbedrohliche Stoffwechselentgleisung, d. h. also das diabetische Koma, zu vermeiden, und zum anderen muß die Einstellung des Diabetes so beschaffen sein, daß das Kind später als Erwachsener ein langes und beschwerdefreies Leben führen kann. Danach hat sich die Behandlung auszurichten.

=== Berechnung der Kost unumgänglich

Das neben dem Insulinspritzen wichtigste Problem für die diabetischen Kinder und für ihre Eltern ist die Notwendigkeit der geregelten Nahrungszufuhr, also der richtigen Kost (Anhang, Tab. 9 bis 12). Ohne Verordnung und Einhaltung einer Diät, d. h. ohne eine Berechnung der Kost, ist eine gute Diabeteseinstellung nicht möglich. Der Versuch, sich allein nach dem Appetit des Kindes zu richten und damit die Nahrungszufuhr zu regulieren, muß zwangsläufig scheitern. Bereits das Beispiel der fettsüchtigen diabetischen Kinder zeigt, wie die Regelung der Nahrungszufuhr aufgrund des Appetits der Kinder versagt; denn sonst gäbe es nicht so viele fettsüchtige diabetische (und nichtdiabetische!) Patienten dieser Altersklasse.

=== Instabiler Stoffwechsel

Die Eltern diabetischer Kinder können oft schwer begreifen, warum trotz exakter Einhaltung der Diät und trotz des Versuchs, mit Hilfe mehrfacher Insulinspritzen das Fehlen des körpereigenen Insulins auszugleichen, immer wieder starke Stoffwechselschwankungen auftreten. Man muß aber daran erinnern, daß zu viele Punkte beim Ausgleich der Blutzuckerwerte von Bedeutung sind, als daß in jedem Falle eine sehr gute Einstellung erzielbar wäre. Neben der Nahrungs- und Insulinzufuhr spielt – besonders im Kindesalter – die körperliche Bewegung eine entscheidende Rolle.

Auch psychische Streßsituationen, z. B. Aufregungen vor Schularbeiten, können den Blutzucker – allerdings nur vorübergehend – erhöhen.

=== Freie Kost ist entschieden abzulehnen

Eine freie Kost, also der Verzicht auf jegliche Diät, muß entschieden abgelehnt werden, auch wenn das Ernährungsregime bei einzelnen zuckerkranken Kindern nicht den Erfolg zu bringen scheint, den man sich gewünscht hätte. Ohne entsprechende Ernährung aber würde die Stoffwechselsituation natürlich noch weiter verschlechtert werden, weil man dann diese Möglichkeit, den Schwankungen der Blutzuckerwerte wenigstens zum Teil zu begegnen, verschenkt hätte. Natürlich muß die richtige Ernährung eingebettet sein in die Möglichkeiten der intensivierten Insulinbehandlung (s. S. 126ff), die heute die Standardtherapie darstellt. Wie schon auf S. 174 erwähnt, trägt man stärkerer körperlicher Tätigkeit – besonders wenn sie unvermutet aufgetreten ist – zusätzlich dadurch Rechnung, daß man an einem solchen Tag mehrere Broteinheiten zulegt. Von Fall zu Fall wird es sich zeigen, welches Vorgehen für das Kind günstiger ist und wie man diese Maßnahmen kombinieren soll.

Späteres Umdenken nicht zu erwarten

Unter »freier Kost« kann man jedenfalls einen Diabetes nicht exakt einstellen. Im Hinblick auf eventuelle Folgeerkrankungen ist dies von besonderer Bedeutung (S. 181). Außerdem kann man von diabetischen Kindern und ihren Eltern, denen die richtige Ernährung als bedeutungslos hingestellt wird, gar nicht erwarten, daß sie später irgendwelche Diätratschläge beherzigen. Niemand kann im Ernst annehmen, daß diabetische Kinder, die 10 Jahre ihres Lebens keine Ernährungsrichtlinien eingehalten haben und darin noch bestärkt wurden, nun plötzlich vom Wert einer Diabetesdiät zu überzeugen sind, wenn die dann auftretenden körperlichen Schäden einen Wechsel der Behandlungsart dringend erforderlich erscheinen lassen. Wenn der Diabetes schlecht eingestellt ist, können sogar schwere Störungen der Entwicklung zustande kommen mit einem fast völligen Stillstand des Wachstums. Viele Ergebnisse liegen also vor, die erweisen, daß sich eine gute Diabeteseinstellung gerade bei dem Langzeitdiabetes der Kinder lohnt. Alle müssen hier mithelfen: die Kinder, die Eltern und der Arzt, aber auch andere Menschen wie Verwandte, Lehrer und Mitschüler, und sei es allein durch ihr Verständnis, das sie dem diabetischen Kind entgegenbringen.

Überprüfung durch Gewichts-, Harnzucker- bzw. Blutzuckerkontrollen

Der altersgemäße Nahrungsbedarf wird durch den behandelnden Arzt festgelegt. Die Eltern sollen sich bemühen, eine dementsprechende Kost zu verabreichen und durch Gewichts-, Harnzucker- bzw. Blutzuckerkontrollen dazu beitragen, die Richtigkeit der Verordnung zu überprüfen. Jeder Arzt ist dankbar, wenn die Eltern ihn darauf hinweisen, daß das Kind offenbar zu viel oder zu wenig zu sich zu nehmen scheint. Bei der Erstein-stellung des zunächst oft untergewichtigen Kindes besteht zumeist ein mehr oder weniger großer Nachholbedarf. Dadurch kann anfangs eine höhere Nahrungszufuhr notwendig sein. Ist der Nachholbedarf ausgegli-chen, muß die Nahrungsmenge nach Rücksprache mit dem Arzt verringert werden. Auch hier können die ständigen Kontrollen des Körpergewichts und der Blutzucker- bzw. Harnzuckerwerte für die Einschätzung der Situa-tion äußerst wertvoll sein. Alle im Ernährungskapitel besprochenen Grun-dregeln gelten auch für die Kost von Kindern mit Diabetes (S. 62ff): die Verteilung der Nahrung über den Tag auf 6−7 kleine Mahlzeiten, das Vermeiden von reinem Zucker, die sorgfältige Einhaltung der aus den drei Grundnährstoffen zusammengesetzten Diät.

▬ Gleiche Grundsätze für die Insulinbehandlung

Auch für die Insulinbehandlung gelten die besprochenen Grund-sätze (S. 126). Eine intensivierte Insulinbehandlung erlaubt ebenfalls im Kindes- und Jugendlichenalter größtmögliche Flexibilität. Allerdings wer-den hier die Eltern häufig über Jahre die Insulininjektion vornehmen müssen. Dennoch gibt es diabetische Kinder, die bereits vom 5. Lebensjahr an exakt ihr Insulin selbst injizieren. Die Behandlung einer Hypoglykämie im Kindesalter unterscheidet sich nur wenig von der im Erwachsenenalter (S. 165). Bei leichteren Unterzuckerzuständen ohne wesentliche Beein-trächtigung des Bewußtseins kann man Brot, gesüßte Furchtsäfte oder auch Zucker verabreichen.

Wenn das Kind allerdings bewußtlos ist, muß der Arzt geru-fen werden, um Zucker intravenös einzuspritzen.

Immerhin können auch bereits die Eltern in den Muskel oder in das Fettgewebe Glukagon noch vor Eintreffen des Arztes einspritzen und damit den Unterzuckerzustand erfolgreich bekämpfen (S. 170). Viele Kin-der wachen wenige Minuten nach dieser Injektion auf, weil das Hormon Glukagon in der Lage ist, die letzten Zuckerreserven der Leber zu mobilisie-ren und den Blutzuckerabfall auszugleichen. Die Kinder müssen aber sofort nach dem Erwachen aus dem hypoglykämischen Schock wieder Kohlen-hydrate zu sich nehmen, weil sich andernfalls die Unterzuckerung inner-halb kürzester Zeit wiederholen würde.

Sport nach den Mahlzeiten

Die körperliche Bewegung des Kindes ist nicht etwa ein Störfaktor für die Einstellung, sondern ganz im Gegenteil eine wichtige Hilfe, die die Zuckerwertung verbessert (S. 172). Es ist günstiger, wenn man Sport und Spiel auf die Zeit nach der Einnahme der Mahlzeiten legt, weil dann die Gefahr der Hypoglykämie geringer ist.

Diabetische Kinder sollen in der Regel vom Turnunterricht nicht befreit werden.

Abgesehen von der Nützlichkeit der Muskelarbeit bei der Zuckerverbrennung würde man ihnen auch die Möglichkeit des Erfolgserlebnisses in Sport und Spiel nehmen. Natürlich sollen die Lehrpersonen über den Diabetes des Kindes und insbesondere über die Notwendigkeit einer zusätzlichen Nahrungszufuhr bei Verdacht auf hypoglykämische Reaktionen informiert werden (s. Anhang, Merkblatt »Das diabetische Kind – Merkblatt für Erzieher«).

Normal begabt

Dank der heutigen Behandlungsmöglichkeiten kann das diabetische Kind als »bedingt gesund« angesehen werden. Diabetische Kinder sind normal begabt und den Anforderungen der Schule ebenso gewachsen wie ihre Altersgenossen. Es ist für die Entwicklung nachteilig, wenn Eltern oder Erzieher glauben, die Kinder müßten besonders nachsichtig beurteilt oder geschont werden. Das Kind soll nicht in eine Art Sonderstellung hineinmanövriert werden. Vielmehr ist eine möglichst umfassende Schulbildung dieser Kinder von besonderer Bedeutung für ihr späteres Leben. Kinder, die bereits im Vorschulalter an Diabetes erkrankt sind, haben im allgemeinen später weniger Schulschwierigkeiten, da sie sich an die veränderte Lebenssituation bei Schulbeginn angepaßt haben. Die Neuerkrankung eines Schulkindes bedingt aber zumeist eine seelische Belastung und natürlich ein Unterrichtsversäumnis, wodurch oft die Leistungen abfallen. Gerade hier muß es ein verständnisvolles Verhalten von Eltern und Erziehern dem Kind erleichtern, sich den veränderten Verhältnissen anzupassen. Diabetische Mädchen und Jungen sehen im allgemeinen ihre Krankheit als etwas »Normales« an. Erfreulicherweise empfinden sie die Tatsache, daß sie an einer ernst zu nehmenden, lebenslang dauernden Erkrankung leiden, nicht als etwas besonders Schlimmes. Ohne daß man die Probleme des Diabetes bagatellisieren sollte, sind die Kinder in dieser Anschauung zu bestärken. Falsches Mitleid ist hier ebenso schädlich wie das Übersehen der Probleme, die der Diabetes mit sich bringt.

Der Erziehungsstil der Mutter beeinflußt – wie entsprechende Untersuchungen zeigten – die Einstellung des Kindes gegenüber den Behandlungsmaßnahmen entscheidend.

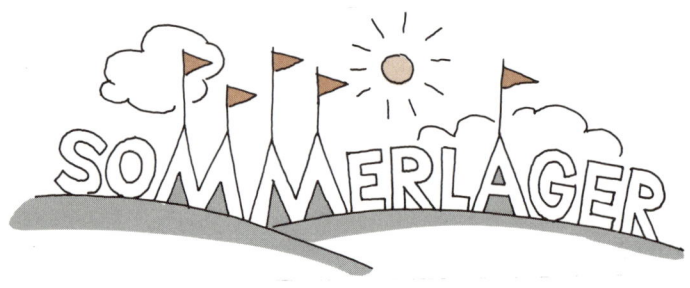

Sommerferienlager für diabetische Kinder

Das diabetische Kind benötigt den familiären Rückhalt in noch stärkerem Maße als ein gesundes Kind. Kinder und Eltern müssen gut geschult werden, um den auf sie zukommenden Belastungen gewachsen zu sein. Die Erholungsmöglichkeiten für diabetische Kinder und Jugendliche sind leider begrenzt. Die Einrichtung von Sommerferienlagern und Freizeiten für diabetische Kinder sind deswegen besonders zu begrüßen. Auskunft hierüber erteilt der Deutsche Diabetiker-Bund (S. 266). Das Kind soll sich im Ferienlager erholen und dort erkennen, daß es viele andere Kinder mit den gleichen Problemen gibt. Natürlich muß der Diabetes dabei exakt kontrolliert und korrigiert werden. Dies ist für die betreuenden Ärzte bei der großen Zahl von Kindern, die alle einen labilen Diabetes haben und in andere Lebensbedingungen kommen, oft nicht ganz einfach. Die Eltern sollten deswegen – trotz aller berechtigten Sorge um ihr Kind – bei Besuchen im Ferienlager stets berücksichtigen, was dort von der Betreuern geleistet werden muß. Insbesondere sollte man wissen, daß der Stoffwechsel gerade in den ersten Tagen infolge der Umstellung auf die neuen Verhältnisse sehr labil sein kann. Eltern, die in dieser Zeit ständig die Kinder besuchen und deren schlechte Stoffwechselwerte beklagen, gefährden die Fortsetzung des geregelten Lagerbetriebs. Umgekehrt muß natürlich nach der Rückkehr der Kinder ins Elternhaus zunächst wieder eine Anpassung an die häuslichen Gewohnheiten erfolgen. Trotz dieser Einschränkungen kann man die psychologischen Vorteile, die die Kinder durch das Erlebnis eines solchen Ferienlagers haben, nicht hoch genug veranschlagen. Dauerheime für diabetische Kinder sind hingegen weniger zu empfehlen. Leider lassen sie sich in bestimmten sozialen Härtefällen nicht vermeiden. Trotz aller Bemühungen der Betreuer kann die Familie mit ihrem Zusammenhalt und mit ihrem Zusammengehörigkeitsgefühl auch in den bestgeführten Heimen nicht ersetzt werden.

Keine Katastrophe für die Familie

Das diabetische Kind eine Katastrophe für die Familie? Nein! Wenn die Eltern sich in die Behandlung vernünftiger Ärzte und nicht in die Hände von Wunderheilkundigen begeben und wenn die richtige Einstellung zu den Problemen der Nahrungszufuhr, der Insulininjektion und den Selbstkontrollen besteht, dann wird auch (und gerade!) das diabetische Kind das sein, was Kinder in harmonischen Familien immer sind: ein Glück für ihre Eltern und kein Außenseiter unter den Geschwistern.

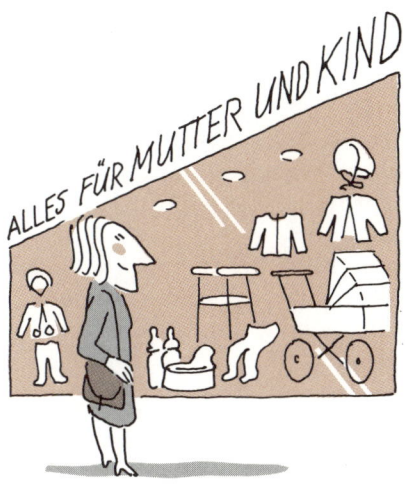

Mutter werden trotz Diabetes

Eine Diabetikerin hat dank des medizinischen Fortschritts heute annähernd die gleiche Chance, ein gesundes Kind zur Welt zu bringen, wie eine stoffwechselgesunde Frau. Damit dieses Ziel aber erreicht werden kann, müssen folgende Maßnahmen befolgt werden:

1. Die Schwangerschaft sollte geplant sein.
2. Eine Diabeteseinstellung mit praktisch normalen Blutzuckerwerten sollte bereits vor der Empfängnis bestehen und während der gesamten Schwangerschaft beibehalten bleiben.
3. Eine Diabeteseinstellung mit nicht praktisch normalen Blutzuckerwerten sollte möglichst umgehend und konsequent korrigiert werden. Evtl. auftretende Erkrankungen wie Harnwegs- oder Nierenbeckenentzündung oder eine »Schwangerschaftsvergiftung« (= EPH-Gestose mit Flüssigkeitsansammlungen, Bluthochdruck und Eiweißausscheidung) müssen ebenfalls möglichst umgehend, am besten stationär, behandelt werden.
4. In der Spätschwangerschaft, d. h. ab der 32. Schwangerschaftswoche, sollte das noch ungeborene Kind engmaschig von einem Geburtshelfer oder an einer geburtshilflichen Abteilung überwacht werden.
5. Eine Diabetikerin wird nicht mehr prinzipiell vorzeitig entbunden. Unter engmaschiger Kontrolle des Kindes wird vielmehr abgewartet, bis von selbst Wehen eintreten. Die Schwangerschaft wird vorzeitig beendet, wenn Zeichen für eine Gefährdung des Kindes erkennbar sind.
6. Das Neugeborene sollte bei Geburt von einem Kinderarzt untersucht und, wenn nötig, behandelt werden. In jedem Fall muß innerhalb von 30 Minuten nach Geburt eine Blutzuckermessung beim Kind erfolgen.

Die besten »Ergebnisse« werden erzielt, wenn die schwangere Diabetikerin während der ganzen Zeit von einem Team aus Diabetologen, Geburtshelfer und Kinderarzt betreut wird, das in der Behandlung von diabetischen Schwangeren besondere Erfahrung hat.

Die Tatsache, daß Diabetikerinnen schwanger werden können, erscheint uns heute selbstverständlich. Sie war es lange Zeit nicht. Eine neuere Statistik über etwa zehntausend Schwangerschaften in der Bundesrepublik belegt aber, daß mindestens 1 Prozent aller schwangeren Frauen Diabetikerinnen sind, was ungefähr dem Bevölkerungsanteil der in Frage kommenden Altersgruppe entspricht.

Risiko bei ungenügender Einstellung – vor allem für das Kind

Die lebensgefährlichen Risiken für die werdende Mutter liegen dabei nur geringfügig höher als für stoffwechselgesunde Frauen. Allerdings kommt es bei Diabetikerinnen häufiger zu Komplikationen während der Schwangerschaft. Die Säuglingssterblichkeit ist nur dann noch um ein Vielfaches höher im Vergleich zur Sterblichkeit Neugeborener von Müttern ohne Diabetes, wenn der Diabetes nicht genügend gut eingestellt ist. Man spricht von einem fast gleich gewordenen »perinatalen« Risiko. Unter »perinatal« bzw. der Perinatalperiode versteht man dabei den Zeitraum nach der 28. Schwangerschaftswoche bis zum 7. Tag nach der Geburt; eine normale Schwangerschaft dauert 40 Wochen.

Mißbildungsrate normalisierbar

Die Rate schwerer Mißbildungen beträgt bei Kindern diabetischer Mütter 5 Prozent im Vergleich zu 1,8 Prozent bei denen gesunder Frauen. Auch diese Rate läßt sich »normalisieren«, wenn die Diabetikerin schon zu Schwangerschaftsbeginn, also zum Zeitpunkt der Empfängnis, optimal eingestellt ist. Dies haben entsprechende Studien eindeutig belegt. Umgekehrt konnte auch gezeigt werden, daß eine gesteigerte Mißbildungsrate nur bei Patientinnen mit erhöhten HbA_1-Werten in der Frühschwangerschaft auftritt. Die Organe entwickeln sich nämlich schon bald nach der Zeugung. So beginnt das Herz bereits in der dritten Woche nach der Zeugung zu schlagen. Zu diesem Zeitpunkt wissen aber die meisten Frauen noch nicht, daß sie schwanger sind.

Strenge Anforderungen an die Diabeteseinstellung

Der optimalen Diabeteseinstellung während der Empfängnis und dann während der gesamten Schwangerschaft kommt demnach eine überragende Bedeutung zu, damit eine Diabetikerin genauso mit einem gesunden Kind rechnen kann wie eine Nichtdiabetikerin.

Gute Stoffwechseleinstellung im für die Schwangerschaft normalen Bereich heißt:
- **Blutzuckerwerte zwischen 60 und 120 mg%, Nüchternblutzucker dabei unter 90 mg%,**
- **Urin frei von Zucker und Azeton,**
- **HbA_1-Werte im Normbereich.**

Blutzuckerspitzen bis 140 mg% sind noch akzeptabel. Auch bei nichtdiabetischen Frauen liegen die Nüchternblutzuckerwerte in der Schwangerschaft niedriger als außerhalb.

Wie hoch das Risiko für das Kind einer Typ-I-Diabetikerin ist, später selbst an einem Typ-I-Diabetes zu erkranken, wurde bereits im Kapitel »Ursachen und Entstehung des Diabetes« dargestellt. Es ist insgesamt gering (ca. 3−5 Prozent) und hängt zudem maßgeblich von der erblichen Diabetesbelastung des Ehemanns ab. Die Wahrscheinlichkeit für das Kind einer diabetischen Mutter ohne väterliche Belastung bis zum 20. Lebensjahr zuckerkrank zu werden, ist nur etwa 1 Prozent!

Die Schwangerschaft planen

Wer sich für eine Schwangerschaft trotz Diabetes entscheidet, muß sich also entsprechend vorbereiten. Am besten bespricht man die anstehenden Probleme rechtzeitig vor der Schwangerschaft mit den Ärzten, die im weiteren Verlauf die Behandlung und Überwachung übernehmen sollen. Zentren, an denen ein erfahrenes Team von Geburtshelfern, Kinderärzten und Diabetesexperten zusammenarbeitet, garantieren die größten Erfolgschancen. Abgesehen von der von Anfang an guten Einstellung haben Diabetikerinnen ohne Gefäßveränderungen (erkennbar beispielsweise am Befund des Augenhintergrunds) die besten Aussichten. Bei Fehlen solcher Gefäßschäden scheinen die Dauer des Diabetes und das Alter der Patientin bei Beginn des Diabetes keine dominierende Rolle zu spielen.

Auch »Nur«-Schwangerschafts-Diabetes ernstnehmen

Auch Frauen, die »nur« unter der Stoffwechselbelastung einer Schwangerschaft (s. u.) Diabetes entwickeln, müssen diesen genauso ernstnehmen wie Typ-I-Patientinnen mit bekanntem Diabetes, auch wenn ein Schwangerschaftsdiabetes häufig nach Geburt des Kindes wieder verschwindet. Durch einen unerkannten oder ungenügend behandelten Schwangerschaftsdiabetes sind die werdende Mutter und ihr Kind praktisch im gleichen hohen Maß gefährdet wie früher Typ-I-Diabetikerinnen, sofern der Diabetes nicht ausreichend während der Schwangerschaft eingestellt war. Nur das Mißbildungsrisiko für das Kind ist nicht höher.

Die Ärzte sprechen in diesem Zusammenhang von Gestationsdiabetes und meinen jeden während einer Schwangerschaft erkannten Diabetes. Die Möglichkeit, daß dieser schon vor der Schwangerschaft unerkannt bestanden hat, ist damit nicht ausgeschlossen. Gestationsdiabetes ist ausgesprochen häufig, er tritt bei 1 bis 2 Prozent aller Schwangeren auf.

Wegen der enormen Wichtigkeit muß bei jeder werdenden Mutter nach einem Gestationsdiabetes anhand von Blutzuckermessungen gefahndet werden.

Ein Gestationsdiabetes tritt besonders oft bei familiärer Belastung mit Typ-II-Diabetes auf. Vermutlich kommt die Veranlagung für diese Form von Diabetes erstmalig während der Schwangerschaft zum Vorschein. Es muß deshalb ein spezielles Anliegen dieses Buches sein, daß in Familien mit bekanntem Diabetes kein Gestationsdiabetes übersehen wird.

Die Behandlung erfolgt nach den gleichen Richtlinien und Blutzuckerkriterien wie für »normale« Diabetikerinnen während der Schwangerschaft (s. S. 237). Werden die entsprechenden Werte unter einer Diabeteskost nicht erreicht, muß zusätzlich mit Insulin – z. B. in Form von Normalinsulininjektionen vor den Hauptmahlzeiten – bis zum Schwangerschaftsende behandelt werden. Aus vielerlei Gründen sollte von einer Behandlung mit blutzuckersenkenden Tabletten während einer Schwangerschaft Abstand genommen werden.

══ Der Stoffwechsel ändert sich

Der Eintritt in die Schwangerschaft verändert fast immer die Stoffwechselsituation auch bei Typ-I-Diabetikerinnen. Nicht selten wird im ersten Schwangerschaftsdrittel eine Neigung zu Unterzuckerungen beobachtet, besonders wenn Erbrechen – an dem auch stoffwechselgesunde Frauen zu diesem Zeitpunkt häufig leiden – eine geregelte Nahrungszufuhr erschwert. In dieser Zeit sollte nicht Auto gefahren werden. Gemeinhin werden die Gefahren einer Hypoglykämie für das werdende Kind überschätzt; die Versorgung des Feten – so bezeichnet man die Leibesfrucht in der Medizinersprache – wird während einer Unterzuckerung kaum beeinträchtigt. Das bedeutet auch nicht, daß man der Volksregel folgen und »für zwei essen« soll. Tatsächlich nimmt der Kalorienbedarf nur geringfügig zu, lediglich der Eiweißanteil muß auf 1,5−2 g Eiweiß pro Kilogramm Sollgewicht angehoben werden. Die Kohlenhydratmenge braucht 18−22 BE – je nach Sollgewicht – in der Regel nicht zu übersteigen. Ferner muß auf die Zufuhr von genügend Eisen und Kalzium geachtet werden.

■   Keine blutzuckersenkenden Tabletten!

Eine Behandlung mit blutzuckersenkenden Tabletten sollte vermieden werden, auch wenn Fruchtschäden unter dieser Therapieform nicht mit Sicherheit nachgewiesen sind. Sofern diätetische Maßnahmen allein keine gute Stoffwechselkontrolle gewährleisten, ist Insulin das Mittel der Wahl.

Steigender Insulinbedarf

Ein Mehrbedarf an Insulin besteht oft schon mit Beginn der Schwangerschaft und wird jedenfalls im weiteren Verlauf deutlich. Im allgemeinen hat dies zur Folge, daß schwangere Diabetikerinnen eine Insulininjektion pro Tag mehr benötigen als vor der Schwangerschaft. Meist müssen Typ-I-Diabetikerinnen eine intensivierte Insulinbehandlung mit 4 bis 5 Spritzen pro Tag oder mit einer Insulinpumpe durchführen. Die mehrfach täglichen Blutzuckerselbstkontrollen helfen auch im Fall einer Schwangerschaft, die richtigen Entscheidungen in bezug auf die für den Ausgang so wichtige gute Stoffwechselkontrolle zu treffen. HbA_1-Werte sollten monatlich bestimmt werden.

Bezüglich Harnzuckerkontrollen sollte man wissen, daß sich unter der Schwangerschaft die Nierenschwelle für die Zuckerausscheidung beträchtlich erniedrigen kann.

Wann immer eine gröbere Stoffwechselentgleisung oder gar ein diabetisches Koma droht, muß die Patientin umgehend stationär aufgenommen werden.

Ein Koma während der Schwangerschaft endet für das Kind im Mutterleib meist tödlich.

Überwachung durch Internist und Geburtshelfer

Schwangerschaft bei bestehendem Diabetes ist beschwerlich, nicht zuletzt wegen der notwendigen häufigen ärztlichen Kontrollen. Blut- und Harnzuckerwerte müssen zusammen mit den Aufzeichungen über die häuslichen Selbstkontrollen einmal wöchentlich vom Arzt überprüft werden. Frauenärztliche Beratung sollte in der ersten Schwangerschaftshälfte alle 2−4 Wochen und danach wöchentlich erfolgen, entsprechend den sog. Mutterschaftsrichtlinien, die für alle Schwangeren gültig sind.

=== Bei »Schwangerschaftsvergiftung« rasch reagieren

Die Überwachung von Blutdruck, Urinstatus, Gewicht und Leibesumfang gehört zu den Routinemaßnahmen bei jeder Sprechstunde. Von Zeit zu Zeit müssen die Höhe des Blutfarbstoffs gemessen, weitere Blutwerte bestimmt und eine innere Untersuchung durchgeführt werden. Der Frauenarzt leitet auch die umgehend erforderliche Behandlung ein, falls sich ein Harnwegsinfekt, eine Blutdruckerhöhung oder eine krankhafte Wassereinlagerung (sog. Schwangerschaftsvergiftung = EPH-Gestose) entwickeln. Der Augenhintergrund sollte alle 4–8 Wochen gespiegelt werden, da manchmal in der Schwangerschaft das Auftreten einer Retinopathie begünstigt oder eine bestehende verschlimmert wird. Eine etwa notwendig werdende Lichtkoagulationsbehandlung (S. 186) gefährdet das Kind nicht.

=== An Geburtsvorbereitungskurs teilnehmen

Schwangeren mit Diabetes ist eindringlich zur frühzeitigen Teilnahme an einem Geburtsvorbereitungskurs (meist als »Schwangerschaftsgymnastik« bezeichnet) zu raten. Die Schwangere erlernt dort – wenn sie es wünscht, zusammen mit ihrem Partner – in erster Linie Entspannungs- und Atemübungen. Auch hat sie die Möglichkeit, Probleme und Ängste in der Gruppe zu besprechen. Stand früher das Ziel einer schmerzärmeren und bewußter erlebten Entbindung im Vordergrund der Geburtsvorbereitung, so hat in den letzten Jahren mehr und mehr die Beziehung zum Kind und dem Partner an Bedeutung gewonnen. Die Entspannungs- und Atemübungen sowie die Gespräche wirken auch streßabbauend. Sie sind somit im Hinblick auf ein vermehrtes Auftreten einer EPH-Gestose (s. oben) und von Frühgeburtsbestrebungen bei Frauen mit Diabetes prophylaktisch und therapeutisch zu werten. Gerade die EPH-Gestose und Frühgeburtsbestrebungen sprechen für eine Teilnahme an Geburtsvorbereitungskursen. Hingegen erlebt man immer wieder, daß Schwangeren bei Auftreten von Erkrankungen von solchen Kursen abgeraten wird. Die Entspannungs- und Atemübungen sollten unter stationärer Behandlung, so auch in der Spätschwangerschaft, auf jeden Fall bis zur Geburt fortgesetzt werden.

=== Überwachung des Kindes mit Ultraschall

Mit der Ultraschalldiagnostik wird praktisch von Beginn an die Größenzunahme des Kindes sowie die Fruchtwassermenge in der Gebärmutter in 14tägigen Abständen verfolgt. In vielen Kliniken werden auch die Blutwerte bzw. die Ausscheidung von Schwangerschaftshormonen im Urin überprüft.

═══ Tägliche Kontrolle der kindlichen Herzfrequenz

In der Spätschwangerschaft muß das Kind besonders engmaschig vom Geburtshelfer überwacht werden, ab der 38./39. Schwangerschaftswoche sollte aus diesem Grund die Diabetikerin dann auch stationär aufgenommen werden. Gegen Ende der Schwangerschaft kann nämlich der Mutterkuchen seine Funktionstüchtigkeit einbüßen, so daß das Kind unter Umständen im Mutterleib abstirbt. Im Vordergrund stehen tägliche Kontrollen (u. U. 2- bis 4mal) der kindlichen Herzfrequenz (»CTG«). Andererseits wird der Geburtshelfer versuchen, die Entbindung möglichst hinauszuschieben, damit das Kind ausreift und bei der Geburt lebenskräftig ist. Die Geburt auf natürlichem Weg wird angestrebt, was heute sehr oft auch gelingt. Ein Kaiserschnitt wird nur dann durchgeführt, wenn das Kind übergroß oder akut gefährdet ist.

═══ Verhalten bei vorzeitigen Wehen

Falls vor Beendigung der 36. Schwangerschaftswoche regelmäßige Wehen auftreten, müssen wehenhemmende Medikamente, z. B. Magnesium und Partusisten (als Tropf oder in Tablettenform), gegeben werden. Leider steigen unter Partusisten die Blutzuckerwerte oft dramatisch an. In diesem Fall muß eine stationäre Aufnahme erfolgen und der betreuende Diabetesarzt zugezogen werden, da die Insulindosen oft drastisch gesteigert werden müssen.

═══ Blutzuckerkontrolle auch während der Geburt

Beim Einsetzen der Geburt, d. h. sobald die Wehen regelmäßig auftreten und die Hebamme die Aufforderung erteilt, daß keine Nahrung mehr aufgenommen werden darf, sollten stündliche Blutzuckerselbstkontrollen durchgeführt, aber kein Insulin mehr verabreicht werden. Bei Blutzuckerwerten unter 70 mg/dl muß 5%ige Glukoselösung im »Tropf« zugeführt werden. Wenn die Blutzuckerwerte sich bei 100 mg/dl eingependelt haben, sollte das Eintropfen der Glukoselösung gestoppt werden. Zum Geburtszeitpunkt sollte der Blutzucker idealerweise zwischen 80 und 100 mg/dl liegen.

☰ Nach der Entbindung

Das Kind sollte gleich nach der Geburt eine Traubenzuckerlösung infundiert oder zu trinken bekommen. In den ersten Tagen bedarf es intensiver Überwachung durch einen Kinderarzt. Das weitere Vorgehen hängt von den Blutzuckerwerten ab, die nach der Geburt und im Abstand von drei Stunden bestimmt werden. Diabetikerinnen kann durchaus zum Stillen und zum Rooming-in geraten werden. Auch wenn ein Kaiserschnitt nötig war und das Kind für 2–3 Tage zur Überwachung und Behandlung vorübergehend in eine Kinderklinik verlegt werden mußte, ist das möglich.

☰ Insulinbedarf sinkt drastisch

Der Insulinbedarf der zuckerkranken Wöchnerin sinkt unmittelbar nach der Geburt drastisch ab, manchmal so stark, daß 1–2 Tage überhaupt kein Insulin gegeben werden darf. Nach einer Woche ist in der Regel ein Stand etwas niedriger als vor der Schwangerschaft erreicht. Während des Stillens kann der Insulinbedarf besonders niedrig sein. In jedem Fall sollte die Mutter vor jedem Anlegen des Kindes an die Brust selbst Kohlenhydrate zu sich nehmen, z. B. in Form von Milch.

☰ Weitere Familienplanung

Groß und oft beschwerlich ist also der Aufwand, den Diabetikerinnen treiben müssen, um gesunde Kinder zu bekommen. Gesunde Kinder verlangen aber auch nach einer zumindest bedingt gesunden Mutter. Ist eine Diabetikerin trotz ihrer Stoffwechselkrankheit glücklich Mutter geworden, sollte auch gerade dieser Gesichtspunkt bei der weiteren Familienplanung sorgsam erwogen werden, auch bei weiterem Kinderwunsch. Im allgemeinen wird eine Beschränkung auf zwei Kinder ratsam sein. Im übrigen sollte jede Schwangerschaft einer Diabetikerin möglichst eine geplante Schwangerschaft sein, wie das in diesem Kapitel bereits erklärt wurde. Dabei ist zu bedenken, daß alle empfängnisverhütenden Methoden ihr Pro und Contra haben. Bezüglich der Antibabypille sollte die Diabetikerin – wenn überhaupt – Präparate mit niedrigem Hormongehalt benützen, z. B. »Drei-Phasen-Präparate«. Evtl. kommt auch eine Sterilisation (Eileiterunterbindung) in Frage.

Ehe, Familie, Beruf

Der Alltag

Es besteht wohl kein Zweifel: die heutige Diabetesbehandlung mit der ständig an Bedeutung zunehmenden systematischen Schulung der Diabetiker einschließlich der unerläßlichen Stoffwechselselbstkontrolle hat entscheidend zu einer besseren Integration der diabetischen Menschen in den Alltag beigetragen. Andererseits können Diabetiker nicht in allen Belangen wie andere Menschen leben. Wenn jemand beständig an Diät, blutzuckersenkende Tabletten oder Insulin sowie Selbstkontrollen zu denken hat, dann ist das kein »normales Leben« im üblichen Sinn. Allerdings sollten Diabetiker nicht in das andere Extrem verfallen und sich angesichts ihrer chronischen Stoffwechselkrankheit in eine gesellschaftliche Außenseiterrolle drängen lassen. Leider werden Diabetiker in vielen Alltagssituationen diskriminiert. Doch: Viel können sie selbst dazu tun, damit sich dies bessert.

Mitleid ist nicht gefragt

Zu allererst: Eine gute Diabeteseinstellung, die dem Lebensrhythmus angepaßt ist, ist unabdingbar. Dann kann man auch etwas leisten und braucht sich nicht mit bzw. hinter seiner Krankheit zu verstecken, weder in der Familie noch im Beruf. Gute Leistungsfähigkeit fördert entgegenkommendes Verständnis für die besondere Situation eines Diabetikers. Wer dagegen auf das Mitleid seiner Umgebung aus ist, der stempelt sich selbst zum »armen Kerl«. Mit einem solchen pflegt man nur unter Vorbehalten Umgang: er wird zum Außenseiter.

Gleichberechtigter Partner in der Gesellschaft zu sein, dazu gehört neben der richtigen Einstellung zur eigenen Krankheit aber mehr. Der Diabetiker soll seine Position kennen und entsprechend handeln.

Die gleiche Kost für die ganze Familie

In der Familie gibt es meist die geringsten Schwierigkeiten. In vielen Diabetikerhaushalten hat es sich bereits vorteilhaft eingebürgert, daß für die ganze Familie der Diabeteskost angepaßte Mahlzeiten zubereitet werden, die es dem Betroffenen unschwer ermöglichen, seinen Kostplan einzuhalten. Einmal weniger wird ihm so seine Außenseiterposition bzw. sein Sonderstatus bewußt. Dieses Vorgehen gewährleistet außerdem für die gesamte Familie eine gesunde Kost, da eine Diabetesdiät biologisch besonders wertvoll ist. Sie erspart obendrein unnötige Sonderausgaben für den Diabetiker in der Familie. Die Haushaltskasse wird dadurch geschont und der Diabetiker bleibt integriert.

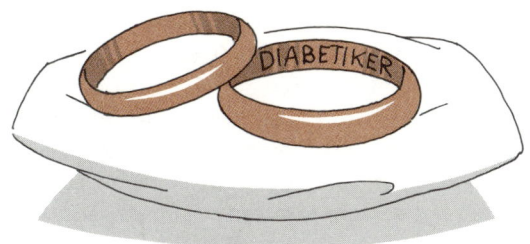

☰ Vor einer Ehegründung

Wie steht es überhaupt damit: Sollen Diabetiker heiraten? Wir sind weit davon entfernt, Eheberater spielen zu wollen. Die nachfolgenden Gesichtspunkte dürfen nur als ärztliche Hinweise zu diesem Punkt verstanden werden. Beide zukünftigen Ehepartner sollten sie kennen.

Grundsätzlich sollen Diabetiker heiraten. Ganz abgesehen von dem natürlichen Verlangen bedeutet es für sie in der Regel bessere Voraussetzungen sowie Unterstützung bei ihrem täglichen Bemühen, ihren Stoffwechsel zu meistern. Der nichtdiabetische Partner sollte sich aber auch über alle Folgen und Einschränkungen im klaren sein und sie akzeptieren. Das Risiko für etwaige Kinder, im späteren Leben manifest zuckerkrank zu werden, ist relativ gering, sofern der nicht diabetische Partner nicht Träger diabetischer Erbanlagen ist.

Die Wahrscheinlichkeit für ein solches Kind, an einem Typ-I-Diabetes bis zum 25. Lebensjahr zu erkranken, liegt bei 1−2 Prozent, wenn die Mutter Typ-I-Diabetikerin ist, und etwa doppelt so hoch, wenn der Vater Typ-I-Diabetes hat. Der große Unsicherheitsfaktor bei derartigen statistischen Aussagen besteht aber darin, daß man Erbanlagen für Diabetes beim nicht zuckerkranken Partner heute noch nicht feststellen kann, sondern sich dabei auf das Vorkommen von Diabetes in der Familie stützen muß. Die Kinder zweier zuckerkranker Ehepartner sind besonders diabetesgefährdet. In der Praxis liegt der Prozentsatz der späteren Erkrankungen bei 60 Prozent. In einer ähnlichen Größenordnung liegt die Vererblichkeit des Diabetes auch in den Familien mit MODY-Diabetes (s. S. 27). Aus diesem Grund sollte in solchen Ehen u. U. auf Kinder verzichtet oder eine Adoption erwogen werden.

▬▬ Diabetesvorsorge auch bei den Nachkommen

Auf die Probleme, die eine zuckerkranke Frau bei einer Schwangerschaft erwarten, sind wir schon auf S. 236 ff eingegangen. Wegen der damit verbundenen Belastung sollte die Kinderzahl bei diabetischen Müttern in der Regel auf zwei beschränkt bleiben. Für alle Kinder eines diabetischen Elternteils gilt, daß sie auf keinen Fall übergewichtig werden dürfen. Übergewicht fördert auch im Kindesalter den Ausbruch eines Diabetes (S. 230 ff). Die Verantwortung im Sinne dieser Diabetesvorsorge für seine Nachkommen muß jeder Zuckerkranke sehr ernstnehmen. Durch Messung der am Anfang dieses Buches dargestellten Antikörper gegen die eigenen insulinproduzierenden Zellen in der Bauchspeicheldrüse (»Inselzellantikörper«, »Insulinautoantikörper«) kann man neuerdings frühzeitig Hinweise für das Risiko eines später auftretenden Typ-I-Diabetes finden. Allerdings sind diese Tests bislang auf wenige Diabeteszentren beschränkt.

▬▬ Information für den nichtdiabetischen Ehepartner

Der nichtdiabetische Partner soll wissen, daß die Zuckerkrankheit eine chronische Krankheit ist, die gegenwärtig noch nicht geheilt werden kann. Er muß informiert sein über die Probleme der Ernährung, die häusliche Selbstkontrolle, die regelmäßigen Arztbesuche sowie die Möglichkeit von Unterzuckerungszuständen. Folgeerkrankungen, vor allem an den Blutgefäßen – so muß er wissen –, können sich nach einer Reihe von Diabetesjahren auch bei guter Stoffwechselführung einstellen. Bei diabetischen Männern können Störungen der Sexualfunktion auftreten, diabetische Frauen leiden häufiger unter unregelmäßigen Periodenblutungen. Naturgemäß beleuchtet eine solche Aufzählung mehr die negativen Seiten einer Ehe mit einem Diabetiker. Die Kenntnis davon erscheint uns aber als unumgänglich, soll nicht die Zuckerkrankheit später zu ernsten Belastungen des Ehe- und Familienlebens führen. Mit einem Diabetiker verheiratet zu sein, schließt z. B. die Fürsorge während einer Hypoglykämie ebenso ein wie das Übernehmen von Insulininjektionen an Körperstellen, die der Betroffene selbst nicht erreichen kann.

Es gibt glücklicherweise genügend Beispiele, bei denen das gemeinsame Meistern aller Probleme und Schwierigkeiten die Zuneigung und das Verständnis der Ehepartner füreinander gefördert hat.

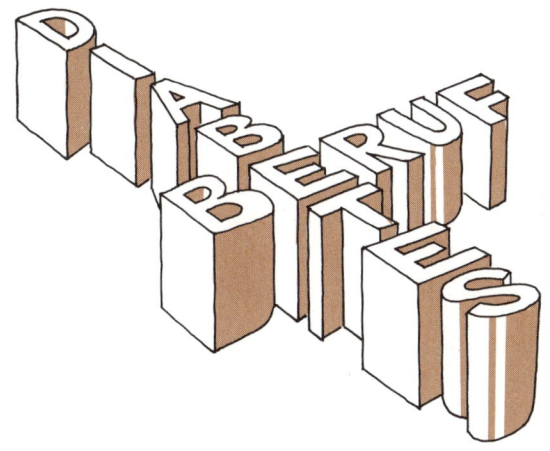

Den richtigen Beruf wählen

Auch am Arbeitsplatz und im Berufsleben gilt es, die Probleme richtig anzupacken. Über allem muß der Leitsatz stehen:

Eine qualifizierte Ausbildung in einem für Diabetiker geeigneten Beruf gibt die größtmögliche Sicherheit für die Zukunft.

Diesem übergeordneten Grundsatz ist auch der Ausschuß »Soziales« der Deutschen Diabetes-Gesellschaft bei seiner Neufassung der Empfehlungen zur Berufswahl und -ausübung gefolgt. Unter dem Blickwinkel der modernen, flexiblen Diabeteseinstellung mit täglichen Selbstkontrollen und Anpassung der Behandlung ist es danach nicht mehr vertretbar, Diabetiker von vornherein – bis auf ganz wenige Ausnahmen (s. unten) – von bestimmten Berufen auszuschließen. Vielmehr können und sollen in der Regel Diabetiker ohne schwerwiegende andere Krankheiten oder Komplikationen alle Berufe und Tätigkeiten ausüben, zu denen sie nach Neigung, Begabung, praktischen Fähigkeiten und Ausbildung geeignet sind. Gerade bei Menschen, deren Diabetes sozusagen mitten in das Berufsleben hineinplatzt, ist es wichtig, daß nicht auch in diesem Bereich der Diabetes eine zu dominierende Rolle spielt, sondern daß sie nach wie vor in ihrem gewohnten Berufsleben Halt und – hoffentlich – auch eine gewisse Befriedigung finden. Glücklicherweise ist ein Berufswechsel nur in Ausnahmefällen notwendig (s. unten). Die Beratung über die Berufsausübung sollte für jeden Diabetiker, speziell junge Patienten vor der Berufswahl, individuell und in enger Zusammenarbeit mit einem diabetologisch besonders erfahrenen Arzt erfolgen. Zusätzliche Krankheiten oder Komplikationen sind gesondert zu bewerten.

Am einfachsten haben es die nichtinsulinbedürftigen Typ-II-Diabetiker. Auch auf längere Sicht ist bei dieser Form von Diabetes keine ernsthafte Beeinträchtigung der Arbeitsfähigkeit zu erwarten, vor allem, wenn die Diabetesbehandlung konsequent und einschließlich der Stoffwechselkontrollen durchgeführt wird.

Einschränkungen für insulinspritzende Diabetiker

Einschränkungen können sich allerdings bei insulinspritzenden Diabetikern ergeben. Dabei geht es vor allem um das Problem plötzlich auftretender Unterzuckerungszustände mit einer möglichen Einschränkung des Bewußtseins. Berufe und Tätigkeiten, bei denen eine Gefährdung des Diabetikers selbst oder von anderen Personen durch solche Hypoglykämien nicht ausgeschlossen sind, können und sollen von Diabetikern nicht ausgeübt werden. Beispiele dafür sind:

- Arbeiten mit Absturzgefahr,
- die berufliche Personenbeförderung (von mehr als 8 Personen, gilt für Taxifahrer generell),
- verantwortliche Überwachungsfunktionen (z. B. Tätigkeiten an Maschinen mit Unfallgefährdung, an Hochspannungsanlagen oder als Schrankenwärter),
- berufsmäßiger Waffengebrauch.

Regelung von Umschulungsmaßnahmen

Wer in solchen Berufen mit einer möglichen Fremd- oder Eigengefährdung während einer Hypoglykämie tätig ist und an einem insulinbedürftigen Diabetes erkrankt, gehört zu den alles in allem wenigen Ausnahmefällen, bei denen eine Umschulung oder eine Einweisung in einen anderen Arbeitsplatz unvermeidlich ist. Besonders belastend kann dabei sein, daß durch einen solchen notwendigen Wechsel in der beruflichen Tätigkeit sich der Monatsverdienst oft ganz wesentlich vermindert. Diesen Problemen ist leider bei weitem noch nicht genügend Rechnung getragen worden. Diabetiker-Bund und Ausschuß »Soziales« der Deutschen Diabetes-Gesellschaft wollen sich hier in nächster Zeit besonders engagieren. Ganz generell werden Umschulungsmaßnahmen durch das Arbeitsförderungsgesetz und das Bundes-Sozialhilfegesetz geregelt.

Schichtdienst oder die Tätigkeit in einer für Diabetiker ungünstigen Branche, z. B. im Lebensmittelbereich, sind hingegen nach den neuen Richtlinien kein unüberwindliches Hindernis mehr für insulinspritzende Diabetiker. Zwar ist bei einem solchen Beruf das Erreichen einer guten Diabeteseinstellung nicht gerade einfach, aber es ist machbar. Sollten Sie in einem solchen Beruf mit Schichtdienst und Streß bzw. unregelmäßiger Arbeitszeit tätig sein, gilt für Sie ganz besonders:

Mit gutem Wissen über den Diabetes, regelmäßiger Selbstkontrolle des Stoffwechsels und entsprechender Selbstanpassung der Behandlung, insbesondere der Insulindosierung, lassen sich auch berufsbedingte Unregelmäßigkeiten weitgehend ausgleichen.

Unter diesen Voraussetzungen ist eine Umschulung nicht notwendig und evtl. Einbußen im finanziellen Bereich können auf diese Weise umgangen werden.

Einstellung in den öffentlichen Dienst

Seit 1959 existieren »Richtlinien für die Einstellung von Diabetikern in den öffentlichen Dienst«. Sie wurden zuletzt 1982 vom Ausschuß »Soziales« der Deutschen Diabetes-Gesellschaft überarbeitet. Sie sind vom Bundesminister des Inneren mit Rundschreiben vom 31. 8. 82 (Az: -DI1-210107/5) empfehlend an die Obersten Bundesbehörden weitergeleitet worden. Diese Richtlinien sind nachfolgend abgedruckt. Gleichzeitig wurde vom Bundesminister des Inneren darauf hingewiesen, daß für schwerbehinderte Diabetiker die Maßstäbe gelten, die allgemein der Einstellung von Schwerbehinderten in den öffentlichen Dienst zugrunde gelegt werden.

1. Der generelle Ausschluß des Diabetikers von pensionsberechtigten Anstellungen im Staatsdienst und vergleichbaren Institutionen ist aus medizinischen Gründen nicht gerechtfertigt.
2. Für die Einstellung in die genannten Tätigkeiten kommen alle arbeitsfähigen Diabetiker in Betracht, deren Stoffwechselstörung mit Diät allein, mit Diät und oralen Antidiabetika und/oder Insulin auf Dauer gut einstellbar ist. Durch eine gute Stoffwechselkontrolle wird das Risiko für das Auftreten diabetesspezifischer Komplikationen verringert.
3. Diabetische Bewerber um solche Stellen sollten frei von diabetesspezifischen Komplikationen an Augen und Nieren sein. Die Feststellung solcher Befunde hat durch fachärztliche Augenhintergrunduntersuchung (Funduskopie) sowie durch den kompletten

Harnstatus und die Bestimmung des Kreatininwertes im Serum zu erfolgen.

4. Diabetiker, die rein diätetisch behandelt werden, können jede Tätigkeit ausüben, zu der sie nach Vorbildung und Leistung auch sonst geeignet wären. Insulinbehandelte Diabetiker sollten nach Möglichkeit keine Tätigkeiten verrichten, die unregelmäßige Arbeitszeiten erfordern. Sie sollten ferner nicht zu Tätigkeiten herangezogen werden, die beim Eintritt hypoglykämischer Reaktionen Gefahren für sie selbst oder ihre Umwelt mit sich bringen, z. B. als Fahrer öffentlicher Verkehrsmittel.

5. Diabetische Bewerber müssen ein ärztliches Zeugnis vorweisen, aus dem die Qualität der Stoffwechselführung, der Nachweis regelmäßiger und langfristiger Stoffwechselkontrollen, sowie die Bereitschaft zur Kooperation hervorgehen. Zur Beurteilung der Einstellungsqualität werden die unter Punkt 6 genannten Grenzwerte für die Blutzuckerkonzentration zugrunde gelegt. Zusätzlich kann die Bestimmung des glykosylierten Hämoglobins (HbA_1 oder HbA_{1c}) herangezogen werden. Die Eignung des Bewerbers soll in der Regel durch ein fachärztliches Gutachten geklärt werden, das von einem diabetologisch erfahrenen Arzt oder in einer Diabetesklinik erstattet werden sollte.

6. Die Beurteilung der Qualität der Stoffwechselführung soll individuell erfolgen. Ein überwiegend ausgeglichener Stoffwechselzustand sollte dokumentiert sein. Für nicht mit Insulin behandelte Diabetiker ist überwiegend Harnzuckerfreiheit zu fordern, bei insulinbehandelten Diabetikern sollte die Mehrheit der Harnproben zuckerfrei sein. Zur Beurteilung der Stoffwechsellage sind einzelne Blutzuckerwerte, besonders im Nüchternzustand, ungeeignet. Dasselbe gilt für die Untersuchung einer einzelnen Urinportion. Es ist erforderlich, wenigstens drei Blutzuckerwerte zu geeigneten Zeiten im Tagesverlauf zu messen, die Maximalwerte sollten bei insulinbehandelten Diabetikern 1−2 Stunden nach den Mahlzeiten nicht wesentlich über 220 mg% Glukose liegen, bei diät- und tablettenbehandelten nicht über 160 mg%.

Betriebsdienst der Bundesbahn

Selbst für den Betriebsdienst bei der Bundesbahn sind die Auflagen für Diabetiker bei der Neufassung der Empfehlungen 1988 wesentlich vermindert worden. Auch hier schlägt mittlerweile das Prinzip der individuellen Beurteilung durch, wobei die Bundesbahn natürlich berücksichtigen muß, daß Risiken im Betriebsdienst bei der Beschäftigung von Diabetikern ausgeschlossen werden müssen. (Unter Betriebsdienst versteht man alle Maßnahmen und Handlungen, die erforderlich sind, um Züge zu bilden, zu befördern und aufzulösen. Das Bedienen der Zusatzanlagen und die Abwicklung von Betriebsunfällen zählen zum Betriebsdienst.)

Eine gute Diabeteseinstellung vorausgesetzt, haben Patienten ohne Insulin- oder Sulfonylharnstoffbehandlung keine weiteren Auflagen, auch wenn sie andere Tabletten einnehmen, Sulfonylharnstoff-behandelte nur dann, wenn sie hypoglykämiegefährdet sind. Insulinbehandelte Diabetiker sind zwar grundsätzlich untauglich für Tätigkeiten im Betriebsdienst, sie können aber bei guter Stoffwechseleinstellung tauglich sein für Verkehrsdienst oder Werkstättendienst. Alle Beurteilungen verlangen entsprechende Zeugnisse des behandelnden Arztes bzw. eines »Diabetologen«.

Grad der Behinderung – ein Widerspruch?

Es erscheint widersprüchlich, daß Diabetiker einerseits fast alle Berufe ausüben können, andererseits aber durch das entsprechende Gesetz als Schwerbehinderter eingestuft werden können. Nach dem Schwerbehinderten-Gesetz vom 1. 5. 1974 in der neuen Fassung von 1983* können Diabetiker bei den Versorgungsämtern ein Verfahren zur Feststellung des Grads der Behinderung einleiten (früher: Minderung der Erwerbsfähigkeit, MdE). Diese »Anhaltspunkte« geben Richtlinien für den Grad der Behinderung in Prozent, je nach Diabetestyp, Art der Behandlung und Einstellung der Stoffwechsellage. Anhand der Aufstellung kann sich jeder unschwer orientieren.

Schwerbehinderte im Sinne des Gesetzes sind Personen, die körperlich, geistig oder seelisch behindert und infolge ihrer Behinderung in ihrer Erwerbsfähigkeit nicht nur vorübergehend um wenigstens 50 vom Hundert gemindert sind.

---

* Rauschelbach, H.-H.: Anhaltspunkte für die ärztliche Gutachtertätigkeit im sozialen Entschädigungsrecht und nach dem Schwerbehindertengesetz. Bonn: Bundesministerium für Arbeit und Sozialordnung.

Grad der Behinderung (GdB) bei Diabetes

	%
Durch Diät oder durch Diät und orale Antidiabetika	
– gut ausgleichbar, ohne Komplikationen	0–10
– weniger gut ausgleichbar, mit größeren Toleranzschwankungen	20
mit Insulin und Diät ausgleichbar, ohne Komplikationen	30
mit Insulin schwer einstellbar (hierzu gehört meist der im Kindesalter aufgetretene Diabetes)	40–60
Organkomplikationen sind zusätzlich zu bewerten	

Gleichgestellte im obigen Sinne, die infolge ihrer Behinderung in ihrer Erwerbsfähigkeit nicht nur vorübergehend um weniger als 50 vom Hundert, aber wenigstens um 30 vom Hundert gemindert sind, sollen auf ihren Antrag vom Arbeitsamt den Schwerbehinderten gleichgestellt werden, wenn sie infolge ihrer Behinderung ohne diese Hilfe einen geeigneten Arbeitsplatz nicht erlangen oder nicht behalten können. Die Gleichstellung kann zeitlich befristet werden.

Die Beurteilung der Minderung der Erwerbsfähigkeit durch den Diabetes erfolgt durch ärztliches Gutachten unter Berücksichtigung der Diabeteskomplikationen und der Begleiterkrankungen.

Vor- und Nachteile abwägen

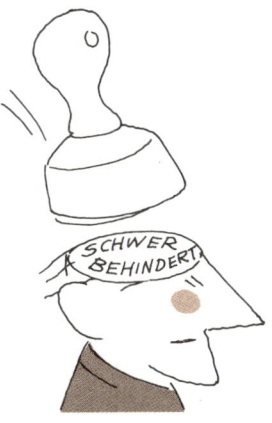

Mit einer solchen Minderung der Erwerbsfähigkeit sind – je nach Ausmaß – Vorteile verbunden, z. B. im steuerlichen Bereich, bei der Anzahl der jährlichen Urlaubstage oder auch hinsichtlich eines Kündigungsschutzes. Selbstverständlich nimmt jedermann gerne Vorteile für sich in Anspruch, noch dazu, wenn er an einer lebenslangen Krankheit – wie Diabetes – leidet. Vielleicht ließen sich solche Vorteile auch besser auf andere Weise regeln. Jedenfalls stehen eine ganze Reihe von Patienten der Praxis, als insulinspritzende Diabetiker mit etwas labilem Stoffwechsel, aber ohne Komplikationen oder sonstige Erkrankungen als »Schwerbehinderter (GdB 50% und mehr)« eingestuft zu werden, durchaus skeptisch gegenüber. Es macht einen schon ein wenig nachdenklich, wenn man das amtliche Siegel »schwerbehindert« aufgedrückt bekommt. Auch haben sich in Einzelfällen Bescheinigungen über eine Schwerbehinderung bei Abschlüssen von Kranken- oder Lebensversicherungen, bei der Suche nach einem Arbeitsplatz oder bei Problemen mit dem Führerschein als negativ herausgestellt. Wie immer gilt es auch hier, Vor- und Nachteile abzuwägen.

Hingegen sollte man bei zusätzlichen Erkrankungen oder Folgeschäden die gesetzlichen Möglichkeiten sicherlich nützen.

»Hilflosigkeit« für Kinder

Kinder mit Diabetes werden in die Gruppe der mit Insulin schwer einstellbaren Diabetiker eingestuft, bei denen eine Minderung der Erwerbsfähigkeit von 40–60% anerkannt wird. Darüber hinaus ist laut Rundschreiben des Ministeriums für Arbeit und Sozialordnung vom 22. 12. 1976 für Diabetiker bis zur Vollendung des 16. Lebensjahres »Hilflosigkeit« anzunehmen, da eine ständige Überwachung erforderlich ist wegen der Gefahr hypoglykämischer Schocks, zwecks strenger Einhaltung der Diät und zur Dosierung des Insulins etc., ggf. wird diese Einstufung bis zur Vollendung des 18. Lebensjahrs verlängert. Der Ausdruck »Hilflosigkeit« ist ein sicherlich irritierender Begriff aus dem Steuer- und Sozialrecht, bedeutet aber, daß die Eltern eines diabetischen Kindes beim zuständigen Finanzamt einen Steuerfreibetrag von jährlich bis zu DM 7200,– geltend machen können.

Verhalten am Arbeitsplatz

Insgesamt gilt, daß der Diabetiker auch am Berufsleben als »bedingt Gesunder« teilnimmt. Manche legen das dahingehend aus, daß man als Diabetiker »alles« machen könne und müsse und vielleicht noch ein wenig mehr, nur müsse man sich eben mehr anstrengen. Man könnte das auch ein Überkompensieren der Krankheit nennen. Andere hingegen schützen ihren Diabetes vor, wann immer sie etwas nicht tun wollen; sie werden leicht zum Außenseiter in einer Gruppe bzw. in der Gesellschaft. Hier als Diabetiker jeweils den goldenden Mittelweg zu finden, ist wahrlich nicht einfach, aber letztlich ausschlaggebend für Zufriedenheit im Arbeitsalltag. Die Gesellschaft ihrerseits aber ist aufgerufen, den Diabetiker am Arbeitsplatz als Kollegen – wenn auch mit bestimmten besonderen Bedürfnissen – zu akzeptieren und in der Solidargemeinschaft der Berufstätigen ohne Vorbehalte zu integrieren.

Diabetes ist kein sichtbarer Makel. Er sollte auch kein unsichtbarer sein.

Vorsorge bei den Kollegen und für die Mahlzeiten

Freilich gibt es auch objektive Schwierigkeiten. Für die häufiger notwendigen Besuche beim Arzt müssen Betrieb und Amt Verständnis haben. Schon aus diesem Grund soll der Arbeitnehmer seinen Diabetes nicht verschweigen. Es können ja auch Unterzuckerungen während der Arbeit eintreten, die eine Hilfe durch Kollegen erforderlich machen. Man sollte deswegen vorher darüber sprechen, was in einem solchen Fall zu tun ist. Die Essenszeiten, einschließlich der notwendigen Zwischenmahlzeiten, müssen sorgsam eingehalten werden, auch wenn die Arbeit drängt. Den Kollegen sollte man erklären, warum man zu geregelten Zeiten essen muß. Das Kantinenessen erweist sich oftmals als für Diabetiker nur bedingt geeignet. Zwar sind geschulte Diabetiker im allgemeinen in der Lage, aus den an der Arbeitsstätte angebotenen Speisen das für sie Zuträgliche auszuwählen, aber – soll die Hauptmahlzeit vollwertig sein und dem Kostplan entsprechen – gelingt dies meist nur, wenn man sich zur Ergänzung passende Nahrungsmittel in abgepackter Form von zu Hause mitbringt, evtl. in Warmhaltegefäßen. Man muß also den Speiseplan im voraus kennen. Auch die Zwischenmahlzeiten bereitet man am besten bereits zu Hause vor.

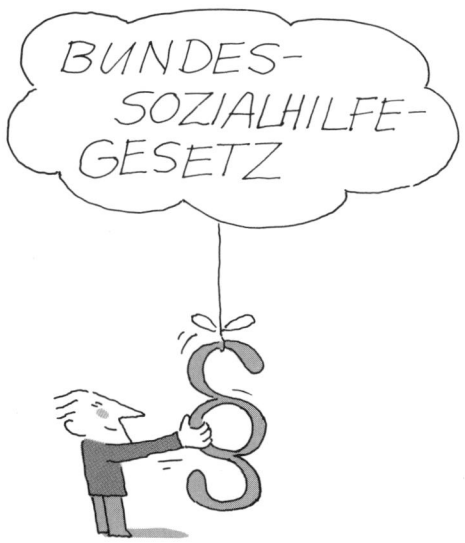

= **Rechtsanspruch nach dem Bundessozialhilfegesetz**

Seit 1. April 1974 haben zuckerkranke Menschen einen Rechtsanspruch nach dem Bundessozialhilfegesetz. Die Unterstützung reicht von der ambulanten oder stationären Behandlung und den Hilfen zu einer angemessenen Schulbildung bis zu nachgehenden Hilfen zur Sicherung der Eingliederung in das Arbeitsleben, soweit das Arbeitsförderungsgesetz keine Anwendung findet. In speziellen Einzelfällen sind nach einer Sonderbegutachtung Hilfen zur Überwindung des Schulwegs oder »Hilfe zur Pflege« möglich.

= **Berentung in Ausnahmefällen**

Erst wenn alle Versuche gescheitert sind, einen an Komplikationen leidenden Diabetiker durch klinische Behandlung in besonderen Diabetesabteilungen, nachfolgenden Heilverfahren oder Umschulung arbeitsfähig zu halten, wird heutzutage die vorzeitige Berentung eingeleitet. Diese Fälle sind laut Statistik der Angestelltenversicherung glücklicherweise recht selten.

Die sozialen Krankenversicherungen übernehmen die Kosten für die Diabetesbehandlung uneingeschränkt. Ebenso verhält es sich bei privatversicherten Diabetikern, wenn sie nach Abschluß des Vertrags zuckerkrank werden. Wollen Diabetiker in eine private Versicherung eintreten, können sie nach entsprechender Begutachtung und Zahlung eines Risikozuschlags aufgenommen werden.

Wann immer es einem Diabetiker möglich ist, sollte er auch eine Lebensversicherung abschließen, wie es bei verschiedenen Versicherungsgesellschaften möglich ist.

Der Ärger mit dem Führerschein

Um zunächst gleich ein Vorurteil auszuräumen, das vor einigen Jahren immer wieder behauptet wurde:

Diabetiker stellen kein allgemeines Risiko für die Sicherheit im Straßenverkehr dar.

Allerdings sollte diese statistische Aussage diabetische Kraftfahrer nicht dazu verleiten, sich nun sorglos und ohne Vorkehrungen in den Straßenverkehr zu stürzen. Allzu leicht gibt es sonst Ärger mit dem Führerschein.

Richtlinien für den diabetischen Führerscheinbewerber

Für Führerscheinbewerber mit Diabetes hat der Bundesverkehrsminister sehr genaue Richtlinien im Gutachten »Krankheit und Kraftverkehr« erlassen, das zuletzt 1985 in überarbeiteter Form erschienen ist. Hierin geht es vor allem um die Gefährdung des Straßenverkehrs durch eine Unterzuckerung, sprich Hypoglykämie. Die Leitsätze aus diesem Gutachten sind:

- Wer als Diabetiker zu schweren Stoffwechselentgleisungen mit Hypoglykämien und Hyperglykämien (zu hohem Blutzucker) neigt, ist zum Führen von Kraftfahrzeugen *aller Klassen* ungeeignet.
- Wer nach einer Stoffwechseldekompensation erstmals oder wer überhaupt neu auf eine Behandlung eingestellt wird, ist zum Führen von Kraftfahrzeugen *aller Klassen* ungeeignet, bis die Einstellphase durch Erreichen einer ausgeglichenen Stoffwechsellage abgeschlossen ist.
- Wer als Diabetiker mit Insulin behandelt wird, ist zum Führen von Kraftfahrzeugen der *Klasse 2* und zum Führen von Fahrzeugen, die der *Fahrgastbeförderung* gemäß § 15d StVZO dienen, ungeeignet.
- Diabetiker, die mit oralen Antidiabetika (blutzuckersenkende Tabletten) behandelt werden, sind zum Führen von Kraftfahrzeugen der *Klasse 2* und zum Führen von Fahrzeugen, die der *Fahrgastbeförderung* gemäß § 15d StVZO dienen, nur dann geeignet, wenn eine gute Stoffwechselführung ohne Hypoglykämien über längere Zeit (3 Monate) gewährleistet war.

■   Im übrigen sind Diabetiker bedingt geeignet, wobei folgende Auf-
      lagen empfohlen werden:

■   Regelmäßige ärztliche Untersuchungen (Stoffwechselkontrolle,
      Prüfung der Sehfunktion, Überprüfung des Allgemeinzustandes).

Drei Gefahrengruppen für eine Hypoglykämie

In dem genannten Gutachten werden demnach 3 Gefahrengruppen hinsichtlich eines Hypoglykämierisikos unterschieden:

Gefahrengruppe 1
Mit Diät allein behandelte Diabetiker

Diese Patientengruppe wird als verkehrsrelevant nicht gefährdet
beurteilt, sofern sie die Auflagen für die Stoffwechselkontrolle erfüllt.

Gefahrengruppe 2
Mit Diät und Sulfonylharnstoffen behandelte Diabetiker

Auch die Diabetiker der Gruppe 2 werden in der Regel als nicht
vermehrt durch Hypoglykämien gefährdet eingestuft. Sie dürfen deshalb
jedes Kraftfahrzeug führen, sofern sie die in den Leitsätzen genannten
Bedingungen und die Auflagen für die Stoffwechselkontrollen erfüllen.

Gefahrengruppe 3
Mit Diät und Insulin behandelte Diabetiker (auch solche mit
Insulinpumpen sowie Patienten mit einer Kombinationsbehand-
lung Insulin/Sulfonylharnstoffe)

Diabetiker der Gruppe 3 werden – unabhängig von der Höhe der
Insulindosis – stets als hypoglykämiegefährdet eingeschätzt. Der generelle
Ausschluß vom Führen der Kraftfahrzeuge der Klasse 2 oder Fahrzeugen,
die der Fahrgastbeförderung gemäß § 15d StVZO dienen, wird damit
begründet. Sie dürfen jedoch Kraftfahrzeuge der Klassen 1, 3, 4 und 5
führen, wenn sie die in den Leitsätzen genannten Bedingungen erfüllen
und bei ihnen davon auszugehen ist, daß sie sich den empfohlenen ärztlichen Behandlungsmaßnahmen und Auflagen für die Stoffwechselkontrollen gewissenhaft unterziehen.

Auflagen für die Stoffwechselkontrolle

Folgende Auflagen für die Stoffwechselkontrolle werden im Gutachten »Krankheit und Kraftverkehr« gemacht:

Gefahrengruppe 1
Geregelte Diät, regelmäßige Stoffwechselkontrollen durch den Arzt im Abstand von höchstens 12 Wochen, möglichst Selbstkontrolle mit Dokumentation der Befunde.

Gefahrengruppe 2
Regelmäßige Stoffwechselkontrollen durch den Arzt im Abstand von höchstens 6−8 Wochen, möglichst Stoffwechselselbstkontrollen mit Dokumentation der Befunde.

Gefahrengruppe 3
Regelmäßige Stoffwechselkontrollen durch den Arzt im Abstand von höchstens 4−6 Wochen, möglichst Selbstkontrollen mit Dokumentation der Befunde.

Kein Eignungstest mehr notwendig

Zusätzlich sollen Sehfunktion und Allgemeinzustand überprüft sein. Ein teurer Eignungstest für Diabetiker, nicht selten auch als »Depperl-Test« bezeichnet, muß nicht mehr abgelegt werden. Es liegt eine Empfehlung vor, daß zusätzlich eine Kontrollkarte (Diabetikerausweis) mit Untersuchungsdaten mitgeführt werden soll, ebenso wie die Richtlinien für kraftfahrzeugfahrende Diabetiker. (In Berlin verweist ein Eintrag im Führerschein auf die Verpflichtung, eine Kontrollkarte mitzuführen.)

In besonderem Maße müssen natürlich Spätschäden am Auge (Retinopathia diabetica) Berücksichtigung finden, soweit sie mit einem Verlust an Sehkraft einhergehen. Hier entscheiden also regelmäßige Untersuchungsergebnisse des Augenarztes über die Verkehrstauglichkeit. Eine bestehende Retinopathie heißt nicht unbedingt Verzicht auf einen Führerschein.

Ärztliches Zeugnis erforderlich

Diabetische Führerscheinbewerber müssen ein Zeugnis ihres behandelnden Arztes bzw. ihrer behandelnden Ärzte vorlegen, aus dem die Art des Diabetes, die Qualität der Einstellung, die Häufigkeit der Selbstkontrollen sowie die Hypoglykämiegefährdung hervorgeht. Solche Zeugnisse können u. U. in regelmäßigen Abständen erforderlich sein.

=== **Keine Meldepflicht bei nachträglichem Diabetes**

Für Diabetiker, die ihren Diabetes erst nach Erwerb ihres Führerscheins entwickeln, bestehen derzeit (Stand 1991) keine Auflagen für eine nachträgliche Meldung und entsprechende Überwachung. Ausnahmen sind spezielle Führerscheingruppen, die generell regelmäßigen Untersuchungen unterzogen werden und dabei den Diabetes angeben müssen, sowie Patienten, die wegen ihres Diabetes am Steuer auffällig geworden sind (s. unten).

=== **Vorsorge für den »Fall des Falles«**

Jeder Diabetiker, vor allem der insulinspritzende Patient, muß sich darüber im klaren sein, daß er beim Auftreten einer Hypoglykämie im Straßenverkehr gefährdet ist und unter Umständen einen Unfall verursachen kann. Er wird wie ein Gesunder strafrechtlich voll verantwortlich behandelt, obwohl während der Unterzuckerung sein Bewußtsein getrübt gewesen sein kann, wenn er nicht nachzuweisen vermag, daß er alle nur erdenklichen Vorkehrungen dagegen getroffen hat, daß er in regelmäßiger ärztlicher Überwachung stand und daß er gut eingestellt war. Auch Aufzeichnungen über die Selbstkontrolle können dabei hilfreich sein. Ist es trotz Einhalten *aller* Vorsichtsmaßregeln zu einer schweren Hypoglykämie mit Unfallfolge gekommen, wird dem Betreffenden vorübergehende Unzurechnungsfähigkeit oder verminderte Zurechnungsfähigkeit zugebilligt. Sinngemäß wird auch bei anderen – sehr seltenen – Delikten verfahren, die während einer Unterzuckerung mit Bewußtseinseinschränkung begangen worden sind. Im Fall eines Verkehrsdelikts kann der Führerschein einbehalten werden, damit einer Wiederholung vorgebeugt wird.

=== **Regeln für autofahrende Diabetiker**

Wie also soll sich der autofahrende Diabetiker im Straßenverkehr verhalten? Die Deutsche Gesellschaft für Verkehrsmedizin hat in Zusammenarbeit mit dem Ausschuß »Kraftfahrerernährung« der Deutschen Gesellschaft für Ernährung einen Katalog von Richtlinien verfaßt, die wir Ihnen in komprimierter Form zur Kenntnis geben möchten (S. 286).

In erster Linie garantiert eine ausgeglichene, stabile Stoffwechsellage, daß Unterzuckerungen nur selten auftreten.

Vor Antritt einer längeren Autofahrt empfiehlt sich bei Harnzukkerfreiheit ein zusätzlicher Blutzuckertest, um bei entsprechend niedrigem Blutzuckerwert durch Zufuhr von zusätzlichen Kohlenhydraten einer Hypoglykämie vorzubeugen.

Der diabetische Kraftfahrer muß auch bei längeren Autoreisen grundsätzlich an seiner gewohnten regelmäßigen Kost festhalten. Dies gilt sowohl für die Hauptmahlzeit als auch für die Zwischenmahlzeiten, die am besten in vorbereiteter Form mitgeführt werden. Bei längeren Fahrten soll alle 2–2½ Stunden angehalten, die vorgesehene Nahrung zugeführt und sich etwas Bewegung verschafft werden. Darüber hinaus empfiehlt es sich, stündlich eine Kleinigkeit zu essen. Vor Antritt der Fahrt dürfen keinesfalls weniger Kohlenhydrate als üblich verzehrt werden. Die regulären Zeiten zum Insulinspritzen sowie die vorgesehene Insulinmenge müssen gewissenhaft eingehalten werden. Schnell wirksame Kohlenhydrate in Form von Zucker o. ä. müssen zur Bekämpfung einer evtl. Unterzuckerreaktion im Wagen in ausreichender Menge griffbereit vorhanden sein. Auch die Mitfahrer sollten darüber Bescheid wissen.

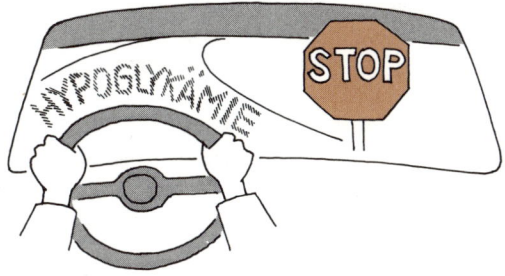

Beim geringsten Verdacht auf das Vorliegen einer Hypoglykämie muß unverzüglich angehalten werden.

Auch nachdem die Unterzuckerung durch Zufuhr von rasch wirksamen Kohlenhydraten überwunden ist, soll sicherheitshalber noch 15 Minuten bis zur Weiterfahrt abgewartet werden. Alkoholische Getränke in jeder Form sollten weder vor noch während der Fahrt getrunken werden. Nachtfahrten oder andere überlange Reisen, die den gewohnten Lebensrhythmus und damit die Diabeteseinstellung stören, sind zu vermeiden. Aus eigenem Entschluß sollte man sich auch eine Geschwindigkeitsbegrenzung auferlegen; das erhöht die Sicherheit. Diese von SCHÖFFLING veröffentlichten Richtlinien sind in zehn Punkten im Anhang, Merkblatt »Richtlinien für insulinspritzende Kraftfahrer«, zusammengestellt, damit sie der Autofahrer gegebenenfalls ausschneiden und im Wagen mitführen kann.

Beherzigen Sie bitte diese Regeln! Und noch etwas – gute Fahrt!

Diabetiker auf Reisen

Es gibt Diabetiker, die aus Angst, ihr Diabetes könnte entgleisen, niemals verreisen. Die Leser dieses Buchs sollten nicht – oder nicht mehr? – dazugehören.

Nach entsprechender Vorbereitung kann jeder gut eingestellte Zuckerkranke auf Reisen und in Urlaub gehen.

Im Grunde gilt es dabei nur, das bisher in diesem Buch Gelernte folgerichtig in der Praxis anzuwenden.

Wissen in die Praxis umsetzen

Oberstes Gebot: Der Stoffwechsel soll nicht entgleisen. Der übliche Zeitplan für Mahlzeiten- und Tabletteneinnahme bzw. zum Insulinspritzen muß daher auch im Urlaub unbedingt eingehalten werden. So selbstverständlich, wie Sie meinen, ist das gar nicht. Empfehlenswert wäre es auch, wenn Sie sich die Auswirkungen körperlicher Aktivität auf den Diabetes und was man dabei beachten muß, erneut vergegenwärtigen würden (S. 172), da Reisen und Urlaub meist mit gesteigerter Muskelarbeit verbunden sind. Der arbeitende Muskel aber verbrennt wesentlich mehr Traubenzucker als der ruhende, so daß der Blutzucker gesenkt und womöglich durch ein Allzuviel das Auftreten von Unterzuckerungen begünstigt wird. Es heißt also, den Stoffwechsel einer gesteigerten körperlichen Aktivität anzupassen. Grundsätzlich kommen dafür sowohl eine Erhöhung der Kohlenhydratzufuhr als auch eine Verminderung der Insulin- oder Tablettenmenge in Betracht (S. 176ff). In Extremfällen benötigen – wie schon erwähnt – manche Patienten, zum Beispiel beim intensiven Skifahren oder Bergsteigen, nur die Hälfte bis zwei Drittel ihrer sonst üblichen Insulindosis.

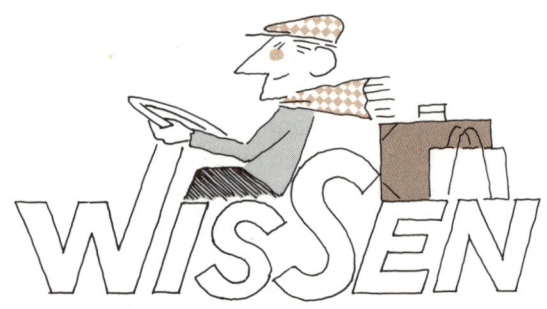

Weitere Einzelheiten sind auf S. 177 ausgeführt. In jedem Fall müssen alle betroffenen Anpassungsmaßnahmen mittels der Selbstkontrolle auf ihre Richtigkeit überprüft werden. Davon sollten Sie sich keineswegs »beurlauben«.

Angebot kompletter Ferienreisen

Immer häufiger werden komplette Ferienreisen einschließlich Verpflegung für Diabetiker angeboten, beispielsweise auch vom Deutschen Diabetiker-Bund (S. 266) oder im Diabetes-Journal (S. 268). Auf eigene Faust kann man Gaststätten mit Diätküche ausfindig machen, wenn man sich bei der Gütegemeinschaft Diätverpflegung e. V., Moorenstr. 80, 4000 Düsseldorf 1, Telefon 0211/33 39 85, nach den mit dem Gütezeichen RAL ausgezeichneten Restaurationsbetrieben erkundigt. Sicherlich erleichtern solche Vorkehrungen das Reisen für Diabetiker; sie entheben jedoch nicht der Mühe, auch auf sog. Diabetikerfahrten und in einer RAL-Gaststätte weiterhin diätetisch mitzudenken. Die dargebotene Nahrung muß auf den individuellen Diätplan abgestimmt werden und darf nicht einfach – »es handelt sich ja schließlich um Diät« – ohne zu überlegen verzehrt werden.

Freude am Essen – auch im Urlaub

Das Essen auf Reisen und im Urlaub will überlegt sein. Fährt man ins Ausland, muß man sich über die dort gebräuchlichen Nahrungsmittel und ihre Zuträglichkeit für Diabetiker vorher informieren. Am einfachsten geht man Schwierigkeiten aus dem Weg, indem man für einen Campingurlaub oder einen Aufenthalt in einer Ferienwohnung das Essen von zu Hause mitbringt und selbst kocht. Wer Diabetikermarmelade oder diätetische Süßungsmittel benutzt, ist gut beraten, wenn er sich bereits vor Antritt der Reise entsprechend eindeckt. Natürlich können Diabetiker auch in einem Gasthof oder Hotel geeignete Mahlzeiten für sich auswählen, vorausgesetzt, sie haben ihr diätetisches Augenmaß mittels einer Küchenwaage im täglichen Leben genügend geschult. Dabei gilt es zu beachten, daß viele Speisen in fremden Ländern anders zubereitet werden. Im allgemeinen ist es günstiger, à la carte zu essen, d. h. die Mahlzeit selbst zusammenzustellen, als ein Vollpensionsmenü zu sich zu nehmen, das für alle Gäste gleich angerichtet wird und wenig Spielraum für Änderungswünsche läßt.

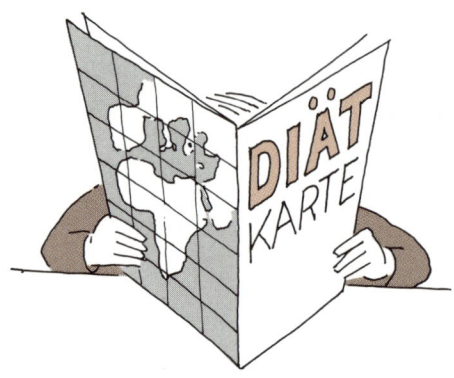

Essen im Lokal

Ähnliche Spielregeln gelten natürlich auch, wenn man »nur mal so« in einem Lokal ißt. Diabetiker können und sollen hin und wieder außer Haus speisen, auch Patienten mit erst kurzer Krankheitsdauer. Das fördert das Urteilsvermögen, die richtige Nahrung auszusuchen, und gibt Sicherheit für den Ernstfall. Außerdem wird den Zuckerkranken bestätigt, daß sie auch in diesen Belangen eine gewisse Unabhängigkeit haben; das Selbstgefühl wird gehoben. »Gewußt wie«, darauf kommt es an.

Kummer mit dem Insulin?

Nicht selten fragen sich Diabetiker besorgt, ob Insulin in heißen Ländern vorzeitig verdirbt und seine blutzuckersenkende Wirkung verliert. In der Regel sind diese Befürchtungen unbegründet. Direkte Hitze oder Sonneneinstrahlung sollen allerdings vermieden werden. In einer Tasche im Fahrgastraum eines Autos oder im Rucksack kann man Insulin aber ohne weiteres mitführen. In besonders heißen Gegenden kann man auch eine kleine Kühltasche zur Aufbewahrung benutzen, ein Kühlschrank ist also keineswegs Voraussetzung. Auf allen Reisen empfiehlt es sich, den Diabetikerausweis mitzuführen einschließlich eines Vermerks, wie sich dritte Personen im Falle einer Unterzuckerung zu verhalten haben. Einen entsprechenden Hinweis u. a. in Deutsch, Englisch, Französisch, Spanisch finden Sie im Anhang, »Vermerk für den Diabetikerausweis in fremden Sprachen«.

Kein größeres Risiko bei Impfungen

Für Reisen in verschiedene Länder sind Impfungen vorgeschrieben. Sie sind für Diabetiker mit dem gleichen Risiko behaftet wie für Nichtdiabetiker. Bei einer heftigen Impfreaktion können die Blutzuckerwerte vorübergehend etwas ansteigen, was Sie als nunmehr erfahrener Diabetiker und geübter »Selbstkontrolleur« mühelos abfangen.

Bei Flugreisen aufpassen

Zuckerkranke sind für gewöhnlich genauso tauglich für Flugreisen wie jedermann. Bei schweren Herz- oder Lungenkrankheiten sollten Sie vorher Ihren Arzt fragen. Probleme für die Diabeteseinstellung können sich ergeben, wenn Sie an einem Tag mehrere Zeitgrenzen überfliegen und Ihr Reisetag dementsprechend um mehrere Stunden kürzer oder länger wird. Einzelheiten müssen im individuellen Fall mit dem Arzt abgesprochen werden; das prinzipielle Vorgehen sollte jedoch klar sein. Verlängert sich der Tag beträchtlich, braucht man mehr Insulin, evtl. wird eine zusätzliche Insulininjektion nötig. Umgekehrt verringert sich die Insulindosis – womöglich um die ganze Abendinsulinmenge – wenn die Flugrichtung den Reisetag stark verkürzt. »Informiert sein« heißt es auch hier. Vor allem darf man die regelmäßige Zufuhr von Nahrung nicht vergessen.

Natürlich kann man als Diabetiker auf Reisen auch einmal erkranken; was man dabei besonders zu berücksichtigen hat, ist auf S. 201 abgehandelt. Wir wünschen Ihnen aber, daß Sie die dort gegebenen Ratschläge möglichst nicht in Anspruch nehmen müssen. Vielmehr: Gute Reise und angenehmen Urlaub!

Deutscher Diabetiker-Bund und Diabetes-Journal

≡ Sollen diabetische Laien sich »organisieren«?

In der Bundesrepublik Deutschland gibt es den Deutschen Diabetiker-Bund (Anschrift: Danziger Weg 1, 5880 Lüdenscheid), der in einzelne selbständige Landesverbände untergliedert ist. Warum – wird sich mancher fragen – existiert überhaupt eine solche Vereinigung? Ist es nicht schon genug, wenn man als einzelner einen Diabetes hat? Müssen sich dann auch noch viele Diabetiker in einer Vereinigung zusammenschließen? Und wird hier womöglich empfohlen, einer solchen Laienvereinigung beizutreten? Auch wenn die Antwort manchem nicht ganz behagen wird, sie lautet: Ja.

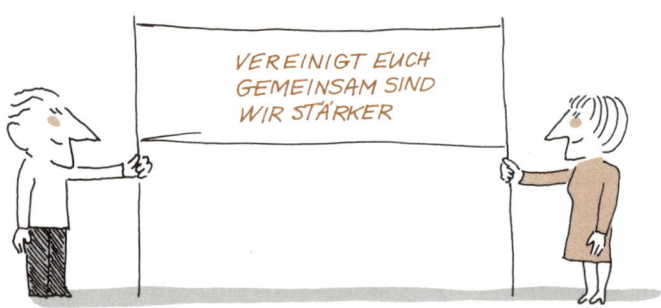

Aus der Satzung des Deutschen Diabetiker-Bundes beispielsweise kann man entnehmen, daß die Ziele des Vereins parteipolitisch und konfessionell neutral sind und daß als Grundlage seiner Arbeit das Bekenntnis zum demokratischen Rechtsstaat angesehen wird. Der Zweck des Vereins ist die Förderung der Gesundheit und der sozialen Rehabilitation der in der Bundesrepublik Deutschland ansässigen Diabetiker, insbesondere durch folgende Maßnahmen:

- Förderung der Diabetesforschung, Koordinierung wissenschaftlicher und praktischer, medizinischer und ernährungsphysiologischer Erkenntnisse in Zusammenarbeit mit den ärztlichen und wissenschaftlichen Organisationen.
- Anregung und Förderung von Einrichtungen und Maßnahmen zur Verbesserung der ärztlichen und diätetischen Betreuung sowie der Schulung der Diabetiker,

- Anregung und Förderung von Einrichtungen und Maßnahmen zur
  Verbesserung der Diabetesprophylaxe und der Früherkennung
  des Diabetes,
- Wahrnehmung berechtigter Interessen der Diabetiker insbesondere auf versicherungs-, versorgungs-, steuer-, verkehrs-, arbeits-
  und sozialrechtlichem Gebiet,
- Information und Schulung der Diabetiker auf medizinischem und
  diätetischem Gebiet durch Publikationen und Veranstaltungen,
- Unterrichtung der Öffentlichkeit, insbesondere der Bundes- und
  Landesbehörden, Sozialversicherungsträger, Krankenkassen, Arbeitgeber und Lehrkräfte über die Probleme des Diabetes und
- Förderung der wohlfahrtspflegerischen Maßnahmen für Diabetiker.

Diese Ziele sind dem Paragraphen 2 der Satzung des Deutschen
Diabetiker-Bundes entnommen, die im übrigen – wie jede Satzung eines
eingetragenen Vereins – dann noch Angaben über die Mitgliedschaft, die
Beiträge, über Gewinn und Vermögensbildung, Mitgliederversammlung
usw. enthält.

Ein weiteres Ziel des Diabetiker-Bundes ist es, durch Erfahrungsaustausch praktische Ratschläge zu geben und für den Alltag mit Diabetes
zu motivieren. Gerade in Situationen, in denen man als Diabetiker meint,
es geht nicht mehr weiter, kann der Gedankenaustausch und das Gespräch
mit anderen Betroffenen Mut und Kraft geben zum Weitermachen.

Einsatz bei den Behörden

Auch der zunächst kritische Diabetiker mag bei einigen der aufgeführten Punkte bereits nachdenklich geworden sein. Vielleicht sagt sich
aber doch noch mancher, Förderung der Diabetesforschung und Koordinierung wissenschaftlicher und medizinischer Erkenntnisse sollten eigentlich
eine Angelegenheit der Ärzte und eine Aufgabe von Bundes- und Länderbe-
hörden sein, die solche Vorhaben finanziell unterstützen. Ist es aber andererseits nicht auch nützlich, wenn die betroffenen Diabetiker hier selbst
aktiv mithelfen und ihre persönlichen Anliegen vortragen? In der Tat hat
neben der Deutschen Diabetes-Gesellschaft, der für die Bundesrepublik
zuständigen ärztlichen Organisation, auch der Deutsche Diabetiker-Bund
durch seinen steten Einsatz bei Bundes-, Landes- und Kommunalbehörden
manches dazu beigetragen, daß Einrichtungen und Maßnahmen zur Verbesserung der Betreuung und der Schulung von Diabetikern geschaffen
worden sind. Deutscher Diabetiker-Bund und Deutsche Diabetes-Gesell-

schaft arbeiten eng zusammen. Sie haben 1985 gemeinsam die »Deutsche Diabetes-Stiftung – Stiftung zur Bekämpfung der Zuckerkrankheit« gegründet. 1990 wurde zudem die »Deutsche Diabetes-Union« gegründet, die auch den Bund diabetischer Kinder und Jugendlicher mit einschließt und die vor allem nach »außen« aktiv werden soll, wenn es in Deutschland oder auch in der Europäischen Gemeinschaft etc. um Diabetes geht.

▬ Beratung in Rechtsfragen

Und wem all diese Zielsetzungen noch nicht ausreichend für seinen Beitritt zum Deutschen Diabetiker-Bund sind, der müßte doch anerkennen, daß der Diabetiker durch diese Einrichtung auch in allen Rechtsfragen unterstützt wird, die so zahlreich auf ihn zukommen. Wie steht es denn mit der »zumutbaren Belastung«, die Zuckerkranke haben? Kann man steuerlich etwas absetzen? Ist der Arbeitgeber berechtigt, jemanden nur deswegen zu entlassen, weil er Diabetiker ist? Wie sieht es mit dem Führerschein aus (S. 257 ff)? Und ist es nicht wichtig, daß die Öffentlichkeit immer wieder über die Probleme der Zuckerkranken unterrichtet wird, und zwar von den Betroffenen selbst? Auf eine besonders wertvolle Einrichtung wurde bereits hingewiesen: die Kinderlager des Deutschen Diabetiker-Bundes (S. 234). Es verwundert nicht, daß der Diabetiker-Bund demzufolge als gemeinnützig und besonders förderungswürdig anerkannt wurde. Mit jedem neu eintretenden Diabetiker gewinnt die Vereinigung, die für alle Diabetiker in der Bundesrepublik spricht, an Stärke und Geschlossenheit.

Das letztendlich ist wichtig, um berechtigte Interessen erfolgreich durchsetzen zu können, denn, so der Zielspruch des Diabetiker-Bundes: »Gemeinsam sind wir stärker«.

▬ Eine Zeitschrift für Diabetiker

Das offizielle Organ des Deutschen Diabetiker-Bundes und der Deutschen Diabetes-Gesellschaft für den Diabetiker ist das Diabetes-Journal. Es ist die einzige Laienzeitschrift dieser Art in der Bundesrepublik, die einmal im Monat herausgegeben wird. Jeder Diabetiker sollte das Diabetes-Journal regelmäßig lesen und über den Verlag Kirchheim & Co., Kaiserstraße 41, 6500 Mainz, bestellen. Die gleichzeitige Mitgliedschaft im Deutschen Diabetiker-Bund ist nicht Voraussetzung für den Bezug der Zeitschrift; in einigen Landesverbänden berechtigt jedoch die Mitgliedschaft zu einem günstigeren Bezugspreis. Im Diabetes-Journal wird natürlich vorwiegend über Diabetesfragen geschrieben, wobei anerkannte Spezialisten in einer dem Laien verständlichen Sprache über Probleme des Diabetes berichten. so konnte man beispielsweise in einem der neueren Hefte Abhandlungen lesen über »Sport für diabetische Herzen«, »Spielen Viren eine Rolle beim jugendlichen Diabetes?« »Wie die Leber bei jugendlichen Diabetikern Zucker bildet« und »Die Lichtkoagulation« sowie in der Reihe der Diabetikerschulung »Die Insulinbehandlung des Diabetes mellitus«. In dem für Ernährungsfragen zuständigen Teil kam das wichtige Thema »Diabetesdiät im Berufsleben« zur Sprache. Aber auch in einem allgemeinen medizinischen Abschnitt werden Diabetiker über Probleme unterrichtet, die eigentlich für jedermann interessant sind: »Ein Facharzt für Krebskranke«, »Euthanasie bei alten Menschen?«, »Strahlendes Blei in Raucherlungen« und »Hoffnung für Patienten mit Leberversagen«.

Wo findet was statt?

Ferner informiert in jedem Heft der Deutsche Diabetiker-Bund über Veranstaltungen und sonstige Aktivitäten. Schließlich finden wir in der Zeitschrift eine spezielle Spalte für diabetische Kinder und für Fragen aus der Praxis sowie Buchbesprechungen und Kongreßberichte. Deswegen noch einmal der Appell an die Diabetiker im Interesse ihrer eigenen Information und Weiterbildung: Treten Sie dem Deutschen Diabetiker-Bund bei und abonnieren Sie das Diabetes-Journal! Entsprechende Anträge finden Sie im Anhang.

Das Geschäft mit dem Diabetes

Dieses Kapitel ist zu traurig, als daß es lang geraten sollte. Wir wollen es kurz und bündig machen: Der Diabetiker ist für Geschäftemacher ein interessanter Patient. Geht es doch darum, einem Menschen, der sich ein Leben lang mit einer Krankheit auseinandersetzen, eine bestimmte Kost einhalten und häufige Medikamente einnehmen bzw. Insulin spritzen muß, etwas aufzuschwatzen, was ihm scheinbar Annehmlichkeiten bringt. So setzen die Geschäftemacher den Hebel dort an, wo der Diabetiker am ehesten verletzlich ist. Dies trifft zunächst auf die Diät zu, die mancher Patient nur ungern einhalten will, sowie auf die Medikamente, die er möglichst nicht nehmen möchte. Immer wieder finden sich in der Presse Berichte und Anzeigen von Scharlatanen, die über Diabetikertee, Blütenpollen, zerstampfte Eierschalen, über elektronische Ströme, Akupunktur, Bauchspeicheldrüsenextrakte, obskure pflanzliche Präparate und ähnliches berichten, um dem Diabetiker »die Diät, das Insulinspritzen und die schädlichen Tabletten« zu ersparen. Wenn der Diabetiker so etwas liest, sollte er äußerst vorsichtig sein. Er soll sich immer von dem Gedanken leiten lassen, daß sein behandelnder Arzt ihm sicherlich dieses »wunderbare« neue Medikament oder die »einzigartige« Behandlungsmethode nicht vorenthalten würde, wenn damit der Diabetes auf so einfache Weise zu beeinflussen oder sogar zu »heilen« wäre. Warum sollte sich der Arzt mit einer Diätberatung oder mit einem Schulungskurs für das Insulinspritzen Mühe machen, wenn es doch ein Pflanzenwässerchen oder eine den Diabetes angeblich heilende Spezialkost gibt, die die ganzen Probleme mit einem Schlag lösen?

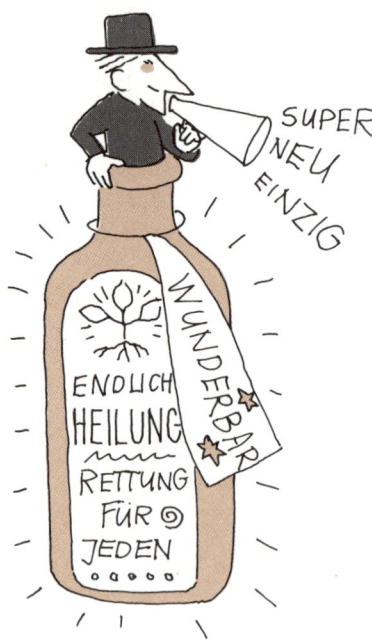

Von wem lassen Sie Ihr Haus bauen?

Es ist immer wieder erstaunlich, wie auch intelligente Menschen auf die Anpreisungen solcher Geschäftemacher hereinfallen. Keiner, der etwas auf sich hält, würde sein Haus von jemandem bauen lassen, der nicht Architektur studiert hat. Keiner würde vor Gericht sich von jemandem vertreten lassen, der nicht ein Jurastudium vollendet hat. Aber viele sog. intelligente Menschen sind durchaus bereit, ihr Leben, ihre Gesundheit, also ihr ganzes persönliches Schicksal, in die Hände irgendeines Scharlatans zu legen, der ihnen Dinge vorspiegelt, die mit exakter naturwissenschaftlicher Medizin nichts zu tun haben. Man kann sich dies eigentlich nur damit erklären, daß die Mystik, die die Medizin noch immer umgibt, in ähnlicher Weise wirksam wird wie bei Indianern, die an die Sprüche ihres Medizinmanns glauben. Und hier muß der Diabetiker eben seine Entscheidung fällen: Will er einen Medizinmann oder will er einen Arzt als Verantwortlichen für die Behandlung seiner Krankheit? Wenn er einen Medizinmann will, dann war die Anschaffung dieses Buches für ihn leider nur eine unnütze Geldausgabe!

Sind Sie ein Diabetiker oder ein Zuckerkranker?

Handelt es sich bei dieser Überschrift um einen Druckfehler? Diabetiker und Zuckerkranke – ist das nicht ein und dasselbe? Ja und nein! Natürlich bedeutet Diabetes Zuckerkrankheit, und sicherlich kann man einen Menschen mit dieser Zuckerkrankheit ebenso als Diabetiker wie als Zuckerkranken bezeichnen. Dennoch wollen wir hier einen Unterschied machen. In dem Wort »Zuckerkrankheit« steckt etwas eher Pessimistisches, wenn auch für manche Diabetiker Zutreffendes, nämlich die Beschreibung einer fortwährenden Erkrankung mit allen ihren Folgen. Ganz bewußt wurde in diesem Buch vorwiegend vom »Diabetes« und nur selten von der »Zuckerkrankheit« gesprochen, weil wir dem Diabetiker nicht das Gefühl einer andauernden chronischen »Krankheit« geben wollen. Wohl ist der Diabetes nicht heilbar. Andererseits kann man aber aus der Zucker*krankheit* einen Diabetes machen, mit dem der Patient voll leistungsfähig bleibt und ein langes erfülltes Leben führen kann. Das ist natürlich nicht einfach und bedarf der Mitarbeit des Patienten.

Es bedeutet für ihn, sich Tag für Tag aufs Neue mit den Problemen auseinanderzusetzen. Und manchmal meistert er sie, manchmal möchte er resignieren.

≡ Auf dem Weg zur »bedingten Gesundheit«

Ein alter Diabetesarzt hat einmal das Wort von der »bedingten Gesundheit« des Diabetikers geprägt, die erreichbar ist, wenn eine gute Einstellung des Stoffwechsels vorliegt. Welche Wege hierzu führen, sollte in diesem Buch gezeigt werden. Natürlich gibt es nach wie vor viele Zucker*kranke,* d. h. in unserem Sinne Patienten, die übergewichtig sind, schlechte Blutzucker- und Blutfettwerte aufweisen, viel Harnzucker ausscheiden und nicht zu ihrem Arzt gehen. Dabei handelt es sich um Patienten, die keine häusliche Stoffwechselselbstkontrolle durchführen, ihre Kost nicht einhalten und Medikamente höchstens dazu verwenden, um – wie sie fälschlicherweise meinen – Diätfehler auszugleichen. Diese Zucker*kranken* werden früher oder später noch kränker! Sie bekommen z. B. Komplikationen an den Blutgefäßen, die zu jenen schweren Schäden führen können, die wir auf S. 183 ff besprochen haben.

Dieses Buch beabsichtigt, dazu beizutragen, daß aus »Zuckerkranken« Diabetiker werden.

Immer noch klingt das merkwürdig in unseren Ohren. Doch wenn wir den Diabetiker beschreiben als einen Menschen, der normalgewichtig und mit seinen Blutzucker- und Blutfettwerten gut eingestellt ist, der seine Diät einhält und seine Medikamente nimmt, der sich zu Hause kontrolliert und beim Arzt kontrollieren läßt, kurzum als einen Patienten, der voll leistungsfähig ist und eine lange Lebenserwartung vor sich hat, dann wird der Unterschied zum Zucker*kranken* klar.

Der Weg zur »bedingten Gesundheit« ist für jeden Patienten offen.

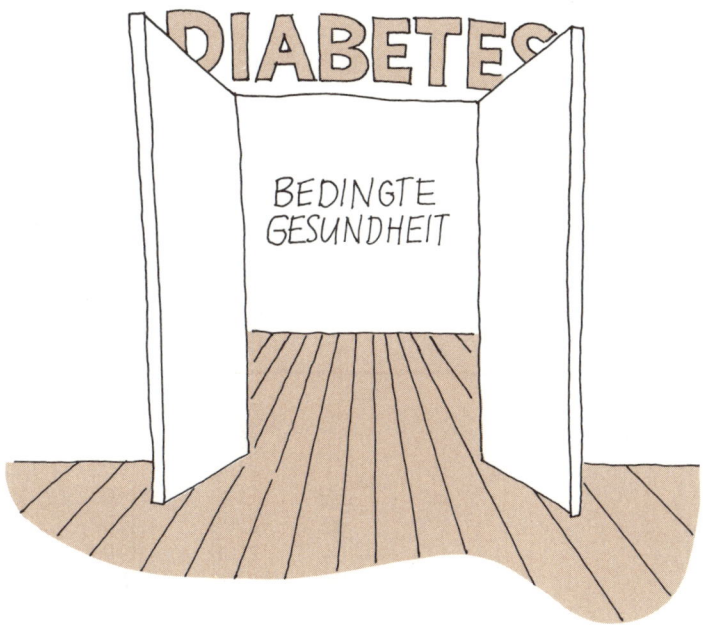

Wichtige Tabellen

Tab. 6 Umrechnung für Blutzuckerwerte von mg pro 100 ml (»mg%«) in Millimol pro Liter (mmol/l)

mg%	entsprechen (mmol/l)	mg%	entsprechen (mmol/l)
20	1,11	220	12,22
40	2,22	240	13,34
60	3,34	260	14,45
80	4,45	280	15,56
100	5,56	300	16,67
120	6,67	320	17,78
140	7,78	340	18,89
160	8,89	360	20,00
180	10,00	380	21,11
200	11,11	400	22,22

Tab. 7 Täglicher Kalorienbedarf bei **Frauen**[1] im Alter von 36–55 Jahren gemäß Körpergröße und Körpergewicht. Der Kalorienbedarf ist je nach körperlicher Belastung des Patienten unterschiedlich

	Körpergröße		Kalorienbedarf bei Idealgewicht	Kalorienbedarf zur Gewichtsabnahme	
				von 2,5 kg pro Monat	von 5,0 kg pro Monat
	cm	kg	kcal		
Diabetiker haben in	150	43	2000	1500	1000
der Regel eine *leichte*	155	47	2000	1500	1000
körperliche Belastung	160	51	2100	1600	1100
	165	55	2100	1600	1100
	170	60	2200	1700	1200
	175	64	2200	1700	1200
	180	68	2300	1800	1300
	185	72	2300	1800	1300
Erhöhte körperliche	150	43	2500	2000	1500
Aktivität ist nur anzu-	155	47	2500	2000	1500
nehmen, wenn der	160	51	2600	2100	1600
Patient regelmäßig	165	55	2600	2100	1600
und intensiv durch	170	60	2700	2200	1700
Sport oder körperlich	175	64	2700	2200	1700
anstrengende Arbeit	180	68	2800	2300	1800
belastet ist	185	72	2800	2300	1800

[1] Untergewichtige Personen können 100–300 kcal mehr als Personen mit Idealgewicht zu sich nehmen. Patienten von 19–35 Jahren benötigen ca. 100 kcal mehr, Patienten über 55 Jahren benötigen ca. 200 kcal weniger

Tab. 8   Täglicher Kalorienbedarf bei **Männern**[1] im Alter von 36–55 Jahren gemäß Körpergröße und Körpergewicht. Der Kalorienbedarf ist je nach körperlicher Belastung des Patienten unterschiedlich

	Körpergröße	Kalorienbedarf bei Idealgewicht		Kalorienbedarf zur Gewichtsabnahme	
				von 2,5 kg pro Monat	von 5,0 kg pro Monat
	cm	kg	kcal		
Diabetiker haben in	155	50	2100	1600	1100
der Regel eine *leichte*	160	54	2200	1700	1200
körperliche Belastung	165	59	2300	1800	1300
	170	63	2400	1900	1400
	175	68	2400	1900	1400
	180	72	2500	2000	1500
	185	77	2600	2100	1600
	190	81	2700	2200	1700
Erhöhte körperliche	155	50	2700	2200	1700
Aktivität ist nur anzu-	160	54	2800	2300	1800
nehmen, wenn der	165	59	2900	2400	1900
Patient regelmäßig	170	63	3000	2500	2000
und intensiv durch	175	68	3000	2500	2000
Sport oder körperlich	180	72	3100	2600	2100
anstrengende Arbeit	185	77	3200	2700	2200
belastet ist	190	81	3300	2800	2300

[1] Untergewichtige Personen können 100–300 kcal mehr als Personen mit Idealgewicht zu sich nehmen. Patienten von 19–35 Jahren benötigen ca. 100 kcal mehr, Patienten über 55 Jahren benötigen ca. 200 kcal weniger

Tab. 9	Vorschläge zur Berechnung der Diabetesdiät bei **Kindern** und **Jugendlichen**

Die für die ersten 18 Lebensjahre ermittelten Durchschnittszahlen des Kalorienbedarfs der für die Altersklasse errechneten Mittelwerte von Körpergröße und Körpergewicht können der untenstehenden Tabelle entnommen werden. Außerdem wurden auch Werte berücksichtigt, die bei außergewöhnlicher Körpergröße als Richtzahl dienen können (Zahlen im grauen Feld). Dabei muß berücksichtigt werden, ober der Patient sich noch in der Wachstumsphase befindet (höherer Kalorienbedarf!). In jedem Fall soll das der Körpergröße entsprechende Idealgewicht angestrebt werden. Je nach Abweichung von dem angegebenen Idealgewicht sollten bei Untergewichtigen 100–500 Kalorien zugelegt, bei Übergewichtigen 100–1000 Kalorien abgezogen werden. Je nach körperlicher Tätigkeit sind mitunter erhebliche Zulagen erforderlich

Knaben Größe* in cm	Gewicht* in kg	Kalorien	Mädchen Größe* in cm	Gewicht* in kg	Kalorien
75	10	1000	74	10	1000
88	13	1100	87	12	1000
96	15	1200	96	14	1100
103	17	1300	103	16	1200
110	19	1400	109	18	1300
118	22	1600	116	21	1500
124	25	1600	122	24	1600
130	27	1800	128	26	1700
136	30	1900	133	29	1800
140	33	2000	139	32	1900
144	35	2100	145	36	2100
150	38	2200	152	40	2200
155	42	2300	157	45	2400
163	49	2500	160	49	2400
168	54	2800	161	51	2400
172	59	2800	162	53	2400
174	62	2800	163	54	2400
175	63	2800	163	54	2400
177	64	3000	165	55	2500
180	65	3200	170	59	2700
185	68	3400	175	64	2900
190	72	3600	180	67	3100
195	76	3800	185	70	3300

* Durchschnittswerte bei Lebensalter von 1–18 Jahren

Tab. 10   Kostplan und Austauschtabellen für Diabetiker

Diätvorschrift (Kostplan)

für Herrn/Frau/Fräulein _____

Die tägliche Kost soll enthalten
_____ BE (Broteinheiten)

und zwar	1. Frühstück	_____ BE
	2. Frühstück	_____ BE
	3. Frühstück	_____ BE
	Mittagessen	_____ BE
	1. Zwischenmahlzeit	_____ BE
	2. Zwischenmahlzeit	_____ BE
	Abendessen	_____ BE
	Spätmahlzeit	_____ BE

_____ Gramm Fett (davon _____ Gramm als Brotaufstrich)
_____ Gramm Eiweiß

Diese Kostverordnung entspricht _____ Kalorien

Tab. 11   Berechnung von Kohlenhydraten in der Kost

Es entsprechen 1 BE (1 Broteinheit = 12 g Kohlenhydrate):

	BE	damit Ballaststoffe
A Mehle, Nährmittel, Teigwaren		
Buchweizen	20 g	0,7 g
Cornflakes	15 g	0,6 g
Grieß, Graupen	15 g	1,0 g
Grünkern (Dinkel), Getreideschrot	20 g	1,7 g, 2,5 g
Haferflocken	20 g	1,3 g
Hirse	20 g	0,8 g
Kartoffelpüree/-knödelmehl	15 g	0,6 g, 0,9 g
Paniermehl, Puddingpulver	15 g	–
Reis roh (etwa 1 gestr. EL)	15 g	0,2 g
Reis gekocht ca.	50 g	0,2 g
Sojavollmehl	45 g	5,0 g
Stärkemehl (Mais-, Reis-, Kartoffelstärke), Sago	15 g	–
Teigwaren roh	15 g	0,5 g
Teigwaren gekocht ca.	60 g	0,5 g
Vollkornmehle (Weizen, Roggen)	20 g	2,4 g
Weizenmehl, Weißmehl	15 g	0,3 g
B Brot		
Roggenvollkornbrot, Leinsamenbrot	30 g	2,4 g
Weizenvollkornbrot, Graham-, Pumpernickel	30 g	1,5 g
Roggenmischbrot, -brötchen, -toastbrot	25 g	1,5 g
Weißbrot, -brötchen, Weizentoastbrot	20 g	0,7 g
Knäckebrot	15 g	2,8 g
Salzstangen, Kräcker, Zwieback	15 g	0,4 – 0,5 g
C Milch und Milchprodukte		
Vollmilch (alle Fettstufen)	250 g	–
Buttermilch, Dickmilch, Kefir	250 g	–
Joghurt (alle Fettstufen)	250 g	–
D Kartoffeln, Hülsenfrüchte, Gemüse		
Kartoffeln	60 g	2,0 g
Kartoffelknödel gekocht ca.	50 g	3,0 g
Pommes frites verzehrsfertig	35 g	1,6 g
Hülsenfrüchte (Erbsen, Bohnen, Linsen)	25 g	3,0 g
Hülsenfrüchte gekocht ca.	80 g	3,0 g
Erbsen grün (frisch, oder aus der Dose)	100 g	4,5 g

Fortsetzung Tab. 11

Es entsprechen 1 BE (1 Broteinheit = 12 g Kohlenhydrate):

	BE	damit Ballaststoffe

D Kartoffeln, Hülsenfrüchte, Gemüse (Forts.)

Sojabohnen	45 g	5,4 g
Maiskörner	60 g	1,4 g
Maiskolben	170 g	4,0 g
Rote Bete	140 g	2,8 g

Gemüse und Salatpflanzen, deren geringer Kohlenhydratgehalt nicht berechnet werden muß: Auberginen, grüne Bohnen, Broccoli, Blumenkohl, Champignons, Chicoree, Chinakohl, Eisberg-, Endivien-, Feldsalat, Fenchel, Grünkohl, Gurken, Kohlrabi, Kopfsalat, Kürbis, Lauch, Paprikaschoten, Pilze, Radicio, Radieschen, Rettich, Rosenkohl, Rotkohl, Rhabarber, Sauerkraut, Sellerie, Spargel, Spinat, Tomaten, Weißkohl, Wirsing, Zucchini, Zwiebel

Von diesen Gemüsen enthalten   100 g ca. 1,5 – 3 g Ballaststoffe,
außer: Sellerie, Grünkohl   100 g = 4 g Ballaststoffe,
      Rosenkohl   100 g = 4,4 g Ballaststoffe,
      Schwarzwurzeln   100 g = 8 g Ballaststoffe

E Obst (frisch oder als Diabetikerkompott)

Ananas		100 g	1,5 g
Apfel		100 g	2,0 g
Aprikosen		100 g	2.4 g
Apfelsinen ohne Schale – 100 g –	mit Schale	150 g	2,6 g
Banane ohne Schale – 50 g –	mit Schale	80 g	1,2 g
Birne		100 g	3,6 g
Brombeeren		140 g	4,9 g
Erdbeeren		160 g	3,8 g
Grapefruit ohne Schale – 130 g –	mit Schale	200 g	2,0 g
Heidelbeeren		90 g	2,9 g
Himbeeren		150 g	9,4 g
Holunderbeeren		150 g	6,4 g
Honigmelone mit Schale		120 g	1,2 g
Johannisbeeren rot		120 g	5,2 g
Johannisbeeren schwarz		90 g	8,1 g
Kirschen sauer		90 g	2,0 g
Kirschen süß		80 g	1,2 g
Kiwi		120 g	2,6 g
Mandarinen ohne Schale – 110 g –	mit Schale	170 g	2,2 g
Pfirsich ohne Stein – 100 g –	mit Stein	120 g	1,9 g
Pflaumen ohne Stein – 80 g –	mit Stein	90 g	1,7 g
Preiselbeeren		120 g	5,5 g

Fortsetzung Tab. 11

Es entsprechen 1 BE (1 Broteinheit = 12 g Kohlenhydrate):

	BE	damit Ballaststoffe
Stachelbeeren	120 g	3,6 g
Trockenobst	20 g	2,4 g
Wassermelone mit Schale	250 g	0,5 g
Weintrauben	70 g	1,1 g

F Obst- und Gemüsesäfte (unvergoren, ohne Zuckerzusatz)

	BE	
Apfelsaft	100 g	–
Grapefruitsaft	140 g	–
Johannisbeersaft schwarz – 90 g – rot	100 g	–
Orangensaft	110 g	–
Karottensaft	250 g	–
Rote Betesaft	150 g	–

G Nüsse und Hartschalenobst (ohne Schalen)

Fettgehalt beachten!
Der Kohlenhydratgehalt ist verhältnismäßig gering, die folgenden Angaben gelten für 1 BE.
Erdnüsse 60 g, Mandeln 80 g, Walnüsse 90 g, Haselnüsse 90 g, Kokosnüsse frisch 120 g, Paranüsse 170 g, Cashewnüsse 40 g, Kastanien 30 g
Der Ballaststoffgehalt liegt zwischen 5–8 g pro BE.

H Zuckeraustauschstoffe

	BE	
Fruchtzucker (Fruktose, Leavulose)	12 g	–
Diabetiker-Süße (Sorbit)	12 g	–
Diabetikermarmelade	25 g	–
Diabetikermarmelade kalorienreduziert	40 g	–

Tab. 12   Berechnung von Fett in der Kost

Es entsprechen 10 g Reinfett:

A Streichfette, Kochfette und Eier

Butter, Margarine, Mayonnaise, Remoulade	12 g entsprechen	10 g Fett
Butterschmalz, Schweineschmalz, Kokosfett,		
Pflanzenöle	10 g	10 g Fett
Hühnereigelb	30 g	10 g Fett
(1 Hühnerei = ca. 6–7 g Fett)		

B Milch und Milchprodukte

Trinkmilch + Joghurt aus Trinkmilch 3,5% Fett	285 g entsprechen	10 g Fett
Schlagsahne 28% Fett	30 g	10 g Fett
Saure Sahne 10% Fett	100 g	10 g Fett
Camembert 20% Fett i. Tr.	100 g	10 g Fett
Camembert 30% Fett i. Tr.	75 g	10 g Fett
Camembert 45% Fett i. Tr.	45 g	10 g Fett
Tilsiter-, Edamerkäse 30% Fett i. Tr.	60 g	10 g Fett
Tilsiter-, Edamerkäse, Parmesan 40% Fett i. Tr.	40 g	10 g Fett
Goudakäse – Emmentalerkäse 45% Fett i. Tr.	35 g	10 g Fett
Chesterkäse – Edelpilzkäse 50% Fett i. Tr.	30 g	10 g Fett
Schmelzkäse 20% Fett i. Tr.	110 g	10 g Fett
Schmelzkäse 45% Fett i. Tr.	40 g	10 g Fett
Quark – Hüttenkäse 20% Fett i. Tr.	200 g	10 g Fett
Ohne Berechnung des Fettgehaltes sind erlaubt:		
Magermilch, Buttermilch, Magermilch-Joghurt,		
Speisequark, mager		

C Fleisch

Hackfleisch (gemischt)	40 g entsprechen	10 g Fett
Hammelfilet	290 g	10 g Fett
Hammelfleisch, Keule (Schlegel)	55 g	10 g Fett
Hammelkotelett, Hammelbrust	30 g	10 g Fett
Kalbfleisch, Bug (Schulter)	345 g	10 g Fett
Kalbfleisch, Keule (Schlegel), Haxe	625 g	10 g Fett
Kalbfleisch, Schnitzel	555 g	10 g Fett
Kalbfleisch, Kotelett	325 g	10 g Fett
Kalbsbries	295 g	10 g Fett
Kalbsherz	195 g	10 g Fett
Kalbshirn	125 g	10 g Fett
Kalbsleber	245 g	10 g Fett
Kalbsniere	155 g	10 g Fett
Kalbszunge	160 g	10 g Fett

Fortsetzung Tab. 12

Es entsprechen 10 g Reinfett:

C Fleisch (Forts.)

Rindfleisch, Lende (Roastbeef)	100 g entsprechen	10 g Fett
Rindfleisch, Brust (Brustkern), Spannrippe, Querrippe	45 g	10 g Fett
Rindfleisch, Bug (Schulter), Kamm (Hals)	160 g	10 g Fett
Rindfleisch, Filet	230 g	10 g Fett
Rindfleisch, Keule (Schlegel)	140 g	10 g Fett
Rinderherz	170 g	10 g Fett
Rinderleber	325 g	10 g Fett
Rinderzunge	65 g	10 g Fett
Schweinefleisch, Bug (Schulter), Keule (Schlegel)	45 g	10 g Fett
Kamm (Halsgrat) (Kotelett)	30 g	10 g Fett
Schweinfleisch, Filet	100 g	10 g Fett
Schweinefleisch, Schnitzel	125 g	10 g Fett
Schweineherz	210 g	10 g Fett
Schweinezunge	55 g	10 g Fett
Schweineleber	175 g	10 g Fett

D Wild und Geflügel

Hase	305 g entsprechen	10 g Fett
Hirschfleisch	305 g	10 g Fett
Rehfleisch, Keule (Schlegel)	835 g	10 g Fett
Rehfleisch, Rücken	285 g	10 g Fett
Ente	60 g	10 g Fett
Gans	30 g	10 g Fett
Huhn (Brathuhn)	180 g	10 g Fett
Huhn, Brust, kann im Fettgehalt unberücksichtigt bleiben		
Suppenhuhn	50 g entsprechen	10 g Fett
Truthahn, (Puter, Indian) Jungtiere	150 g	10 g Fett
Truthahn – Schnitzel, Brust	900 g	10 g Fett

E Wurstwaren und sonstige Fleischerzeugnisse

Speck, durchwachsen (Wammerl, Frühstücksspeck)	15 g entsprechen	10 g Fett
Mettwurst, Plockwurst, Salami	20 g	10 g Fett
Göttinger, Leberwurst, Teewurst, Cervelatwurst	25 g	10 g Fett
Gelbwurst (Hirnwurst), Bratwurst, Mortadella, Schweineschinken roh geräuchert	30 g	10 g Fett
Kalbskäse, Fleischwurst, Leberpastete, Lyoner	35 g	10 g Fett

Fortsetzung Tab. 12

Es entsprechen 10 g Reinfett:

Kassler Ripperl, Wollwurst, Hackfleisch	40 g entsprechen	10 g Fett
Fleischkäse (Leberkäse), Münchner Weißwurst	45 g	10 g Fett
Bierschinken, Wiener Würstchen, Frankfurter	50 g	10 g Fett
Schweineschinken gekocht, mager	100 g	10 g Fett
Bündner Fleisch oder Rinderschinken	105 g	10 g Fett
Geflügelwurst, fettarm	100 g	10 g Fett
Corned beef (deutsch)	165 g	10 g Fett
Tartar	270 g	10 g Fett
Lachsschinken	250 g	10 g Fett

F Fische

Forelle, Renke, Felchen	475 g entsprechen	10 g Fett
Goldbarsch	335 g	10 g Fett
Heilbutt	435 g	10 g Fett
Karpfen	210 g	10 g Fett
Seelachs, in Öl (Lachsersatz)	110 g	10 g Fett
Hering in Gelee	80 g	10 g Fett
Hering mariniert (»Bismarckhering«), Bückling	70 g	10 g Fett
Thunfisch in Öl	50 g	10 g Fett
Krabben, Garnelen	715 g	10 g Fett
Rotbarsch geräuchert	180 g	10 g Fett

Ohne Berechnung des Fettgehalts sind erlaubt:
Seelachs, Schellfisch, Kabeljau, Dorsch, Hecht,
Schleie, Scholle, Zander, Flunder

G Sonstiges

Kokosnuß	30 g entsprechen	10 g Fett
Mandeln (süß), Erdnüsse (geröstet), Pistazien	20 g	10 g Fett
Haselnüsse, Walnüsse, Paranüsse	15 g	10 g Fett
Oliven	7 g	10 g Fett

An **Getränken** stehen dem Diabetiker Kaffee, Tee und Mineralwässer ohne
Berechnung zur Verfügung. Obstsäfte sind im Rahmen der erlaubten BE-Menge
gestattet, dagegen wegen des hohen Zuckergehaltes keine Süßmoste. Milch
muß ebenfalls als BE angerechnet werden. Im allgemeinen soll nicht mehr als
ein halber Liter Vollmilch täglich getrunken werden, da sonst die erlaubte
Fettmenge nicht eingehalten werden kann. (Ein halber Liter Vollmilch enthält
15–20 g Fett.)
Auch auf alkoholische Getränke braucht der Zuckerkranke nicht zu verzichten.
Durchgegorene Weine, also naturreine Weine mit Ausnahme von Spätlesen,
Auslesen und besonders süßen Sorten, darf er – allerdings nur nach Rückspra-

Fortsetzung Tab. 12

che mit seinem Arzt – in kleinen Mengen trinken, ebenso Diabetiker-Bier, Kognak, Weinbrände und klare Schnäpse. Für den Diabetiker erlaubt sind Saccharin und Cyclamat sowie – unter Anrechnung – Fruchtzucker und Sorbit (Diabetiker-Süße). Kalorienreduzierte Diabetikermarmeladen, die in geringen Mengen nicht berechnet zu werden brauchen, sind im Fachhandel erhältlich. Diabetikerschokoladen und -pralinen sind wegen ihres außerordentlich hohen Fettgehaltes nur zu besonderen Gelegenheiten und unter Berechnung erlaubt. Wenn auf ihrer Verpackung keine genauen Angaben über Fett- und Kohlenhydratgehalt gemacht werden, sind sie für den Diabetiker abzulehnen.

Die richtige Ernährung ist die unentbehrliche Grundlage jeder Diabetesbehandlung
In vielen Fällen ist Diät allein ausreichend, andere Patienten benötigen zusätzlich Tabletten oder Insulin

Attest für Pumpenträger

(nach R. RENNER)

Ärztliches Attest

Herr/Frau ...., geb. am ....,
hat Diabetes mellitus und wird mit einer Pumpe, die dem Körper das
lebenswichtige Hormon Insulin kontinuierlich zuführt, behandelt.
Batterien, Insulinampullen, Katheter, Blut- und Harnzuckerteststreifen zur Selbstkontrolle, ein Blutzuckermeßgerät – sowie Insulinspritzen für den Fall eines Insulinpumpendefekts – muß Herr/Frau
.... auf Reisen immer mit sich führen.

Vorsorgeprogramm für diabetesbedingte Gefäßkomplikationen und Folgekrankheiten

Jährlich
1. Messung der Blutfette Cholesterin und Triglyzeride,
2. Spiegelung des Augenhintergrunds durch den Augenarzt,
3. Überprüfung des Urins auf einen Harnwegsinfekt sowie auf Eiweißausscheidung, einschließlich Mikroalbuminurie, Bestimmung des Kreatinins im Blut.

Alle 2 Jahre, vor allem bei über 35 Jahre alten Patienten:
4. Gefäßstatus, einschließlich EKG, Abhören der Brustorgane und Aufsuchen der Pulse an den Beinen und am Hals,
5. Untersuchung des Gefühlempfindens an den Beinen.

N. B. Häufige Blutdruckmessungen sind zur Erkennung der gefährlichen und bei Diabetikern bevorzugt auftretenden Hochdruckkrankheit erforderlich. Weitere Risikofaktoren für das Entstehen von Gefäßschäden sind Rauchen und Übergewicht!

☰ Vermerke für den Diabetikerausweis

Übersetzungen des normalen Ausweistextes in Fremdsprachen

Deutsch

»Ich bin zuckerkrank und werde mit Insulin behandelt. Im Fall von Unwohlsein, anomalem Verhalten oder Bewußtseinsverlust geben Sie mir mehrere Stücke Zucker zu essen, Bonbons, Brot oder ein sehr süßes Getränk. Wenn ich nicht schlucken kann oder nicht sehr schnell zu mir komme, sollte man mir umgehend Glukagon injizieren. Dazu benachrichtigen Sie meine Familie oder einen Arzt oder lassen Sie mich sofort ins Krankenhaus bringen.«

Dänisch

»Jeg har sukkersyge ob bliver behandlet med insulin. Skulle jeg faa et ildebefindende, opföre mig paa unormal maade eller besvime, bedes De give mig et stykke sukker eller en meget sødet drink. Hvis jeg ikke kan synke eller hvis jeg ikke hurtigt kommer til bevidsthed bedes De tilkalde laegen for at give mig en glucagon indsprøjtning, eller hurtigst muligt faa mig bragt paa hospitalet.«

Englisch

»I am a diabetic and take insulin injections. In case I seem to be ill or behave abnormally or lose consciousness, give me some sugar or something very sweet to drink. If I can't swallow or if I don't regain consciousness quickly I need a glucagon injection. Therefore please, get in touch with my family or a doctor or have me brought to a hospital.«

Französisch

»Je suis diabétique et sous traitement insulinique. En cas de malaise, de comportement anormal ou d'évanouissement veuillez me donner du sucre, des bonbons, du pain ou une boisson très sucrée. Si je ne peux plus avaler ou si je ne reprends pas connaissance rapidement, on doit me donner une injection de glucagon. Veuillez avertir ma famille ou un docteur ou bien me transporter d'urgence a l'hôpital.«

Holländisch

»Ik ben suikerpatient en wordt met insuline behandeld. Als ik onwel wordt, me abnormaal gedraag of flauw val, geef me dan suiker of een sterk gesuikerde drank. Als ik niet kan inslikken of niet snel bijkom, moet men meteen mij een glucagon injective geven. In dit geval, waarschuw mijn familie, een geneesheer of vervoer mij onmiddelijk naar een ziekenhuis.«

Italienisch

»Sono diabetico e sono curato con l'insulina. In caso di malore, di comportamento anormale o di svenimento fatemi prendere zucchero o una bevanda assai zuccherata. Se non sono in grado in inghiottire o se non riprendo rapidamente is sensi e il caso di farmi immediatemente una puntura di glucagon. A tale scopo avvertite mia familia, o un medico, a fatemi transportare all'ospedale.«

Jugoslawisch

»Ja sam diabéticar i lečen sam insulinom. U slučaju mučnine, nenormalnog stanja ili gubitka svesti, dajte mi nekoliko kocki šećera ili neko vrlo zasladeno piće. Ako ne mogu da gutam ili ne dolazim brzo svesti potrebno je, bez ikakvog odlaganja, dati mi injekciju glukagona. Radi toga, obavestite odmah moju porodicu ili lekara, ili me hitno odnesite u bolnicu.«

Norwegisch

»Jeg har sukkersyke og blir behandlet med insulin. Skulle jeg få et illebefinnende, oppföre meg unormalt eller besvime, bes De gi meg sukker eller en meget söt drikk. Hvis jeg ikke kan svelge eller hvis jeg ikke kommer raskt til bevissthet, bes De tilkalle en lege for å gi meg en glucagon innspröytning, eller hurtigst mulig få meg brakt på sykehus.«

Portugiesisch

»Eu sou diabético e trato-me com insulina. Em caso de mau estar, comportamento anormal ou desmaio, dêmme açucar ou uma bebida muito açucarada. Se eu não poder engolir ou se não recuperar ràpidamente, agradecia que me dessem uma injecção de glucagon. Para isso informem a minha familia, chamem um médico ou transportem-me de urgência a um hospital.«

Schwedisch

»Jag är sockersjuk och blir behandlad med insulin. Skulle jag bli illamående, uppföra mig onormalt eller svimma, bedes Ni ge mig socker eller en mycket söt dryck. Om jag inte kan svälja eller om jag inte snabbt kommer till medvetande, bedes Ni tillkalla läkare för att ge mig en glucagoninsprutning eller snabbast möjligt få in mig på sjukhus.«

Spanisch

»Soy diabético y bajo tratamiento de insulina. En caso de mareo, de comportamiento anormal, o de pérdida de conocimiento, hágaseme absorber azúcar o alguna bebida muy azucarada. Si me fuera imposible tragar, o si no recobrara rápidamente el conocimiento conviene hacerme en seguida una inyección de glucagon. Para ello, prevéngase inmediatamente a mi familia, a un médico, o hágaseme transportar con toda urgencia al hospital.«

Tschechisch

»Isem diabetik dostávám insulin. Kdyby mi nebylo dobře, kdybych se neobvykle choval, kdybych ztrácel vědomi, dejte mi přeslazený nápoj, několik kostek cukru/mám je u sebe/, nebo alespou housku nebo chleba. Kdybych už nemohl polykat nebo se neprobiral k vědomi, dopravte mne rychle do nejbližši nemocnice k lékaři. Mám u sebe glukagon k injekci do svalu.«

Ungarisch

»Cukorbajos vagyok es insulinnal kezelnek. Rosszullét abnormális viselkedés vagy ájulás esetén, etessenek velem cukrot vagy erösen cukrozott italt. Ha nem tudnék nyelni, vagy nem térnék magamhoz hamarosan, azonnali glucagon injekcióra van szükségem. Ez esetben kérem ezt azonnal vagy a családomnak jelezni, vagy egy orvosnak, vagy vigyenek be azonnal korházba.«

Das diabetische Kind – Merkblatt für Erzieher

Von H. MEHNERT und J. SCHAUB

Der Diabetes mellitus (Zuckerkrankheit) ist eine Erkrankung, die auch in frühen Lebensjahren auftreten kann. Jede Lehrerin und jeder Lehrer muß damit rechnen, irgendwann einmal den Problemen eines jungen diabetischen Menschen gegenüberzustehen.

Folgende Hinweise sollen den Umgang mit jungen Diabetikern erleichtern:

Aufklärende Maßnahmen

1. Der Diabetes eines Kindes soll für Lehrer und Mitschüler kein Geheimnis bleiben.
2. Diabetes ist nicht ansteckend.
3. Gespräche mit den Eltern des diabetischen Kindes sollen klären, inwieweit das Kind ärztlicherseits als voll belastbar angesehen wird.
4. Diabetes ist bei richtiger Behandlung weder in geistiger noch in körperlicher Hinsicht leistungsmindernd. Das gilt in der Regel auch für die Teilnahme am Turnunterricht, an Wandertagen und Ferienlagern. Jedoch soll die Teilnahme am Aufenthalt in Schullandheimen und Ferienlagern von der Sicherung des diabetischen Kindes im Hinblick auf seine besondere Stoffwechselsituation (Stabilität im Zuckerstoffwechsel, persönliche Schulung des Kindes, schnelles Erreichen eines Arztes für den Notfall) abhängig gemacht werden.
5. Wenn die vom Arzt verordneten Insulineinheiten nicht verabreicht werden, dann tritt eine Überzuckerung ein, die zum diabetischen Koma führen kann. Überzuckerung hat schwerwiegende Folgen, wenn keine rechtzeitige Hilfe durch den Arzt erfolgt.
6. Diabetiker sollen keine besondere Nachsicht genießen.

Ausnahmen: Das Kind muß während der Schulzeit seine vorgeschriebenen Mahlzeiten pünktlich einnehmen. Dies sollte vom Lehrer überwacht werden. Ebenso darf das Kind bei Unterzuckererscheinungen jederzeit während des Unterrichts essen.

Die Neuerkrankung eines Schulkindes kann zu Problemen führen, weil durch den Krankenhausaufenthalt der Unterricht eine Zeitlang versäumt wurde, und weil besonders am Anfang die neue Situation der »Krankheit« das Kind psychisch belastet. Über diese Situation muß das Kind hinweggebracht und als »bedingt gesund« in den Schulbetrieb eingeordnet werden.

Unterzuckerreaktionen

Fast alle diabetischen Kinder und Jugendlichen müssen täglich mehrfach Insulin spritzen.

Eine der Insulininjektionen erfolgt morgens zu Hause vor dem ersten Frühstück. Die Hauptwirkung des Insulins, die Senkung des Blutzuckers, macht sich zumeist im Laufe des Vormittags, also während der Unterrichtszeit bemerkbar. Gelegentlich kommt es dabei zu sog. Unterzuckerreaktionen, die das Kind fast immer rechtzeitig bemerkt und bekämpfen kann.

Anzeichen der Unterzuckerung	Gegenmaßnahmen
Kopfschmerzen, Benommenheit, Schläfrigkeit, Verwirrtheit, Merkschwäche, Sprachstörungen, Sehstörungen, Schweißausbruch, Zittern, Herzklopfen, Blässe, unkontrollierte Reaktionen, Bewußtlosigkeit (selten)	Rasche Zufuhr von Kohlenhydraten auch während des Unterrichts: Brot, Zwieback, Obst, einige Stücke Würfelzucker (bei starker Reaktion); Telefonkontakt mit dem Elternhaus bzw. dem Notarzt (vorher mit den Eltern zu vereinbaren)

Nach dem Zwischenfall einer Unterzuckerreaktion soll das zuckerkranke Kind streng beaufsichtigt bleiben. Das gilt insbesondere für den Weg von der Schule nach Hause.

Häufige Unterzuckerreaktion: Benachrichtigung der Eltern; ärztliche bzw. klinische Überprüfung der verordneten Insulindosis ist angezeigt.

Vorbeugende Maßnahmen gegen Unterzuckerung: regelmäßige Nahrungszufuhr, z. B. auch während einer längeren Prüfungsarbeit. Dem diabetischen Schüler ist durch Vorgespräche die Scheu vor dem Essen im Unterricht zu nehmen.

Die Mitschüler sind über diesen besonderen Umstand aufzuklären.

Psychologische Führung des diabetischen Kindes

Die Zusammenarbeit zwischen Lehrern und Eltern ist im Falle des diabetischen Kindes und Jugendlichen von besonderer Bedeutung. Der Diabetes kann und soll nicht als Ausrede für schlechte Leistungen in der Schule dienen. Wenn aber durch eine kritische Entwicklung der Erkrankung Schulversäumnisse entstehen, muß versucht werden, dem Kind über diese Situation hinwegzuhelfen: Es muß ein Mittelweg zwischen Überbewertung und Bagatellisierung der Erkrankung gefunden werden. Die Erfüllung dieser Aufgabe durch Eltern, Ärzte und Lehrer ist eine wichtige Voraussetzung für die psychologische und körperliche Entwicklung des diabetischen Kindes und Jugendlichen.

Richtlinien für insulinspritzende Kraftfahrer

(Nach SCHÖFFLING u. Mitarb.)

1. Im Kraftfahrzeug müssen immer ausreichende Mengen an schnellverdaulichen, d. h. rasch wirksamen Kohlenhydraten (z. B. Würfel- oder Traubenzucker) griffbereit sein. Auch der Beifahrer sollte über den Aufbewahrungsort dieser Kohlenhydrate informiert sein.
2. Bei Verdacht auf einen beginnenden oder abklingenden hypoglykämischen Schock darf eine Autofahrt nicht angetreten werden.
3. Beim geringsten Verdacht auf einen Schock während der Fahrt muß sofort angehalten werden. Der Fahrer muß Kohlenhydrate zu sich nehmen und abwarten, bis der Schockzustand sicher überwunden ist.
4. Vor einer Fahrt darf der Diabetiker niemals mehr als die übliche Insulinmenge spritzen und muß die vorgeschriebene Tageszeit für die Injektion gewissenhaft einhalten.
5. Vor Antritt einer Fahrt dürfen niemals weniger Kohlenhydrate gegessen werden als sonst. Empfehlenswert ist eher ein geringer Mehrverbrauch an Kohlenhydraten.
6. Bei längeren Fahrten sollte der Diabetiker nach jeder Stunde eine »Kleinigkeit« essen und alle zwei Stunden eine bestimmte Menge an Kohlenhydraten zu sich nehmen.
7. Nachtfahrten und andere lange Fahrten, die den üblichen Tagesrhythmus stören, sollten vermieden werden.
8. Eine Begrenzung der Fahrgeschwindigkeit aus eigenem Entschluß verhilft dem Diabetiker zu erhöhter Sicherheit.
9. Der Diabetiker sollte darauf verzichten, Fahrzeuge mit ihrer Höchstgeschwindigkeit auszufahren.
10. Jeglicher Alkoholgenuß vor und während der Fahrt ist besonders dem Diabetiker generell verboten.

☰ Fußgymnastik für Diabetiker*

Jeden Abend eine Viertelstunde Fußgymnastik. Nach diesem Programm sollten Sie täglich trainieren!

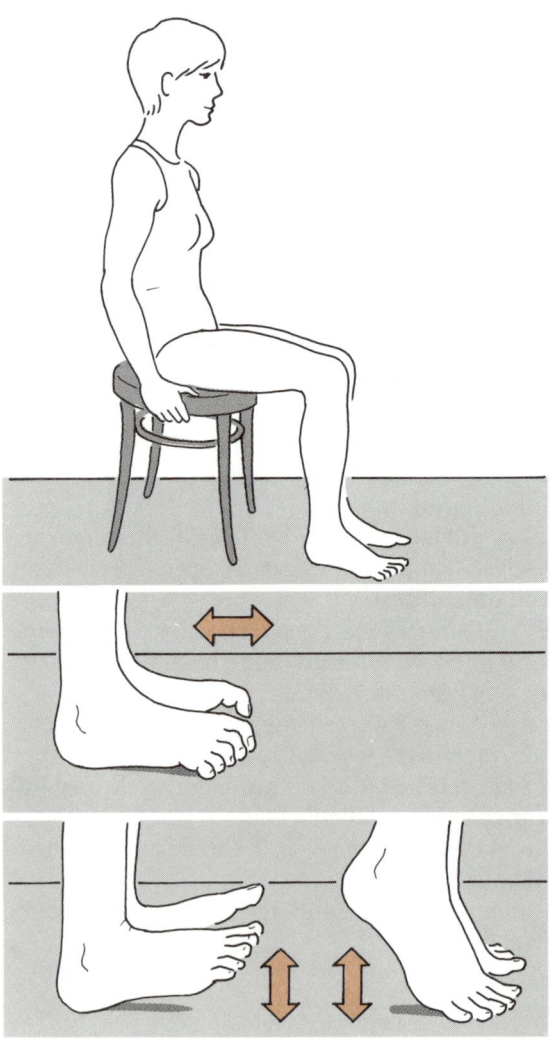

Ausgangsstellung

Sie sitzen aufrecht auf einem Stuhl oder auf einem Hocker

Jede Übung 10×

Übung 1

Zehen krallen und wieder strecken.

Übung 2

Abwechselnd Vorfuß und Ferse anheben

---

* Aus: V. Jörgens, P. Kronsbein und M. Berger »Wie behandle ich meinen Diabetes – für Diabetiker, die nicht Insulin spritzen«, Verlag Kirchheim, Mainz, 1984

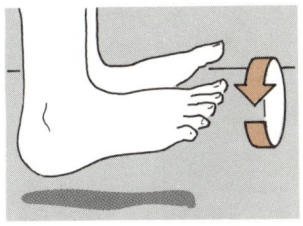

Übung 3

1. Fuß anheben
2. Vorfüße nach außen kreisen
   lassen

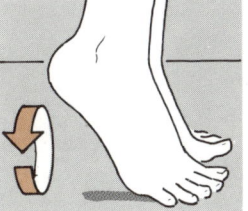

Übung 4

Ferse nach außen kreisen
lassen

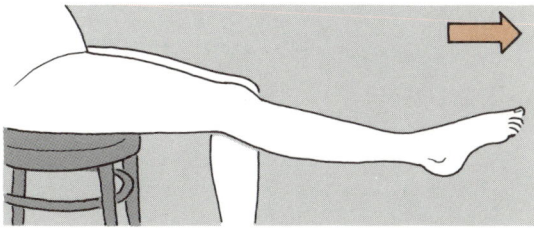

Übung 5 (je Bein 10×)

1. Knie anheben
2. Bein strecken
3. Fuß strecken
4. Kniegelenk beugen
5. Fuß wieder aufsetzen

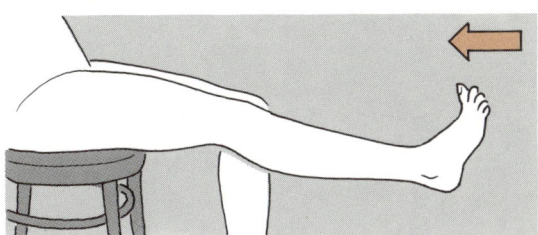

Übung 6 (je Bein 10×)

1. Bein gestreckt heben
2. Fußspitze zur Nase zeigen
   lassen
3. Ferse auf den Boden

Übung 7 (wie 6)

Mit beiden Beinen

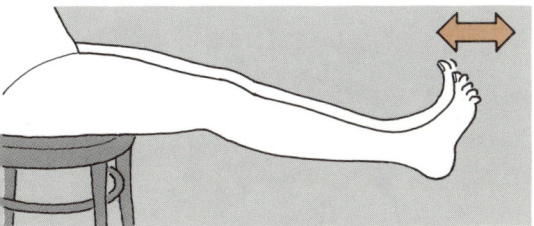

Übung 8

1. Beide Beine gestreckt in
   der Luft halten
2. Füße im Sprunggelenk
   strecken und beugen

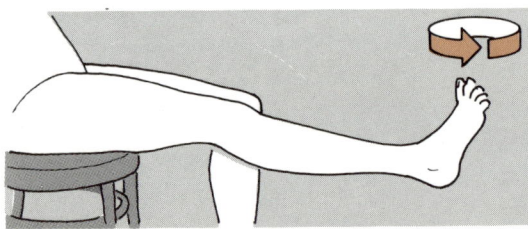

Übung 9 (je Bein 10×)

1. Bein gestreckt anheben
2. Fuß im Sprunggelenk
   kreisen lassen
   (10× linksherum,
   10× rechtsherum)

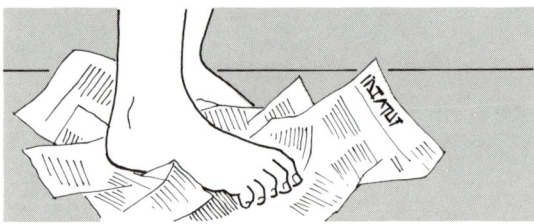

Übung 10 (1×)

1. Mit beiden Füßen eine
   Zeitungsseite zerknüllen,
   wieder glattstreichen, dann
   zerreißen
2. Schnipsel mit den Füßen
   auf eine zweite Zeitungsseite legen
3. Alles mit den Füßen zu
   einem Ball zusammen-
   packen

Sachverzeichnis

Abgeschlagenheit 52
Abwehrhaltung 48 f
Abwehrsystem s. Immunsystem
Acarbose 66, 84, 216, 218
– Dosierung 85
Acesulfam 69 f
Adrenalin 113, 167
Aggressivität 167
Aldose-Reduktase-Hemmer 196
Alkohol 71, 196, 215
– Fettleber 199
– Kaloriengehalt 63
Alkoholgenuß 147, 166
Allergie 79, 103, 111
Altinsulin s. Normalinsulin
Ameisenlaufen 189, 195
Aminosäuren 62, 64
– Insulinzusammensetzung 89
Angehörige 169 f
Angst 48 f
Antibabypille 243
– Diabetesentstehung 36
Antikörper 30 ff
Arbeitsplatz 254
Arteriosklerose 60, 64, 181 ff
– Vorbeugung 75
Ärztliches Zeugnis für Führerscheinerwerber 259
Aspartame 69 f
Aspirieren 108
Augenhintergrund 184
Augenlinse 200
Augenspiegelung 183 f, 186
Austrocknung 54, 208
Azeton 119
– in der Atemluft 54
– im Urin 23, 54
– – Bestimmung 119
– – – vor körperlicher Betätigung 176

Ballaststoffe 65 f, 214
– Diätberechnung 74

Bauchschmerzen 54
– bei Biguanid-Therapie 84
Bauchspeicheldrüse 34
Bauchspeicheldrüsenentzündung 32, 34
Bauchspeicheldrüsenkrankheit 34 f
Bauchspeicheldrüsenverpflanzung 45
Baustoffwechsel 63
BE s. Broteinheit
Behinderungsgrad 251 f
Beingefäßschäden 181 f
Berentung 255
Berufswahl 247
Berührungsempfindlichkeit 195
Betätigung, körperliche 112, 147, 166, 172 ff, 216, 222 f
– – Extra-BE 176 f, 223
– – geplante 155
– – Insulindosisanpassung 177 ff
– – Insulinspiegel 174
– – beim Kind 230
– – Selbstkontrolle 176
– – Stoffwechselanpassung 176
Betriebsstoffwechsel 63
Betrunkener 167
Bewußtlosigkeit 167 f, 217
Bewußtseinstrübung 167, 217
Biguanide 78, 83 f, 216
– Wirkungsweise 84
Blähungen 69
– Acarbose-bedingte 85
Blase s. Harnblase
Blutdruckmessung 186, 222
Blutfette, erhöhte 30, 182 f, 221
– Kontrollen 185
Blutgefäße, Spätschäden 43
– – Vermeidung 60
Bluthochdruck 30, 182 f, 221
Blutstropfengewinnung 117
Blutzucker 37 ff
– Nierenschwelle 37 f, 53, 118, 210
– – Bestimmung 210
– – hohe 120

Blutzuckerfühler 44, 161
Blutzuckerkontrolle beim Kind 230
– während der Geburt 242
Blutzuckerkosmetik 82
Blutzucker-Meßgerät 117 f
Blutzuckerselbstkontrolle 115 ff, 209
– Blutstropfengewinnung 117
– bei Insulinpumpeneinsatz 159
– Insulintherapie, konventionelle, intensi-
  vierte 129
– vor körperlicher Betätigung 176
– Messungszeitpunkte 121
– Protokollheft 122, 153, 211
– Schwangerschaft 240
– Teststreifen 117
Blutzuckerspiegel, Ausreißerwert 153
– Einflußfaktoren 59
– erhöhter, Insulintherapieanpassung 135 ff
– – beim übergewichtigen Typ-II-Diabetiker
  162 ff
– – Ursache 163, 211
– – Ursachenabklärung 163
– nach dem Essen, Acarbose-Wirkung 85
– – erhöhter 41
– Medikamenteneinfluß 203
– normaler 38
Blutzuckertagesprofil 121
Blutzuckerwert, Maßangabe 38 f
– Maßeinheiten-Umrechnung 274
Brand, diabetischer s. Gangrän
Brennen 189, 195
Bronzediabetes 35
Broteinheit 74, 214
– zusätzliche, bei Unterzuckerung 169, 217
Bundesbahn 250
Bundessozialhilfegesetz 255
Bürger-Gefäßtraining 193
B-Zellen 34, 37, 43, 89
– Sulfonamidwirkung 79

Carbamazepin 196
Cholesterin 64, 185, 222
Cisaprid 197
Clownerie 167
Cortisontherapie, Diabetesentstehung 36
Coxsackieviren 32

CTG 242
Cyclamat 69 f

Depotinsulin s. Verzögerungsinsulin
Desinfektion 108
Deutscher Diabetiker-Bund 234, 266 ff
– – Ziel 266 f
Diabetes, asymptomatischer 24
– Diagnose 39
– – Reaktion, psychische 47 f
– Entstehung 26
– Erblichkeit 26
– Häufigkeit 24
– Hormondrüsenüberfunktion 35
– beim Kind 227 ff
– – Hilflosigkeit 253
– – Merkblatt für Erzieher 289 f
– – Remissionsphase 228
– lebenslanger 42
– durch Medikamente 36
– Todesursachen 60
– versteckter 24
– Vorsorgeuntersuchungen 222, 285
Diabetesakzeptanz 50
Diabetesbehandlung, medikamentöse
  s. Tablettenbehandlung
– Motivation, positive 58 f
– Nutzen 58 ff
Diabeteseinstellung 43, 55 ff
– Maßstäbe 56 f
– Schwangerschaft 237 f
Diabetesrisiko, Bauchspeicheldrüsenkrank-
  heit 35
– erbliches 26
– HLA-Merkmale 31
– Leberkrankheit 35
Diabetesrisko, Übergewicht 28
Diabetesveranlagung bei der Frau 41
Diabetesvorsorge bei Nachkommen 246
Diabetiker 272
– autofahrender, Vorsorge 260
– insulinspritzender, berufliche Einschrän-
  kungen 248
– – kraftfahrender, Richtlinien 291
– Krankenhausaufnahme 204
– kranker 201 ff

- sporttreibender 174, 180
- übergewichtiger 40, 61, 82
- – Blutzuckeranstieg 162 ff
- überspritzter 112 f
- Vorsorgeuntersuchungen 222
Diabetiker-Ausweis 171, 180, 286 ff
- Pumpen-Patient 171
Diabetiker-Bier 71
Diabetiker-Brot 72
Diabetiker-Gebäck 72
Diabetiker-Journal 268
Diabetiker-Lebensmittel 70 f
Diabetiker-Marmelade 215
Diabetiker-Mehl 72
Diabetiker-Nahrungsmittel 215
Diabetiker-Schokolade 72, 215
Diabetiker-Süße 63
Diabetiker-Tagebuch 122, 153
Diabetisches Koma s. Koma, diabetisches
Diabur-Test 5000 118, 209
Dialyse 185
Diät 62 ff, 81 f
- alleinige 40
- Berechnung 73 ff
- – beim Kind(Jugendlichen) 276
- kalorienberechnete 73
- nährstoffberechnete 73 ff
- überkalorische 66
- unterkalorische 66
Diätmargarine 64
Disaccharide 63
Durchfall 166
- diabetesbedingter 197
- Insulintherapie 201
Durchfälle 69
Durst 22, 52, 208
- beim Kind 229

Ehe 244 ff
Ehepartner, Information 246
Einmal-Artikel 199
Eisenspeicherkrankheit s. Hämochromatose
Eiweiß 62, 64, 213
- Berechnung 75 f
- Kaloriengehalt 63
Eiweiße, verzuckerte 57

Eiweißmangelernährung 64
EKG 186, 222
Entbindung 243
EPH-Gestose 236, 241
Erbanlage 245
Erblindung 60, 183
Erbrechen 54, 166, 197
- Insulintherapie 201
Erfahrungsaustausch 51
Ernährung 173, 213
Erwachsenendiabetes s. Typ-II-Diabetes
Essen im Lokal 264
Extra-BE 176 f
- bei körperlicher Betätigung 223

Fallfuß 197
Familie 244 ff
Familienplanung 243
Farbsehschwäche, Blutzuckerselbst-
   kontrolle 118
Ferienlager 234
Ferienreise 263 ff
Fett 62, 64, 213
- Berechnung 214, 281 ff
- Kaloriengehalt 63
- verstecktes 75, 214
Fettaustausch 75
Fettgewebe 39
Fettgewebsschwund 111
Fettleber 198
Fettsäuren, einfach ungesättigte 75
- gesättigte 64
- hochungesättigte 64, 75
Fettsäurenfreisetzung 54
Fettstoffwechsel, Insulinwirkung 39 f
Fettsucht s. Übergewicht
Flugreise 265
Flüssigkeitsverlust 53
Folgekrankheiten 43, 60
- Vorsorgeprogramm 285
Freizeit 234
Fruchtzucker 63, 69, 85, 213, 215
- Kohlenhydratberechnung 74
Fructosamin-Test 57
Führerschein 257 ff
- ärztliches Zeugnis 259

Führerscheinerwerber, Auflagen für die
  Stoffwechselkontrolle 258 f
Furunkulose 199
Fußdeformierung 190, 220
Füße, Durchblutungsstörung 188 ff, 219
– Nervenstörung 188 ff, 218
Fußgymnastik 190, 192, 292
Fußnägel 191, 220
Fußpflege 188 ff, 218 f
Fußverletzung 189, 192, 221

Gallenblasensonographie 198
Gallensteine 198
Gangrän 60, 182, 189
Geburtshelfer 238
Geburtsvorbereitungskurs 241
Gefäßschäden 181 ff
– Risikofaktoren 182 f, 221
– Vorsorgeprogramm 285
Gefäßtraining 193 f, 220
Gefühlsverlust 189, 195
Gehübung 193
Geländelauf 175
Geschäftemacher 270
Gesichtsnervenlähmung 197
Gestationsdiabetes s. Schwangerschafts-
  diabetes
Gesundheit, bedingte 272 f
Getränke 214
Gewebeverpflanzung 45
Gewichtsabnahme 22, 40, 66, 199, 212
– Stoffwechseleinstellung 58 ff
– ungewollte 22, 52 f
– – bei Diabetestablettenbehandlung 83
Gewichtskontrolle beim Kind 230
Glaskörperentfernung 187
Glucobay s. Acarbose
Glucostix 117
Glukagon 35, 113, 167, 170
Glukagonspritze 170, 180
– Anwendung 170
– beim Kind 232
– Lagerung 170
Glukose s. Traubenzucker
Glukosebelastung, orale 41
Glukose-Sensor 161

Glukosidasehemmer 78, 84 f
Glykogen 63
Grundnährstoffe 62
Guar 66
Gütegemeinschaft Diätverpflegung 263
Gütezeichen RAL 263
Gymnastik 172

Haemo-Glukotest 20-800 117
Halsentzündung 201
Hämochromatose 35
Hämoglobin 56
Harnblase ausdrücken 197
Harnblasenentleerung, unvollständige 197
Harnblasenlähmung 195, 197
Harnsperre 197
Harnstatus 185
Harnträufeln 197
Harnzucker 37 f, 53
Harnzuckerausscheidung 210
– extrem hohe 23
Harnzuckerbestimmung, Teststreifen 119
Harnzuckerergebnis, verfälschtes 204
Harnzuckerfreiheit 120 f
Harnzuckerkontrolle beim Kind 230
Harnzuckerselbstkontrolle 115 ff, 120 f
– Durchführung 120
– Protokollbuch 122, 153, 211
Harnzuckerspiegel, Ausreißerwert 153
Haushaltszucker 213
Hautfarbe, rauchbraune 35
Hautinfektion 59, 199 f
HbA_1-Wert 56 f, 60, 116
– Acarbose-Wirkung 85
– Schwangerschaft 237
HbA_{1c}-Wert 56 f
– Acarbose-Wirkung 85
Heißhunger 169, 217
Herzfrequenz, kindliche 242
Herzinfarkt 60, 181
Herzklopfen 166, 217
Herzkranzgeäßschäden 181
Hilflosigkeit 253
Hirngefäßschäden 181
Hirntätigkeit, herabgesetzte 167
HLA-Merkmale 31

Hochleistungssport 175
Hormonüberproduktion 35 f
Hornhaut 191, 220
Human-Insulin 89, 101 ff, 224
Hyperglykämie 208
Hypoglykämie s. Unterzuckerung

IAA s. Insulinautoantikörper
ICA s. Inselzellantikörper
IDDM s. Typ-I-Diabetes
Idealgewicht 59
Immunsystem 30 ff, 45, 228
Impfung 265
Impotenz 195, 198
Infekt 32 f
− Diabetesauslösung 33
Injektionsgerät, automatisches 107
Injektionshilfe s. Pen
Inselzellantikörper 32
Insulin 37 f, 86 ff, 207
− Aufbau 89, 102
− Aufbewahrung 104 f, 225
− Geschichte 88
− kurzwirksames s. Normalinsulin
− langwirksames, Präparate 95
− Nachspritzen 201 f
− Spritzen nach Plan 109 f
− Spritztechnik 107 ff
− tierisches 102
− Wirkung 39 f
− Wirkungsablauf 155
Insulinabgabe, verzögerte 29
Insulinampulle, Lagerung 104 f, 225
Insulinausschüttung, Anregung 79
− Basalrate 126
− Zusatzrate 126
Insulinautoantikörper 32
Insulinbedarf nach der Entbindung 243
− gesunkener 166
− Schwangerschaft 240
Insulindosiergerät 158
− Implantation 161
Insulininjektionsgerät, automatisches 107
Insulininjektionsstellen 109 f, 226
Insulinmangel 37 ff, 227
− absoluter 37, 40

− relativer 37 f, 40
Insulinmischung, freie 107, 129
Insulinödem 111
Insulinpräparate 90 ff
Insulinproduktion, verringerte 29
Insulinpumpe 22, 43 f, 103, 126 f, 157 ff,
    258
− Basalrate 126, 158
− Bolus 158
− Einsatzmöglichkeit 160
− Insuline 99
− Komplikation 159
− Zusatzrate 126, 158
Insulinpumpenanwendung, Azetonbestim-
    mung im Urin 119
Insulinpumpenträger, Attest 285
Insulinresistenz 29 f, 38, 111, 163
Insulinspiegel 40, 126
− bei Kombinationsbehandlung 143
− Muskelarbeit 174
− Nüchternwert, erhöhter 29
Insulinspritze, Aufziehen 107
− verschobene 145
− weggelassene 113
Insulin-Spritzpistole 107
Insulintherapie 126 ff, 173, 216 f, 224 ff
− Anpassung bei Blutzuckererhöhung 135 ff
− − Einzelfaktorenveränderung 153
− − bei Unterzuckerung 130 ff, 154
− ärztliche Kontrolle 156
− Dosisanpassung 153 ff, 171
− − bei Muskelarbeit 177 ff
− bei Erkrankung 201 ff
− beim Kind 232
− konventionelle, intensivierte 88, 127 ff
− − − Definition 129
− Mahlzeitenverschiebung 140
− Spritz-Eß-Abstand s. Spritz-Eß-Abstand
− stationäre Einstellung 146
− bei Typ-II-Diabetes s. Typ-II-Diabetes,
    Insulintherapie
− Überspritzung 112 f
− − Gegenregulation 112
− Unterzuckerung 112 f, 130 ff, 147, 154
Intermediärinsulin s. Verzögerungsinsulin
Invertzucker 68

Joule 63
Juckreiz 199 f
Jugendlichendiabetes s. Typ-I-Diabetes

Kaiserschnitt 242
Kalorien 62
Kalorienbedarf 65
– Frauen 274
– Männer 275
– Schwangerschaft 239
Kind, diabetisches 227 ff
– – Hilflosigkeit 253
– – Merkblatt für Erzieher 289 f
– übergewichtiges 228
– übergroßes 41, 242
Kochfett 75
Kohlenhydrate 38, 62 f, 213
– Berechnung 74, 214, 278 ff
– Kaloriengehalt 63
– Verteilung auf die Tagesmahlzeiten 74
– Zufuhr bei Unterzuckerung 167 ff, 217
Koma, diabetisches 54 ff, 86, 208 f
– – beim Kind 229
– – Schwangerschaft 240
– – Vorbeugung 59
– – Warnsymptome 54 f
– – durch weggelassene Insulininjektion
    113
Kombinationsbehandlung 83, 142 f, 217
– Harnzuckerselbstkontrolle 121
– Insulinspiegel 143
Konzentrationsstörung 167, 217
Kopfschmerzen 166, 217
Körperfett 39
Kortisol 167
Kost, freie 230 f
– kalorienreduzierte 65
Kostberatung 72 f
Kostberechnung bei Kind 230
Kostplan 277
Kostverordnung 72 f
Kraftfahrer, insulinspritzender, Richtlinien
    291
Krampfanfall 167 f, 217
Krankenhausaufenthalt 163, 204 f
Krankenversicherung 255

Kreatinin 186
Kribbeln 166 f, 195, 217
Küchenwaage 76
Kurzsichtigkeit 200

Langerhanssche Inseln 34, 37, 89
– – Verpflanzung 45
Laserstrahlen 186
Laufen 175
Lebensmittel, ballaststoffreiche 65 f, 214
– diätetische 70 f
– fetthaltige 64
– kohlenhydrathaltige 63
– stärkehaltige 213
– unerwünschte 71
– unnötige 72
– zuckerhaltige 68, 213
Leberentzündung, chronische 199
Leberkrankheit 34 f
Leberstärke 39
Leberverfettung 198
Leberzirrhose 34, 199
Lichtkoagulation 186

Magenentleerungsstörung 195, 197
Mahlzeitenabstimmung 145
Mahlzeitenhäufigkeit 67, 214
Maiskeimöl 75
Makroangiopathie 181 ff
– Risikofaktoren 183, 221
Malzzucker 63, 68, 213
Mastfettleber 198 f
Maturity onset diabetes in young people s.
    MODY-Diabetes
MdE s. Minderung der Erwerbsfähigkeit
Medikamente, auf das Immunsystem wir-
    kende 45 f
– Diabetesentstehung 36
– Einfluß auf den Blutzuckerspiegel 203
– – auf das Harnzuckerergebnis 204
Medikamenteneinsparung 61
Meßbecher 76
Mikroalbuminurie 184 f, 222
Mikroaneurysmen 183
Mikroangiopathie 181 ff
– Risikofaktoren 183, 221

Milchzucker 63, 85, 213
Millimol-System 39
Minderung der Erwerbsfähigkeit 251
Mischinsulin 100 f, 224
– Dosisanpassung 155
– bei Typ-II-Diabetes 143 f
Mißbildungsrate 237
MODY-Diabetes 27
– Erblichkeit 27
Müdigkeit 52
Mumps 32
Muskelarbeit 172
– Extra-BE 176 f
– Insulindosisanpassung 177 ff
– Insulinspiegel 174
– Unterzuckerung 174
Muskellähmung 195, 197, 217
Muskelstärke 39, 174

Nachkommen, Diabetesvorsorge 246
Nahrungsfett 64
Nahrungsmittelaustausch 73
Nebennierenhormon 35
Necrobiosis lipoidica 199
Nervenschmerzen 59
– bei Diabetestablettenbehandlung 83
Nervenstörung 195 ff
Nervensystem 195
Nervosität 166, 217
Netzhautblutungen 183
Netzhauterkrankung 183, 259
– Lichtstrahlen-Behandlung 186
Neugeborenes, überschweres 41, 242
NIDDM s. Typ-II-Diabetes
Nierenentzündung 184
Nierenerkrankung 184
Nierenfunktion 84, 184
Nierenschwelle s. Blutzucker, Nieren-
  schwelle
Nierenverpflanzung 45, 185
Nierenversagen 60
Normalinsulin 88, 224
– Insulinpumpeneinsatz 158
– bei intensivierter Insulintherapie 127 f
– bei Kombinationsbehandlung 143
– im Mischinsulin 101, 143

– Präparate 91
– Wirkungsablauf 155
– Wirkungsweise 100
Notarzt 171
Not-BE 169, 218
NPH-Insulin bei intensivierter Insulintherapie
  127
– bei Kombinationsbehandlung 143
– im Mischinsulin 143
NPH-Insuline 92
Nüchternblutzuckerspiegel, Acarbose-Wir-
  kung 85
Nüchternblutzuckerwert 41, 121
Nulldiät 65

Öffentlicher Dienst 249
Öl, pflanzliches 64
Olivenöl 75
Operation 205
Ovulationshemmer s. Antibabypille

Palatinit 69
Pektine 65
Pen 103 ff, 226
– Anwendung 109
– Fabrikate 106
Pigmentierungsgrad, niedriger 33
Pilzinfektion 199
Plastik-Insulinspritze 105, 226
Potenzstörung 59
Propulsin s. Cisaprid
Prostaglandin 198
Pubertät 229
Pulsregel 175
Pumpe s. Insulinpumpe
Pumpen-Insuline 99, 103

Radtour 177
RAL 263
Ratschow-Rollübung 193 f
Rechtsfragen 268
Reflektometer 117
Reisen 262 ff
Remissionsphase beim Typ-I-Diabetes 42,
  228
Retinopathie s. Netzhauterkrankung

Rinderinsulin 89, 111
Rohrzucker 63, 68, 213
Rollübung nach Ratschow 193 f
Röteln 32
Rübenzucker 213

Saccharin 69 f
Säuglingssterblichkeit 237
Schaufensterkrankheit 182, 188, 192, 219
Schichtdienst 249
Schielen 195
Schilddrüsenhormone 35
Schlaganfall 181
Schmerzmittel 196
Schock, hypoglykämischer 166
Schrumpfleber 34, 199
Schuhwerk 189 f, 220
Schwangerenüberwachung 236, 240
Schwangerschaft 35, 236 ff
– Diabeteseinstellung 237 f
– Insulinbedarf 240
– Kalorienbedarf 239
– Koma, diabetisches 240
– Planung 238
– Ultraschalldiagnostik 241
Schwangerschaftsdiabetes 35, 238 f
Schwangerschaftsgymnastik 241
Schwangerschaftsvergiftung s. EPH-Gestose
Schweineinsulin 89, 111
Schweißausbruch 166, 217
Schwerbehinderten-Gesetz 251
Sehstörung 59, 111, 167, 200, 208, 217
Selbskontrolle, Protokollbuch 122
Selbstkontrolle 22, 42, 115 ff
– Aufzeichnungen 116
– Komavorbeugung 55
– Protokollheft 211
Sexualfunktionsstörung 198
Socken 190, 220
Sommerferienlager 234
Sonnenblumenöl 75
Sonographie 198
– bei Schwangerschaft 241
Sorbit 63, 69, 215
– Kohlenhydratberechnung 74
Spazierengehen 172

Sport 174, 180
– bei kindlichem Diabetes 233
Spritz-Eß-Abstand 100, 171, 225
Spritz-Pistole
Spurenelemente 65
Stärke 63, 68
Stärkespeicherung 39
Sterilisation 243
Steuerfreibetrag 253
Stillen 243
Stoffwechsel, instabiler 56
– – beim Kind 230
Stoffwechselanpassung bei körperlicher
    Betätigung 176
Stoffwechselentgleisung 52 ff
– Quell-Ballaststoff-Zufuhr 66
Stoffwechselführung 43
Streichfett 75
Sulfonamide 77 ff
Sulfonylharnstoffe (s. auch Tabletten-
    behandlung) 78, 217
– Medikamentenwechselwirkung 203
– Sekundärversagen s. Tablettenbehand-
    lung, Sekundärversagen
– Wirkungsweise 215 f
Süßstoff 69 f, 213, 215
Syndrom X 30, 43

Tablettenbehandlung 77 ff
– Auslaßversuch 82
– Kraftfahrer 258
– Nebenwirkungen 79
– Sekundärversagen 82 f, 142
– Unterzuckerung 168 f, 218
– Wirkungsweise 215 f
Tabletteneinnhame 82
– vergessene 81
Tabletten-Insulin-Kombination s. Kombina-
    tionsbehandlung
Tagesmahlzeit, ausgelassene 112, 166
Taxifahrer 248
Tegretal s. Carbamazepin
Teststreifen, Azetonbestimmung im Urin
    119
– Blutzuckerbestimmung 117
– Harnzuckerbestimmung 119

Thioctacid s. Thioctsäure
Thioctsäure 196
Tolbutamid 78
Traubenzucker 37, 63, 68, 85, 213
– Insulinwirkung 39
– Zufuhr bei Unterzuckerung 169
Traubenzuckerbelastung, orale 41
Trauer 47
Triglyzeride 185, 222
Trimm-Dich 172 ff
Turnunterricht 233
Typ-I-Diabetes 38, 40, 79, 227 ff
– Antikörper 32
– Entstehung 30 ff
– Erblichkeit 26
– HLA-Merkmale 31
– Remissionsphase 42, 228
– Risiko, erbliches 245
– Schwangerschaft 238
– Stoffwechseleinstellung, Maßstäbe 57
Typ-I-Diabetiker 22, 40
– Blutzuckerselbstkontrolle 120
– Insulinpumpeneinsatz 160
Typ-II-Diabetes 38, 40, 206 ff
– Entstehung 29
– Erblichkeit 26
– Insulintherapie 23, 83, 142 ff
– – Dosisanpassung 146 ff
– – Dosiserhöhung 148
– – Dosisverminderung 147
– – Mahlzeitenabstimmung 145
– – stationäre Einstellung 146
– im Kindesalter 228
– Stoffwechseleinstellung, Maßstäbe 57
– Übergewicht 28 f
Typ-II-Diabetiker 22 f, 25, 40, 206 ff
– Aktivität, körperliche 172 ff
– Harnzuckerselbstkontrolle 121
– junger, Blutzuckerselbstkontrolle 120
– Schulungsprogramm 206 ff

U-100-Insuline 96 ff, 103
Übelkeit 54, 201
Übergewicht 28 f, 82, 182
– Fettleber 198 f
– beim Kind 228

Übersäuerung 54
– des Blutes, Biguanid-bedingte 84
Ultraschalldiagnostik s. Sonographie
Umschulungsmaßnahme 248 f
Unterzuckerung 22, 55, 165 ff, 217
– Blutzuckerselbstkontrolle 122
– Diabetiker, autofahrender 257, 261
– Gefahrengruppen 258
– Gegenregulation 167
– Glukagonspritze s. Glukagonspritze
– bei Insulinbehandlung 112 f, 147
– Insulindosisanpassung 130 ff, 154
– beim Kind 232
– Kohlenhydratzufuhr 167 ff, 217
– durch Muskelarbeit 174, 176
– nächtliche 133
– Notarzt 171
– bei Schwangerschaft 239
– sulfonamidbedingte
– bei Tablettenbehandlung 77, 80, 168 f, 218
– Ursache 166
– Vorbeugung 59 f, 171
– durch weggelassene Mahlzeit 145
– Zeichen, leichte 166, 217
– – schwere 167, 217
– Zuckerspritze 171

Verhaltensstörung 167
Verwandte ersten Grades, Diabetesrisiko 26
Verzögerungsinsulin 88, 224
– bei intensivierter Insulintherapie 127 f
– im Mischinsulin 101
– Präparate 92 ff
– Wirkungsweise 100 f
Vitamine 65
Vitrektomie 187
Vorsorgeuntersuchungen 222, 285

Wadenschmerz 182, 188
Wasserlassen, häufiges 22, 52, 208
Wehen, vorzeitige 242
Weitsichtigkeit 200

Xylit 63, 69
– Kohlenhydratberechnung 74

Zehennägel s. Fußnägel
Zeitschrift für Diabetiker 268
Zellulose 65
Zigarettenrauchen 182 f, 196, 221
Zucker 63
Zuckeralkohole 63
Zuckeraustauschstoffe 63, 69, 215
– Kohlenhydratberechnung 74
– Kohlenhydratgehalt 69
– Nebenwirkungen 69

Zuckerbelastungstest 29
Zuckerfühler 44, 161
Zuckerhämoglobin 56
Zuckerkranker 272
Zuckerspritze 171
Zwillinge 26
Zwischenmahlzeit, weggelassene 145, 147
Zyklosporin A 46

Aufnahme-Schein

Deutscher Diabetiker-Bund e. V.
Danziger Weg 1
5880 Lüdenscheid
Dieser Aufnahme-Antrag wird an den für Sie
zuständigen Landesverband weitergegeben.

Vor- u. Zuname

Straße

Wohnort

geb. am

in

Familienstand

Beruf

Ich beantrage Mitgliedschaft ab: _____

☐ Ich bestelle gleichzeitig das monatlich erscheinende »Diabetes-Journal«. (Sollten
beim zuständigen Landesverband Mitgliedschaft und Journalbezug noch nicht gekoppelt
sein, gilt dieser Antrag als Bestellung beim
Verlag.)

Aufnahmegebühr: DM 5,–. Mitgliedsbeitrag
mtl. DM 2,50 bis DM 5,– (in einigen LV. kleine
Unterschiede).

Die Beitragsüberweisung (Jahresbeitrag) bitte erst nach Erhalt des Mitgliedsausweises.

_____, den _____ 19__
Ort

_____
(Unterschrift)